协和护考

2025

全国护理学中级（主管护师）资格考试
刷题宝库

护理学中级资格考试专家组　编

微信扫描小程序二维码，
赠送历年真题试卷及解析

中国协和医科大学出版社
北　京

图书在版编目（CIP）数据

全国护理学中级（主管护师）资格考试刷题宝库 / 护理学中级资格考试专家组编. -- 北京 ：中国协和医科大学出版社，2024. 10. --（协和护考）. -- ISBN 978-7-5679-2517-5

Ⅰ. R47-44

中国国家版本馆 CIP 数据核字第 2024FX6495 号

编　　者	护理学中级资格考试专家组
策划编辑	张秋艳
责任编辑	张秋艳
封面设计	邱晓俐
责任校对	张　麓
责任印制	黄艳霞
出版发行	**中国协和医科大学出版社**
	（北京市东城区东单三条 9 号　邮编 100730　电话 010-65260431）
网　　址	www. pumcp. com
印　　刷	小森印刷（北京）有限公司
开　　本	850mm×1168mm　1/16
印　　张	20
字　　数	670 千字
版　　次	2024 年 10 月第 1 版
印　　次	2024 年 10 月第 1 次印刷
定　　价	85. 00 元

编者名单

编者（按姓氏笔画排序）

丁　立　丁　雷　丁丝露　丁洪磊　马　超　王　芜　王　亮
王加璐　王昊天　王桂洋　王健仰　王海丹　王雪丽　牛　莹
牛婧雯　毛锦龙　石　娟　叶康杰　边晓为　齐海潮　闫卓红
江　璇　许文华　阮红莲　阮杏林　牟　谦　严思益　李　明
李　娜　李　超　李　磊　李正红　李兆生　李宏罡　李继彬
杨　栋　杨东翔　杨永生　杨页多　杨国勇　杨雪莲　杨琳琳
吴春虎　邱　维　何子骏　何艳新　何康敏　沈丽萍　陈　雪
陈思凡　陈晓清　尚　雪　罗　飞　金　瑾　宛莹华　屈　琪
南少奎　柯小亮　柯明辉　柏宏军　侯亚男　姜小梅　姜明宇
姜娉婷　贺　星　骆　毅　袁晓玢　耿　蔚　耿东伟　聂　盼
钱　浩　徐　雯　徐慧薇　高　昕　高　磊　高晓雪　郭　勇
郭如峰　涂常力　黄　帅　黄　韬　曹　剑　曹　洋　曹庆隽
龚　盟　龚雪霄　崔立华　崔玲玲　康　宁　康治军　梁　源
梁志明　蒋　京　韩　博　童　珑　曾君玲　满高华　薛　骞
薛新丽　穆　含　戴惠祥

前　言

为贯彻人事部、卫生部《关于加强卫生专业技术职务评聘工作的通知》（人发〔2000〕114 号）等相关文件的精神，自 2001 年全国卫生专业初、中级技术资格以考代评工作正式实施。通过考试取得的资格代表了相应级别技术职务要求的水平与能力，作为单位聘任相应技术职务的必要依据。

护理学专业（中级）资格考试内容包括“基础知识”“相关专业知识”“专业知识”“专业实践能力”4 个科目。考试分轮次依次进行，每半天为一个轮次。考试方式采用人机对话方式。各科目以 100 分为满分计算，每科目成绩达到 60 分为合格，考试成绩有效期为 2 年。2024 年，新增中医护理学内容。

面对考试难度增加、考试内容繁多、复习时间较短的情况，多数考生产生了畏惧心理，背上沉重的思想包袱。为帮助考生轻松应对考试，我们编写组群策群力精心编写了《全国护理学中级（主管护师）资格考试刷题宝库》一书。

本书作为备考护理学专业（中级）资格考试用书，可以帮助考生更好地进行考前复习和检测复习效果，加强对知识点的记忆，适用于护理学、内科护理学、外科护理学、妇产科护理学、儿科护理学、社区护理学 6 个亚专业的考生。本书第五部分社区护理学的内容仅供报考社区护理学专业的考生学习使用。

我们通过分析历年考试内容，总结命题规律，根据最新考试大纲要求，精心挑选了 2000 余道试题。所选试题从不同角度覆盖了大纲所要求掌握的知识点，全书采用全解析的模式，解析中会进行相关知识点的讲解和串联，让考生更好地掌握相关知识。

本书适合考生在第一轮复习时进行“随堂”练习，在每一章复习完毕后进行练习，可了解自身对知识的掌握程度，并以此查缺补漏，让复习更充分；亦适用于有一定基础的考生进行回顾式练习，先做题了解自己对每一章节的掌握程度，再根据掌握程度分配相应的复习时间。

希望通过我们编写组的共同努力帮助考生顺利通过考试。在本书编写过程中，我们反复斟酌，精益求精，编写人员的全部心血都凝聚于全书中！尽管力臻完善，但难免有疏漏与不足之处，恳请各位考生和同仁批评指正。如有关于本书内容及考试的相关问题，请扫描下方二维码，会有专属微信客服解答。

编　者

2024 年 8 月

目　录

第一部分　内科护理学

第一章　呼吸系统疾病患者的护理

【A1 型题】

1. 对于Ⅱ型呼吸衰竭，为保持呼吸道通畅，最主要的护理措施是
   A. 给呼吸兴奋剂
   B. 消除积痰
   C. 纠正酸中毒
   D. 给予抗生素
   E. 氧气吸入
2. 下列哪项不是重症哮喘的表现
   A. 气短不能连续讲话
   B. 端坐呼吸
   C. 奇脉
   D. 三凹征
   E. 呼吸频率 20 次/分
3. 下列哪种细胞可以分泌表面活性物质调节肺泡表面张力
   A. Ⅰ型肺泡上皮细胞
   B. Ⅱ型肺泡上皮细胞
   C. 巨噬细胞
   D. 纤毛细胞
   E. 杯状细胞
4. 防治哮喘最有效的药物是
   A. 糖皮质激素
   B. 抗胆碱药
   C. 茶碱类
   D. 肥大细胞膜稳定药
   E. β_2受体激动药
5. 关于肺炎链球菌肺炎，下列哪项错误
   A. 可表现为大叶性肺炎
   B. 一般不引起肺组织坏死或形成空洞
   C. 肺炎消散后，多留有纤维瘢痕
   D. 治疗首选青霉素
   E. 少数患者可并发脓胸
6. 目前已经被公认的肺癌的重要危险因素是
   A. 空气污染
   B. 烹调过程中产生的油烟
   C. 遗传
   D. 吸烟
   E. 肺部慢性疾病
7. 重症肺炎和轻型肺炎的区别是
   A. 持续高热
   B. 唇周发绀，伴三凹征
   C. 肺实变体征
   D. 咳嗽气促明显
   E. 中毒症状明显，并累及全身其他系统
8. 肺癌患者出现吞咽困难是因为肿瘤
   A. 压迫上腔静脉
   B. 侵犯或压迫食管
   C. 压迫喉返神经
   D. 侵犯肋骨
   E. 压迫邻近的大支气管
9. 呼吸衰竭治疗的主要目的是
   A. 控制感染
   B. 纠正酸碱失衡
   C. 纠正缺氧和 CO_2潴留
   D. 纠正电解质紊乱
   E. 纠正心力衰竭
10. 支气管扩张症及肺脓肿患者痰液的典型表现是
    A. 只有少量黏痰
    B. 草绿色
    C. 红棕色胶冻状
    D. 灰黑色
    E. 痰液分层现象
11. 心源性呼吸困难最先出现的是
    A. 急性肺水肿
    B. 夜间阵发性呼吸困难
    C. 劳力性呼吸困难
    D. 心源性哮喘
    E. 端坐呼吸

12. 预后最差的肺癌类型是
A. 鳞状细胞癌
B. 小细胞癌
C. 大细胞癌
D. 腺癌
E. 支气管肺泡癌
13. 大量咯血患者发生窒息时，首要的护理措施是
A. 保持呼吸道通畅
B. 输血
C. 吸氧
D. 安慰患者
E. 补液
14. 下列关于肺脓肿的描述，错误的是
A. 吸入性肺脓肿的好发部位与支气管解剖、重力作用有关
B. 典型临床表现为高热、咳嗽，脓肿破溃后可咳出大量脓痰或脓臭痰
C. 吸入性肺脓肿最常见致病菌为金黄色葡萄球菌，而血源性肺脓肿则为厌氧菌
D. 抗菌和痰液引流是关键治疗
E. 肺脓肿患者反复感染、大量咯血者应考虑手术治疗
15. 肺炎链球菌肺炎高热患者降温不宜采用
A. 温水擦身
B. 乙醇擦浴
C. 多饮水
D. 大血管区放置冰袋
E. 退热药
16. 下列关于急性上呼吸道感染的描述错误的是
A. 成人普通感冒多由细菌感染引起
B. 普通感冒主要表现为咽干、喉痒、打喷嚏、流鼻涕、鼻塞，一般肺部无干湿啰音
C. 急性细菌性扁桃体炎患者可有高热，咽部明显充血，扁桃体肿大、充血，表面常有黄色点状渗出物
D. 感冒患者如出现耳痛、耳鸣、听力减退、外耳道流脓等常提示并发中耳炎
E. 受凉、淋浴、过度疲劳常为急性上呼吸道感染的诱因
17. 成人最常见的肺结核类型是
A. 浸润性肺结核
B. 原发型肺结核
C. 结核性胸膜炎
D. 慢性纤维空洞性肺结核
E. 血行播散型肺结核
18. 下列哪项提示肺炎链球菌肺炎患者病情严重
A. 症状、体征较为典型
B. 白细胞明显增多，中性粒细胞比例升高
C. 白细胞总数不高甚至减少，但中性粒细胞比例升高，核左移
D. 痰涂片或培养见肺炎链球菌
E. X 线检查见病变部位呈大片均匀、致密阴影
19. 慢性肺淤血的特征性 X 线片表现是
A. 肺野模糊
B. 右下肺动脉增宽
C. 出现克利（Kerley）B 线
D. 肺纹理增厚
E. 肺门血管影增强
20. 造成急性上呼吸道感染的病原体临床最常见的是
A. 细菌
B. 病毒
C. 衣原体
D. 支原体
E. 立克次体
21. 大量咯血指
A. 24 小时咯血量大于 100ml
B. 24 小时咯血量大于 200ml
C. 24 小时咯血量大于 300ml
D. 24 小时咯血量大于 400ml
E. 24 小时咯血量大于 500ml
22. 自发性气胸最早出现的症状是
A. 呕吐
B. 心悸
C. 发热
D. 胸痛
E. 咳嗽
23. 临床上最常见的慢性呼吸衰竭的病因是
A. 重症肺结核
B. 呼吸肌病变
C. 严重胸廓畸形
D. 慢性阻塞性肺疾病
E. 神经系统病变
24. 对支气管哮喘患者做保健指导，下列错误的是
A. 居室应美化，适当放置花、草、地毯
B. 避免进食可能致敏的食物（如鱼、虾、蛋）
C. 避免刺激性气体吸入
D. 避免过度劳累或情绪激动等诱发因素
E. 气候变化时注意保暖，避免呼吸道感染
25. 关于普通感冒的描述，正确的是
A. 成人多由流感嗜血杆菌、革兰阴性杆菌引起
B. 潜伏期长
C. 初期有咽干、打喷嚏、鼻塞、流涕等症状

D. 常伴有高热、畏寒
E. 如无并发症，一般 2 周左右痊愈

26. 内分泌紊乱综合征多见的肺癌类型为
A. 鳞状细胞癌
B. 肺泡细胞癌
C. 腺癌
D. 小细胞癌
E. 大细胞癌

27. 大量咯血时最危险的并发症是
A. 出血性休克
B. 贫血
C. 肺不张
D. 肺部感染
E. 窒息

28. 正常情况下，肺泡通气量与肺毛细血管血流量的比例是
A. 1.0
B. 0.9
C. 0.8
D. 0.7
E. 0.6

29. 对改善早期肺气肿症状具有重要意义的措施是
A. 预防呼吸道感染
B. 戒烟
C. 去除外界刺激因素
D. 呼吸功能锻炼
E. 体位引流

30. 急性支气管炎胸部 X 线片表现为
A. 大小不等的片状阴影
B. 常伴有肺气肿和支气管周围炎
C. 有均匀的大片状密实影
D. 肺纹理增粗，肺门阴影加深
E. 肺透明度增加或肺不张

31. 不属于结核病症状的是
A. 午后低热
B. 盗汗
C. 食欲缺乏
D. 乏力
E. 体重增加

32. 哮喘患者的痰液涂片中可见到较多的
A. 白细胞
B. 脓细胞
C. 淋巴细胞
D. 嗜酸性粒细胞
E. 嗜碱性粒细胞

33. 下列关于结核分枝杆菌的描述，错误的是
A. 染色具有抗酸性
B. 在阴湿处能生存 5 个月以上
C. 烈日下暴晒 1 小时可被杀死
D. 70%乙醇接触 2 分钟可杀菌
E. 煮沸 5 分钟能被杀死

34. 肺炎链球菌肺炎患者最具特征性的症状为
A. 寒战、高热
B. 胸痛
C. 咳嗽
D. 呼吸困难
E. 咳铁锈色痰

35. 关于肺癌治疗方法的选择，叙述正确的是
A. 腺癌首选放射治疗
B. 鳞状细胞癌首选放射治疗
C. 小细胞肺癌首选手术治疗
D. 鳞状细胞癌首选化学治疗
E. 小细胞未分化癌首选化学治疗和放射治疗

36. 大量咯血时患者应
A. 咳嗽
B. 绝对卧床
C. 应用吗啡
D. 屏气
E. 多交谈

37. 肺实变的体征为
A. 胸廓对称，患侧呼吸运动减弱，触觉语颤增强
B. 患侧胸廓塌陷，呼吸运动减弱，触觉语颤减弱
C. 胸廓呈桶状，双侧呼吸运动减弱，触觉语颤减弱
D. 患侧胸廓饱满，呼吸运动减弱或消失，触觉语颤消失
E. 胸廓对称，双侧呼吸运动均等，触觉语颤正常

38. 支气管扩张症主要的诊断依据是
A. 痰涂片或细菌培养
B. 胸部 X 线检查
C. CT 检查
D. 纤维支气管镜检查
E. 支气管造影

39. 支气管扩张症最有意义的体征是
A. 贫血貌
B. 杵状指
C. 局限性哮鸣音
D. 局限性湿啰音
E. 消瘦

40. 属于全杀菌剂的抗结核药物是
A. 链霉素
B. 异烟肼
C. 吡嗪酰胺
D. 乙胺丁醇
E. 乙硫异烟胺
41. 支气管肺癌早期最常见的症状是
A. 经常发热
B. 明显消瘦
C. 反复咯血
D. 呼吸困难
E. 刺激性干咳
42. 最能提示慢性支气管炎并发阻塞性肺气肿的表现是
A. 咳嗽、咳痰加剧
B. 胸痛不适明显
C. 呼吸困难逐渐加重
D. 焦虑、烦躁不安
E. 食欲缺乏、恶心、呕吐
43. 哮喘的典型症状是
A. 反复发作的吸气性呼吸困难
B. 反复发作的呼气性呼吸困难
C. 一过性混合性呼吸困难
D. 逐渐加重的咳嗽、咳痰
E. 逐渐加重的呼吸困难
44. 促进长期卧床患者排痰的简单有效措施是
A. 负压吸引
B. 体液引流
C. 提高机体免疫力
D. 药物祛痰
E. 翻身、叩背
45. 呼吸衰竭患者表现为头痛头胀、日轻夜重、昼眠夜醒、神志恍惚等，应考虑为
A. 窒息先兆
B. 休克早期
C. 肺性脑病
D. 呼吸性酸中毒
E. 出现脑疝
46. 慢性支气管炎病情加剧的重要因素是
A. 粉尘刺激
B. 大气污染
C. 反复感染
D. 变态反应
E. 吸烟
47. 最容易引起听神经损害的抗结核药物是
A. 异烟肼
B. 利福平
C. 链霉素
D. 吡嗪酰胺
E. 乙胺丁醇
48. 呼气性呼吸困难多见于
A. 重症肺炎
B. 重症肺结核
C. 气胸
D. 气管异物
E. 支气管哮喘
49. 小量咯血，尤其是持续痰中带血，常提示
A. 支气管哮喘
B. 慢性支气管炎
C. 肺气肿
D. 肺癌
E. 心脏病
50. 慢性支气管炎的特征性临床表现不包括
A. 咳嗽
B. 咳痰
C. 喘息
D. 炎症
E. 呼吸困难
51. 呼吸衰竭缺氧伴 CO_2 潴留患者不可能出现
A. 呼吸浅快
B. 发绀
C. 心率、血压变化
D. 皮肤干燥
E. 球结膜充血、水肿
52. 对于痰液过多且无力咳痰者，为防止窒息，护士在翻身前首先应
A. 给患者吸氧
B. 给患者吸痰
C. 指导患者有效咳嗽
D. 给患者雾化吸入
E. 慢慢移动患者
53. 血源性肺脓肿好发部位是
A. 右上叶后段
B. 右下叶或左下叶基底段
C. 左下叶背段
D. 多发性
E. 右下叶背段
54. 最常见的肺炎是
A. 肺炎链球菌肺炎
B. 病毒性肺炎
C. 非典型病原体肺炎
D. 真菌性肺炎

E. 军团菌肺炎

55. 慢性阻塞性肺气肿突发胸痛考虑的并发症是
A. 慢性肺源性心脏病
B. 肺结核
C. 自发性气胸
D. 肺部感染
E. 呼吸衰竭

56. 使肺脓肿的痰液呈恶臭味的病原菌是
A. 溶血性链球菌
B. 肺炎链球菌
C. 金黄色葡萄球菌
D. 厌氧菌
E. 真菌

57. 右侧卧位者吸入性肺脓肿的好发部位是
A. 右下叶背段
B. 右中叶内侧段
C. 右下叶前基底段
D. 右下叶后段
E. 右上叶前段

58. 对于患有消化性溃疡的上呼吸道感染患者，应禁用
A. 感冒清热冲剂
B. 阿司匹林
C. 金刚烷胺
D. 氯苯那敏
E. 吗啉胍

59. 支气管扩张症大量咯血窒息患者，应采取的正确卧位是
A. 头低位
B. 俯卧位
C. 平卧位
D. 端坐卧位
E. 半坐卧位

60. 夜班护士发现某支气管扩张症患者咯血约 200ml 后突然中断，呼吸极度困难，喉部有痰鸣音，表情恐怖，两手乱抓。首先要做的是
A. 立即通知医师
B. 立即气管插管
C. 清除呼吸道积血
D. 给予氧气吸入
E. 应用呼吸兴奋剂

【A2 型题】

61. 患者，女性，40 岁。诊断哮喘 5 年，近来每当给爱犬洗澡后即出现咳嗽、咳痰伴喘息发作，护士为其进行健康教育时应指出其可能的变应原是
A. 花粉
B. 尘螨
C. 狗毛
D. 病毒
E. 细菌

62. 患者，男性，60 岁。咳嗽 3 年，每年冬季发作，每次持续 3 个月，有吸烟史。本例病情继续发展，最常见的并发症是
A. 肺部感染
B. 自发性气胸
C. 肺源性心脏病
D. 阻塞性肺气肿
E. 支气管哮喘

63. 患者，女性，20 岁。诊断支气管扩张症 5 年，常反复咯血。本次因小量咯血而急诊入院，经抢救后咯血已止。下列措施错误的是
A. 给予温或凉的流质饮食
B. 保持大便通畅
C. 仍需加强观察，防止病情反复
D. 加强活动，以利恢复
E. 咳嗽剧烈时遵医嘱给予镇咳药

64. 患者，男性，50 岁。原有慢性阻塞性肺疾病，呼吸困难、发绀，近日咳嗽加剧，突然发生右侧胸痛，约 30 分钟后呼吸困难突然加剧，患侧胸壁叩诊呈鼓音，听诊呼吸音消失。该变化是
A. 自发性气胸
B. 肋间神经痛
C. 膈下脓肿
D. 胸腔积液
E. 肋骨骨折

65. 患者，男性，23 岁。淋雨后出现寒战、高热、咳嗽，咳铁锈色痰，入院后测体温 39.8℃，血常规示白细胞 $16\times10^9/L$，中性粒细胞 0.85，胸部 X 线片示肺叶出现淡薄、均匀阴影，经诊断为大叶性肺炎。导致大叶性肺炎最常见的病原体是
A. 支原体
B. 肺炎链球菌
C. 冠状病毒
D. 肺炎克雷伯菌
E. 流感嗜血杆菌

66. 患者，女性，48 岁。确诊肺脓肿后经抗生素治疗 3 个月，仍咳脓痰，胸部 X 线片显示脓腔直径 6cm。下一步治疗应首先考虑
A. 手术治疗
B. 加大抗生素用量
C. 中医中药治疗

D. 加强体位引流
E. 气管内滴注抗生素

67. 患者，女性，45 岁。为呼吸衰竭患者应用辅助呼吸和呼吸兴奋剂过程中，出现恶心、呕吐、烦躁、面颊潮红、肌肉颤动等现象应考虑为
A. 肺性脑病先兆
B. 通气量不足
C. 呼吸兴奋剂过量
D. 呼吸性碱中毒
E. 痰液阻塞

68. 患者，女性，21 岁。哮喘史 2 年，前 1 日在植物园游玩时因突发喘憋、大汗来诊。此时肺部听诊最可能听到的是
A. 双肺满布哮鸣音
B. 双肺满布小水泡音
C. 双肺底散在湿啰音
D. 右下肺固定湿啰音
E. 肺部局部哮鸣音

69. 患者，女性，38 岁。处于慢性阻塞性肺疾病急性发作期，长期卧床，咳痰无力，为促进排痰，护士给予胸部叩击。叩击方法中，错误的是
A. 患者取侧卧位
B. 叩击顺序由外向内
C. 叩击顺序由下向上
D. 叩击者的手呈扇形张开
E. 叩击者的手指向掌心微弯曲

70. 患者，男性，68 岁。反复咳嗽、咳痰 20 余年，伴有活动后气短。有吸烟史 40 余年。查体：双肺叩诊过清音，呼吸音减弱，呼气延长，双肺散在少量湿啰音。肺功能检查第一秒用力呼气量与用力肺活量的比值（FEV_1/FVC）为 60%，FEV_1 为 55%。该患者最可能的诊断是
A. 慢性支气管炎
B. 慢性阻塞性肺疾病
C. 支气管哮喘
D. 支气管扩张症
E. 特发性肺间质纤维化

71. 患者，女性，15 岁，学生。发热 37.5℃，伴干咳 4 天来诊。冷凝集试验 1∶64。胸部 X 线片示左下肺片状影。治疗首选的抗生素为
A. 青霉素
B. 红霉素
C. 阿米卡星
D. 头孢唑啉
E. 氯霉素

72. 患者，男性，40 岁。因寒战、高热、咳嗽、胸痛，来院急诊。胸部 X 线片示右上肺有云絮状阴影。查痰肺炎链球菌（+）。该患者血常规检查最可能的改变是
A. 嗜酸性粒细胞增多
B. 淋巴细胞增多
C. 中性粒细胞增多
D. 单核细胞增多
E. 嗜碱性粒细胞增多

73. 患者，男性，73 岁。诊断为慢性肺源性心脏病、肺功能失代偿期，经吸氧、利尿、洋地黄类药物治疗后，呼吸困难减轻，但出现昼睡夜醒及多言。首先考虑为
A. 肺性脑病
B. 短暂性脑缺血发作
C. 脑梗死
D. 肺部感染
E. 洋地黄中毒

74. 患者，男性，28 岁。诊断为支气管扩张症，该患者痰液的特点是
A. 果酱样
B. 大量脓痰，久置分 3 层
C. 铁锈色
D. 咖啡样
E. 粉红色

75. 患者，男性，67 岁。为慢性呼吸衰竭，近日咳嗽、咳痰、气促明显，又出现神志不清、发绀、多汗。血气分析：氧分压（PaO_2）50mmHg，二氧化碳分压（$PaCO_2$）62mmHg。应给予患者
A. 高浓度、高流量持续吸氧
B. 高浓度、高流量间歇吸氧
C. 低浓度、低流量持续吸氧
D. 低浓度、低流量间歇吸氧
E. 乙醇湿化吸氧

76. 患者，男性，67 岁。因咳嗽、痰中带血丝 2 个月，发热 10 天来诊。胸部 X 线片示右肺上叶片状阴影，呈肺炎样征象。1 个月后出现右面部无汗、瞳孔缩小、上睑下垂及眼球内陷，是由于肿瘤侵犯或压迫了
A. 膈神经
B. 喉返神经
C. 臂丛神经
D. 上腔静脉
E. 颈交感神经

77. 患者，女性，70 岁。因支气管哮喘急性发作入院治疗，经静脉输入药物 2 天后病情缓解。今天输液 1 小时后，患者突然面色苍白、呼吸困难、气

促、咳嗽加重、咳血性泡沫样痰。考虑患者是
A. 哮喘再次发作
B. 循环负荷过重
C. 输液浓度过高
D. 静脉空气栓塞
E. 对药物过敏

78. 患者，男性，52 岁。诊断为慢性肺源性心脏病，喘憋明显，略有烦躁。在治疗过程中应慎用镇静药，以避免
A. 洋地黄中毒
B. 双重感染
C. 脱水、低血钾
D. 诱发肺性脑病
E. 加重心力衰竭

79. 患者，男性，43 岁。长期咳嗽，咳痰每日量约 300ml，如咳痰不畅则呈弛张热，此时血常规检查的变化是
A. 嗜酸性粒细胞增多
B. 中性粒细胞增多
C. 单核细胞增多
D. 淋巴细胞增多
E. 红细胞减少

80. 患者，男性，66 岁。刺激性咳嗽 3 周，经抗生素治疗未缓解。胸部 X 线片显示右肺原因不明的阴影。此时进一步检查首先行
A. 肺功能测定
B. 胸腔穿刺术
C. 动脉血气分析
D. 放射性核素检查
E. 纤维支气管镜检查

81. 患者，男性，71 岁。诊断为肺炎，体质较弱，虽经抗感染及一般对症治疗，但未有明显好转。为防止发生感染性休克，应密切观察
A. 肺部体征变化
B. 体温变化
C. 呼吸系统症状变化
D. 血压变化
E. 血白细胞变化

82. 患者，男性，35 岁。平素体健。4 天前淋雨，2 天前突然高热 40℃，伴寒战，咳铁锈色痰伴呼吸困难，胸部 X 线片示右下肺大片密度均匀的实变影。该患者最可能的诊断是
A. 结核性胸膜炎
B. 大肠埃希菌肺炎
C. 支原体肺炎
D. 肺炎链球菌肺炎
E. 军团菌肺炎

83. 患者，女性，72 岁。间断咳嗽、咳痰 20 年，活动后气短 4 年，加重 1 周入院。查体：神清，双肺散在湿啰音，心率 120 次/分，律齐，肝肋下 3cm，双下肢水肿。血常规：白细胞 $12\times10^9/L$，中性粒细胞 0.80。对该患者最重要的治疗措施是
A. 给利尿药，消除水肿
B. 给呼吸兴奋剂，改善呼吸功能
C. 镇咳、祛痰
D. 积极抗感染
E. 给支气管扩张药

84. 患者，男性，60 岁。有慢性支气管炎、肺气肿病史多年。3 天前于一阵咳嗽后突然出现呼吸困难、右胸刺痛，并逐渐加重。该患者最可能的诊断是
A. 气胸
B. 呼吸衰竭
C. 支气管哮喘
D. 慢性支气管炎急性发作
E. 急性心肌梗死

【A3/A4 型题】

（85～87 题共用题干）

患者，男性，68 岁。刺激性咳嗽 8 个月，近 2 个月痰中带血、胸痛，伴低热、乏力、食欲缺乏、消瘦明显，胸部 X 线片示右肺肺门毛刺状阴影。

85. 患者最可能的诊断是
A. 肺炎
B. 肺脓肿
C. 肺结核
D. 肺癌
E. 慢性阻塞性肺疾病

86. 为明确诊断并指导治疗，首选的辅助检查是
A. 胸部 CT
B. 淋巴结活检
C. 肿瘤标志物检查
D. 纤维支气管镜检查
E. 痰脱落细胞检查

87. 患者经检查确诊为小细胞肺癌，首选的治疗方案是
A. 手术治疗
B. 化学治疗
C. 放射治疗
D. 免疫治疗
E. 中医中药治疗

（88～90 题共用题干）

患者，男性，70 岁。有慢性阻塞性肺气肿病史。

咳嗽、咳脓痰伴气急加重 2 周，今晨神志恍惚。查体：嗜睡，口唇发绀，双肺湿啰音，心率 116 次/分，血压 185/105mmHg。

88. 最可能的诊断是
    A. 急性左心衰竭
    B. 脑血管意外
    C. 右心衰竭
    D. 呼吸衰竭
    E. 高血压危象
89. 为明确诊断还需做哪项检查
    A. CT
    B. 心电图
    C. 动脉血气分析
    D. 脑电图
    E. 肾动脉造影
90. 此时最主要的治疗在于
    A. 用降压药
    B. 使用抗生素
    C. 去除诱因
    D. 纠正缺氧和 CO_2 潴留
    E. 用利尿药

（91~92 题共用题干）

患者，女性，58 岁。咳嗽、咳痰 10 年，近 3 年来出现活动后气急伴喘息，3 日前受凉后咳嗽、咳痰、喘息加重，两肺闻及哮鸣音及湿啰音。血白细胞计数为 9.6×10^9/L，中性粒细胞 0.80，嗜酸性粒细胞 0.06。

91. 护士首选的处理措施是
    A. 氧疗
    B. 镇咳、祛痰
    C. 控制感染
    D. 解痉平喘
    E. 气雾疗法
92. 患者在一阵剧烈咳嗽后病情突然变化，出现严重呼吸困难伴右侧胸痛，发绀、大汗，可能出现的并发症是
    A. 心力衰竭
    B. 肺性脑病
    C. 心肌梗死
    D. 气胸
    E. 肺梗死

（93~95 题共用题干）

患者，女性，20 岁。近 1 个半月干咳伴有低热，自觉乏力。听诊右上锁骨下区有固定的湿啰音，怀疑其患肺结核。

93. 为进一步确诊，最重要的检查是
    A. 胸部 CT 检查
    B. 纤维支气管镜检查
    C. 支气管碘油造影
    D. 痰结核分枝杆菌检查
    E. 痰细胞学检查
94. 如患者已确诊，下列护理措施中不妥的是
    A. 给高热量、高维生素、高蛋白饮食
    B. 室内空气新鲜，阳光充足
    C. 向患者做有关疾病知识的宣教
    D. 及时做好消毒隔离
    E. 鼓励患者多做体育锻炼，增强抗病能力
95. 患者在治疗过程中，判断结核化疗效果最重要的指标是
    A. 结核菌素试验（PPD 试验）转阴
    B. 体温恢复正常，体重增加
    C. 红细胞沉降率（ESR）恢复正常
    D. 痰结核分枝杆菌转阴
    E. 病灶吸收好转

（96~98 题共用题干）

患者，男性，30 岁。呼吸困难 2 天就诊。发作前有鼻痒，打喷嚏。既往有类似病史。查体：呼吸 26 次/分，呼气末可闻哮鸣音，心率 96 次/分。

96. 最可能的诊断是
    A. 上呼吸道感染
    B. 心源性哮喘
    C. 支气管哮喘
    D. 自发性气胸
    E. 喘息性支气管炎
97. 该患者首要的护理问题是
    A. 低效性呼吸型态：与支气管痉挛有关
    B. 舒适的改变：与呼吸困难有关
    C. 清理呼吸道无效：与支气管痉挛、分泌物过多且黏稠不易咳出有关
    D. 体液不足：与呼吸急促、出汗、体液丢失及液体摄入不足有关
    E. 焦虑：与呼吸困难、健康状态有关
98. 为缓解症状首选的药物是
    A. 酮替芬
    B. 色甘酸钠
    C. 苯海拉明
    D. 泼尼松
    E. 沙丁胺醇

（99~101 题共用题干）

患者，男性，58 岁。慢性咳嗽，咳痰 16 年，近 2 年来劳累时气急。吸烟 35 年。查体：两肺呼吸音减弱，两肺底有细小湿啰音，肺下界下移。

99. 最可能的诊断是
A. 气胸
B. 大叶性肺炎
C. 胸腔积液
D. 支气管哮喘
E. 肺气肿
100. 不可能出现的体征是
A. 桶状胸
B. 触觉语颤增强
C. 叩诊呈过清音、心浊音界缩小或不易叩出
D. 肺下界和肝浊音界下降
E. 肺泡呼吸音降低，呼气明显延长
101. 最有价值的诊断依据是
A. 血气分析
B. 肺功能
C. 血培养
D. 肺部 X 线检查
E. 肺部 CT

【B1 型题】

（102~105 题共用备选答案）
A. 头低脚高位，头偏向一侧
B. 去枕平卧位
C. 平卧位，头偏向一侧
D. 端坐位
E. 患侧卧位
102. 肺结核大量咯血患者取
103. 结核性胸膜炎胸痛患者取
104. 咯血窒息患者取
105. 支气管哮喘发作患者取
（106~107 题共用备选答案）
A. 肌肉震颤
B. 恶心、呕吐
C. 骨髓抑制
D. 肝损害
E. 肾损害
106. 沙丁胺醇的主要不良反应是
107. 氨茶碱的主要不良反应是
（108~110 题共用备选答案）
A. 仰卧位
B. 俯卧位
C. 直立位或坐卧位
D. 右侧卧位
E. 左侧卧位
108. 吸入性肺脓肿中，与上叶后段或下叶背段发病关系最密切的体位是
109. 吸入性肺脓肿中，与下叶基底段发病关系最密切的体位是
110. 吸入性肺脓肿中，与右侧腋亚段发病关系最密切的体位是

参考答案与解析

【参考答案】

1. B　2. E　3. B　4. A　5. C　6. D　7. E
8. B　9. C　10. E　11. C　12. B　13. A　14. C
15. E　16. A　17. A　18. C　19. C　20. B　21. E
22. D　23. D　24. A　25. C　26. D　27. E　28. C
29. D　30. D　31. E　32. D　33. C　34. E　35. E
36. B　37. A　38. C　39. D　40. B　41. E　42. C
43. B　44. E　45. C　46. C　47. C　48. E　49. D
50. E　51. D　52. B　53. D　54. A　55. C　56. D
57. E　58. B　59. B　60. C　61. C　62. D　63. D
64. A　65. B　66. A　67. C　68. A　69. D　70. B
71. B　72. C　73. A　74. B　75. C　76. E　77. B
78. D　79. B　80. E　81. D　82. D　83. D　84. A
85. D　86. D　87. B　88. D　89. C　90. D　91. C
92. D　93. D　94. E　95. D　96. C　97. A　98. E
99. E　100. B　101. B　102. E　103. E　104. A
105. D　106. A　107. B　108. A　109. C　110. D

【解析】

扫码查看
相关内容

第二章　循环系统疾病患者的护理

【A1 型题】

1. 下列最易发生心源性晕厥的心律失常是
   A. 快速心房颤动
   B. 室性期前收缩
   C. 室上性心动过速
   D. 预激综合征
   E. 三度房室传导阻滞
2. 心绞痛发作性胸痛部位在
   A. 胸骨体中段或上段之后且向左肩、左臂内侧放射
   B. 胸骨后且向左肩、左臂外侧放射
   C. 胸骨上段且向右肩背部放射
   D. 心尖区且向左肩、左臂内侧放射
   E. 剑突附近向右肩、右臂内侧放射
3. 下列属于二度Ⅰ型房室传导阻滞心电图表现的是
   A. PR 间期进行性延长，直至 QRS 波群脱落
   B. PR 间期超过 0.20 秒，无 QRS 波群脱落
   C. PP 间隔相等，RR 间隔相等
   D. P 波频率大于 QRS 波群频率
   E. QRS 波群形态取决于阻滞部位
4. 二尖瓣狭窄所致的常见心律失常是
   A. 窦性心动过速
   B. 窦性心动过缓
   C. 阵发性心动过速
   D. 心房颤动
   E. 心室颤动
5. 冠状动脉粥样硬化性心脏病（冠心病）最常见的病因是
   A. 重度主动脉病变
   B. 冠状动脉栓塞
   C. 冠状动脉粥样硬化
   D. 肥厚型心肌病
   E. 冠脉痉挛
6. 主动脉瓣关闭不全时主要引起
   A. 右心室压力负荷过重
   B. 左心室容量负荷过重
   C. 左心室压力负荷过重
   D. 右心室容量负荷过重
   E. 心肌代谢障碍
7. 左心衰竭可能的症状不包括
   A. 夜间阵发性呼吸困难
   B. 心悸
   C. 劳力性呼吸困难
   D. 严重者可发生端坐呼吸
   E. 心前区疼痛
8. 临床上根据心电图表现，将心搏停顿、心室颤动、心-电机械分离统称为心脏停搏，其根本原因为
   A. 心脏停止活动
   B. 心脏停止供血
   C. 心肌细胞发生不可逆性损害
   D. 心肌细胞发生可逆性损害
   E. 心电图表现相同
9. 风湿性心脏病（风心病）与下列哪种细菌反复感染有关
   A. A 组乙型溶血型链球菌
   B. A 组丙型溶血型链球菌
   C. B 组乙型溶血型链球菌
   D. B 组丙型溶血型链球菌
   E. 葡萄球菌
10. 导致二尖瓣狭窄患者死亡的主要原因是
    A. 栓塞
    B. 肺部感染
    C. 心肌梗死
    D. 心力衰竭
    E. 呼吸衰竭
11. 心电图检查时红色导联线应连接在
    A. 右上肢
    B. 右下肢
    C. 左下肢
    D. 胸前
    E. 左上肢
12. 急性心肌梗死发生心室颤动的先兆是
    A. 室性期前收缩频发、成对、多源性
    B. 室上性阵发性心动过速
    C. 房性期前收缩
    D. 二度房室传导阻滞
    E. 心房颤动
13. 心力衰竭控制后责任护士向患者及其家属进行健康教育，其内容哪项不妥
    A. 适量运动，以不出现心悸、气短为度
    B. 少量多餐，以减轻心脏负荷

C. 食谱选择不受限制，以促进食欲
D. 坚持服药，定期门诊复查
E. 积极防治风湿热，避免心力衰竭诱因，做好防寒保暖

14. 引起病毒性心肌炎最常见的病原体是
A. 轮状病毒
B. 乙型肝炎病毒（HBV）
C. 疱疹病毒
D. 甲型肝炎病毒（HAV）
E. 柯萨奇病毒 B

15. 心室颤动的脉搏特征是
A. 慢而规则
B. 快而规则
C. 慢而摸不到
D. 快而摸不到
E. 消失摸不到

16. 不符合室性期前收缩特点的是
A. QRS-T 波群提前出现
B. QRS-T 波群前没有 P 波
C. 提前出现的 QRS-T 波群形态异常，时限常≥0.20 秒
D. 期前收缩后可见一完全性代偿间歇
E. 偶发期前收缩一般无症状

17. 急性肺水肿患者使用地高辛主要用于
A. 扩张冠状动脉
B. 排钾利尿
C. 减慢心率
D. 增强心脏搏动
E. 纠正心律失常

18. 下列关于非持续性室性心动过速临床表现的描述，正确的是
A. 发作持续时间短于 30 秒
B. 需应用药物或电复律终止
C. 不能自行终止
D. 伴明显血流动力学障碍
E. 伴心肌缺血

19. 急性心肌梗死时最常见的心律失常为
A. 房性期前收缩
B. 室性期前收缩
C. 心房颤动
D. 心室颤动
E. 房室传导阻滞

20. 慢性风湿性心脏病最常受累的心脏瓣膜是
A. 左房室瓣
B. 右房室瓣
C. 主动脉瓣
D. 肺动脉瓣
E. 左房室瓣和右房室瓣

21. 急性心肌梗死患者护理措施不妥的是
A. 静脉输液速度宜慢
B. 饮食少量多餐
C. 发病早期限制探视
D. 尽量避免搬动
E. 如有便秘立即灌肠

22. 原发性高血压急症患者首选的降压药是
A. 硝酸甘油
B. 氢氯噻嗪
C. 硝普钠
D. 阿替洛尔
E. 利血平

23. 引起病毒性心肌炎的病毒主要是
A. 埃可病毒
B. 带状疱疹病毒
C. 柯萨奇病毒 A
D. 柯萨奇病毒 B
E. 脊髓灰质炎病毒

24. 心源性晕厥最常见的病因是
A. 严重心律失常
B. 高血压脑病
C. 急性心肌梗死
D. 左房室瓣脱垂
E. 急性心肌炎

25. 心绞痛发作的首要护理措施是
A. 立即描记心电图
B. 观察疼痛性质
C. 给予吸氧
D. 让患者安静坐下或半卧
E. 建立静脉通路

26. 最易发生阿-斯综合征的心律失常是
A. 快速心房颤动
B. 室性期前收缩
C. 阵发性室上性心动过速
D. 三度房室传导阻滞
E. 预激综合征

27. 原发性高血压合并支气管哮喘患者降压治疗，不宜选用
A. 哌唑嗪
B. 呋塞米
C. 硝苯地平
D. 普萘洛尔
E. 卡托普利

28. 最能提示右心衰竭的体征是

A. 交替脉
B. 肺动脉瓣区第二心音亢进
C. 水肿
D. 肝颈静脉回流征阳性
E. 肝大

29. 心房颤动心电图的典型表现为
A. 大小形态及规律不一的 f 波替代窦性 P 波，QRS 波群形态正常，RR 间隔不等
B. QRS 波群与 T 波消失，呈现完全不规律的波浪状曲线
C. QRS 波群与 T 波消失，呈现相对规律的快速大幅波动
D. 规律的锯齿状 f 波，QRS 波群形态正常
E. QRS 波群提前出现，T 波常与 QRS 波群主波方向相反，随之出现完全代偿间歇

30. 洋地黄中毒引发的心律失常最常见的是
A. 心房颤动
B. 窦性心动过缓
C. 房室传导阻滞
D. 快速房性心律失常伴传导阻滞
E. 室性期前收缩，多呈二联律

31. 心肌梗死和心绞痛的主要区别特点是
A. 诱发因素
B. 胸痛持续的时间
C. 血压的改变
D. 心肌坏死的出现
E. 起病的时间

32. 主动脉瓣关闭不全可致
A. 水冲脉
B. 脉搏短绌
C. 奇脉
D. 缓脉
E. 交替脉

33. 左心衰竭早期最典型的表现是
A. 劳力性呼吸困难
B. 咳粉红色泡沫痰
C. 端坐呼吸
D. 咳嗽、咳痰
E. 夜间阵发性呼吸困难

34. 风湿性心脏病患者腿部应适当活动，其目的是
A. 减轻心脏负担
B. 预防风湿复发
C. 防止腹壁血栓形成
D. 防止动脉栓塞
E. 防止下肢静脉血栓形成

35. 病毒性心肌炎患者，每两个窦性搏动后出现一个室性期前收缩，需尽早
A. 病因治疗
B. 耐心解释病情
C. 心电监护，抗心律失常治疗
D. 卧床休息、吸氧
E. 减少体力活动

36. 心力衰竭患者低盐饮食的目的是
A. 有助于心肌收缩
B. 减轻肾脏负担
C. 避免肝脏受损
D. 减少液体潴留
E. 减轻肺水肿

37. 为迅速判断患者心搏骤停，首先应
A. 听心音
B. 测血压
C. 看面色
D. 触颈动脉、股动脉有无搏动
E. 做心电图检查

38. 心力衰竭的最主要诱因是
A. 液体摄入过多过快
B. 妊娠与分娩
C. 过度劳累
D. 心律失常
E. 感染

39. 风心病主动脉瓣关闭不全患者的早期症状是
A. 劳力性呼吸困难
B. 心悸、头部强烈搏动感
C. 左心衰竭
D. 晕厥
E. 心绞痛

40. 心力衰竭患者的饮食，下列不妥的是
A. 低盐
B. 富含维生素
C. 高热量
D. 适量纤维素
E. 少量、多餐

41. 不符合房性期前收缩心电图特点的是
A. P 波提前发生，形态与窦性 P 波不同
B. 伴室内差异性传导时 QRS 波群可宽大畸形
C. 提前发生的 P 波 PR 间期大于 0. 12 秒
D. 提前的 P 波后继以形态正常的 QRS 波群
E. 期前收缩后多有一完全性代偿间歇

42. 心源性水肿最常见的病因是
A. 左心衰竭
B. 右心衰竭
C. 原发性高血压

D. 心肌肥厚
E. 心包炎

43. 下列可用来估计慢性左心衰竭严重程度的是
A. 发绀的程度
B. 持续低流量吸氧时间
C. 咳嗽、咳痰的频率和量
D. 患者采取的坐位高低
E. 情绪状态

44. 急性心肌梗死 24 小时内禁用的药物是
A. β 受体阻断药
B. 钙通道阻滞药
C. 硝酸酯制剂
D. 洋地黄制剂
E. 镇痛药

45. 心脏病患者出现端坐呼吸时，下列护理措施不妥的是
A. 密切观察生命体征、呼吸困难和发绀的程度
B. 持续低流量吸氧
C. 加强生活护理，减少体力活动
D. 侧卧位，减轻心脏负担
E. 保持情绪稳定，降低交感神经兴奋性

46. 引起心搏骤停最常见的病因是
A. 冠心病
B. 药物中毒
C. 手术意外
D. 麻醉意外
E. 电解质紊乱

47. 与原发性高血压发病有关的因素不包括
A. 饮酒
B. 吸烟
C. 情绪紧张
D. 体力劳动
E. 高钠饮食

48. 不符合房室交界性期前收缩心电图特点的是
A. QRS 波群提前出现
B. 提前出现的 QRS 波群形态与窦性的 QRS 波群基本相同
C. 提前出现的 QRS 波群之前、之中或之后可见逆行 P 波
D. PR 间期小于 0. 12 秒，PR 间期<0. 20 秒
E. 期前收缩后多有一个不完全代偿间歇

49. 下列不属于洋地黄中毒表现的是
A. 头晕、头痛
B. 黄视
C. 心律失常
D. 恶心、呕吐
E. 水肿、蛋白尿

50. 对冠心病的诊断有重要意义的检查是
A. 超声心动图
B. 心电图
C. 右心室造影
D. 胸部 X 线
E. 冠状动脉造影

51. 近年研究，对急性心肌梗死急性期伴发室性期前收缩可早期应用以减少心室颤动的药物是
A. 利多卡因
B. 美西律
C. 普罗帕酮
D. 莫雷西嗪
E. β 受体阻断药

52. 病态窦房结综合征有症状者的治疗方法是
A. 安装起搏器
B. 介入治疗
C. 射频消融术
D. 电复律治疗
E. 手术治疗

53. 急性心肌梗死冠状动脉病变的最常见部位为
A. 左冠状动脉主干
B. 左冠状动脉前降支
C. 左冠状动脉回旋支
D. 右冠状动脉
E. 左冠状动脉主干+前降支

54. 心电图检查中确立室性心动过速诊断的最重要依据是
A. 3 个或 3 个以上的室性期前收缩连续出现
B. QRS 波群形态畸形，时限大于 0. 12 秒
C. 有继发性 ST-T 改变，ST-T 波方向常与 QRS 波群主波方向相反
D. P 波与 QRS 波群无固定关系，形成房室分离
E. 常可见到心室夺获或室性融合波

55. 发生急性心肌梗死的病理基础是
A. 粥样斑块破裂
B. 动脉粥样硬化致管腔严重狭窄和心肌供血不足
C. 出血
D. 血栓形成
E. 冠状动脉痉挛

【A2 型题】

56. 患者，男性，68 岁。心房颤动 20 年，服用地高辛控制心室率 5 年，近 3 天患者突然出现恶心、呕吐等消化道症状，同时伴有心悸、头痛、头晕

症状，视物模糊。心电图：室性期前收缩二联律。该患者可能是发生了
A. 消化性溃疡
B. 心绞痛
C. 低血压
D. 高血压
E. 洋地黄类药物中毒

57. 患者，男性，51 岁，工人。近 1 个月劳累时感心前区疼痛，诊断为冠心病、心绞痛。患者吸烟 30 年，每日 30 支，平日饮食不规律，喜饮白酒和浓茶，化验检查发现甘油三酯水平升高。责任护士向该患者进行健康教育的内容中，下列哪项不妥
A. 戒烟、限酒，不饮浓茶
B. 胸痛发作时应立即含服 1 片硝酸甘油
C. 含服 1 片硝酸甘油后疼痛仍不缓解，半小时后需再服 1 片
D. 平日随身携带硝酸甘油，按医嘱服药，定期复查
E. 保持情绪稳定，不可过度劳累

58. 患者，男性，62 岁。患风湿性心脏病 10 余年，近 1 年活动后易发生心悸、气短，近半个月常由体力活动诱发心前区憋闷感，休息后缓解，昨日于运动中发生晕厥，急诊入院。根据该患者的临床表现，其可能的瓣膜病变是
A. 二尖瓣狭窄
B. 二尖瓣关闭不全
C. 二尖瓣狭窄合并关闭不全
D. 主动脉瓣狭窄
E. 主动脉瓣关闭不全

59. 患者，男性，67 岁。查体：皮肤苍白，颈动脉搏动明显，有水冲脉，毛细血管搏动征阳性，心尖向左下移位，主动脉瓣第二听诊区有舒张期杂音。此患者最可能的情况是
A. 主动脉瓣狭窄
B. 主动脉瓣狭窄并关闭不全
C. 主动脉瓣关闭不全
D. 二尖瓣狭窄
E. 二尖瓣关闭不全

60. 患者，男性，46 岁。接受冠状动脉造影术后回到病房，医嘱沙袋压迫股动脉穿刺点 6 小时。为防止局部出血和栓塞，护士应重点观察
A. 呼吸
B. 心率
C. 血压
D. 足背动脉搏动
E. 肌力

61. 患者，男性，41 岁。近期出现头晕、乏力，连续 3 天血压（140～150）/（90～96）mmHg。患者的血压属于
A. 正常值
B. 正常高值
C. 1 级高血压
D. 2 级高血压
E. 3 级高血压

62. 患者，女性，32 岁。为风湿性心脏病患者。每当上楼或做家务等日常活动时感气短、心悸、胸闷，坐下休息片刻后可缓解，阅读、进餐无此不适，应如何安排其休息
A. 活动如常，不必限制
B. 限制活动，增加卧床时间
C. 能起床活动，增加休息
D. 应增加活动量
E. 绝对卧床休息

63. 患者，男性，59 岁。冠心病、心绞痛 5 年。平日胸痛发作时舌下含硝酸甘油 1 片，2～5 分钟缓解。近半个月来，胸痛发作较前频繁，疼痛不易缓解，3 小时前发生心前区剧烈疼痛，服用硝酸甘油 3 片未缓解，急诊入院。心电图检查发现 ST 段弓背上抬，随后相应导联出现病理性 Q 波，血压 85/55mmHg，心率 108 次/分，律齐。入监护室观察治疗，经用药后述疼痛缓解。2 小时后心电监测示血压 70/50mmHg，心率 118 次/分，患者烦躁不安，皮肤湿冷。此时责任护士认为患者的病情变化是
A. 脑出血
B. 室壁瘤破裂
C. 心源性休克
D. 心律失常
E. 心力衰竭

64. 患者，男性，73 岁。高血压 10 余年。因广泛前壁急性心肌梗死 3 小时入院。下列哪种情况提示该患者不能应用溶栓治疗
A. 伴室性期前收缩
B. 血压 140/90mmHg
C. 伴急性左心衰竭
D. 半年前因脑出血致左侧肢体轻偏瘫
E. 年龄>70 岁

65. 患者，男性，36 岁。心悸气促，反复咯血，心尖部闻及低调舒张期隆隆样杂音，肺底可闻及啰音，现又大量咯血，颜色为鲜红色，血压 150/90mmHg。诊断应是

A. 风心病二尖瓣狭窄并肺水肿
B. 风心病二尖瓣关闭不全并肺水肿
C. 风心病主动脉瓣关闭不全并肺水肿
D. 风心病二尖瓣狭窄，肺癌
E. 风心病二尖瓣关闭不全，肺癌

66. 患者，男性，58 岁。高血压病史多年。平素有心前区不适，每次持续 3~5 分钟，含服硝酸甘油可缓解。今晨患者出现心前区疼痛，持续 2 小时不缓解，为明确诊断首选的检查是
A. 胸部 X 线检查
B. 心电图+心肌酶学检查
C. 动态心电图检查
D. 超声心动图检查
E. 运动试验

67. 患者，女性，50 岁。因高血压 3 年，血压控制不好，来医院就诊，护士给其进行健康教育时，讲解原发性高血压治疗的目的是
A. 降低颅内压
B. 预防和延缓并发症的发生
C. 明确高血压的原因
D. 减轻体重
E. 推迟动脉硬化

68. 患者，女性，71 岁。陈旧性广泛前壁心肌梗死。近半年来患者明显感觉体力活动受限，洗脸、刷牙即可引起呼吸困难、心悸。此患者目前心功能处于
A. 代偿期
B. Ⅰ级
C. Ⅱ级
D. Ⅲ级
E. Ⅳ级

69. 患者，男性，62 岁。突然出现心前区疼痛伴大汗 3 小时，急诊就医。心电图：$V_1 \sim V_5$ 导联出现 Q 波，且 ST 段弓背向上抬高，诊断为急性心肌梗死。应用尿激酶治疗，其作用在于
A. 疏通心肌微循环
B. 增强心肌收缩力
C. 溶解冠脉内血栓
D. 促进心肌能量代谢
E. 减轻心脏前负荷

70. 患者，女性，20 岁。2 周前发热，体温 38.6℃，伴咽痛、流涕，治疗好转。2 天来感活动后心悸、胸闷、气促，伴心前区不适。查体：心界扩大，体温 36.5℃，脉搏 108 次/分。心电图示普遍导联 ST-T 波改变，三度房室传导阻滞。检查红细胞沉降率增快，C 反应蛋白升高，肌酸激酶（CK）升高。其原因最可能是
A. 缩窄性心包炎
B. 病毒性心肌炎
C. 急性心肌梗死
D. 扩张型心肌病
E. 心脏神经症

71. 患者，男性，25 岁。诊断为肥厚型心肌病。下列哪项临床表现与其诊断不符
A. 劳累后呼吸困难
B. 心电图示左室肥厚及 ST-T 改变
C. X 线片检查各房室腔显著增大，心胸比大于 0.6
D. 胸骨左缘第 3~4 肋间听到较粗糙的喷射性收缩期杂音
E. 超声心动图显示室间隔非对称性肥厚

72. 患者，男性，62 岁。为原发性高血压患者，夜间突然惊醒，被迫坐起，烦躁不安，咳嗽、气急，咳粉红色泡沫痰。若采取以下护理措施，不妥的是
A. 置半坐卧位
B. 乙醇湿化面罩加压给氧
C. 肌内注射吗啡 3mg
D. 硝酸甘油静脉滴注
E. 静脉注射呋塞米 20mg

73. 患者，男性，45 岁。为原发性高血压患者，吸烟史 20 年，肥胖。目前血压为 160/95mmHg。下列健康教育内容错误的是
A. 保持情绪稳定
B. 适量运动
C. 高热量、高糖饮食
D. 戒烟
E. 控制高血压

【A3/A4 型题】

（74~76 题共用题干）

患者，男性，59 岁。身高 170cm，体重 85kg，患高血压 10 余年，未规律服用降压药，血压波动在（160~140）/（100~90）mmHg，未予重视，每于头晕、头痛明显时服药，症状消失后停药，吸烟 40 年，20 支/天，饮酒 20 年，100g/d。近日由于工作劳累，情绪紧张，突感剧烈头痛、头晕、恶心、视物模糊、发作性心前区疼痛。急诊检查：血压 260/120mmHg，心率 84 次/分，住院治疗 5 天后症状消失，血压降至（130~140）/（85~90）mmHg。

74. 该患者目前可能的诊断为
A. 恶性高血压

B. 高血压危象
C. 高血压脑病
D. 高血压心脏病
E. 心绞痛

75. 针对该患者的非药物治疗措施不包括
A. 减轻体重
B. 戒烟
C. 限制饮酒
D. 坚持规律服药
E. 劳逸结合，保持心态平和

76. 关于服用降压药的注意事项，下列说法不妥的是
A. 联合用药可增强疗效，减少不良反应
B. 应遵医嘱用药，不可自行增减药量
C. 一般发现血压超过正常范围，应使血压迅速降至正常
D. 卧位服药，以防止发生体位性低血压
E. 服药期间应自我监测血压情况

（77~81 题共用题干）

患者，女性，35 岁。患风湿性心脏病 10 多年，目前稍劳累即感心悸气短，夜间常常不能平卧，检查有颈静脉怒张，心率 98 次/分，心律绝对不齐，心尖部可闻及舒张期隆隆样杂音，双下肢凹陷性水肿。

77. 该患者的瓣膜损害性质很可能是
A. 二尖瓣狭窄
B. 二尖瓣关闭不全
C. 主动脉瓣狭窄
D. 主动脉瓣关闭不全
E. 联合瓣膜病变

78. 目前该患者的心功能属于
A. 不能进行心功能分级
B. 心功能Ⅰ级
C. 心功能Ⅱ级
D. 心功能Ⅲ级
E. 心功能Ⅳ级

79. 几小时前患者突然出现严重的气急、咳嗽，咳白色泡沫痰，伴大汗淋漓和口唇发绀，考虑发生了
A. 急性肺栓塞
B. 阵发性心房颤动
C. 急性肺水肿
D. 急性感染性心内膜炎
E. 急性心肌梗死

80. 对上述情况护士应立即采取的措施是
A. 双腿下垂
B. 湿化瓶加乙醇低流量吸氧
C. 口服地高辛
D. 静脉注射氯化钾
E. 口服硝酸甘油

81. 该患者病情稳定后无须采取的自我防护措施是
A. 避免上呼吸道感染
B. 避孕
C. 注意四肢保暖
D. 每周测量体重
E. 每天口服大剂量阿司匹林

（82~84 题共用题干）

患者，男性，40 岁，出租车司机。平时嗜好烟酒，近来工作紧张吸烟量更多，吸烟后有时感到胸部疼痛，服用速效救心丸后可以缓解，前来就诊。

82. 以下最有助于诊断的检查是
A. 心脏负荷试验
B. 血清心肌酶
C. 心电图
D. 血常规
E. 心脏超声

83. 上述情况出现时处理不当的是
A. 马上停止吸烟
B. 立即赶去医院治疗
C. 半坐卧位
D. 含化硝酸甘油
E. 解除紧张情绪

84. 某天患者自觉胸部憋闷加重，且服用硝酸甘油不缓解。送医院后诊断为急性下壁心肌梗死。监护室护士特别要注意的心电图变化是
A. 频发室性期前收缩
B. 室性心动过速
C. 心房颤动
D. 心室颤动
E. 房室传导阻滞

【B1 型题】

（85~87 题共用备选答案）
A. 没有限制
B. 卧床休息为主，允许慢慢下床排尿、排便
C. 充分休息，增加睡眠
D. 绝对卧床休息
E. 避免重体力劳动

85. 心功能Ⅰ级应
86. 心功能Ⅱ级应
87. 心功能Ⅲ级应

（88~90 题共用备选答案）
A. 苯妥英钠
B. 利多卡因
C. 安装人工心脏起搏器

D. 非同步直流电复律术
E. 同步直流电复律术

88. 一旦发生心室颤动应立即给予的处理是

89. 血流动力学稳定的阵发性室性心动过速，药物治疗首选

90. 洋地黄中毒引起的室速，治疗首选

（91~93 题共用备选答案）
A. 二尖瓣狭窄
B. 二尖瓣关闭不全
C. 主动脉瓣狭窄
D. 主动脉瓣关闭不全
E. 主动脉瓣狭窄伴主动脉瓣关闭不全

91. 患者，男性，49 岁。劳累后乏力、心悸半年。查体：心率 72 次/分，律齐，心尖部闻及全收缩期吹风样杂音且向左腋下传导。应首先考虑为

92. 患者，女性，28 岁。反复关节红肿疼痛 4 年，活动后心悸气促 3 天。患者双颊紫红，口唇发绀，心尖部闻及舒张期隆隆样杂音。应诊断为

93. 患者，男性，19 岁。乏力、心悸、气促 2 周。查体：心尖冲动向左下移位，胸骨左缘第 3~4 肋间闻及舒张期高调叹气样杂音，坐位时明显，毛细血管搏动征阳性。最可能的诊断为

参考答案与解析

【参考答案】

1. E　2. A　3. A　4. D　5. C　6. B　7. E　8. B　9. A　10. D　11. A　12. A　13. C　14. E　15. E　16. C　17. D　18. A　19. B　20. A　21. E　22. C　23. D　24. A　25. D　26. D　27. D　28. D　29. A　30. E　31. D　32. A　33. A　34. E　35. C　36. D　37. D　38. E　39. B　40. C　41. E　42. B　43. D　44. D　45. D　46. A　47. D　48. E　49. E　50. E　51. A　52. A　53. B　54. E　55. B　56. E　57. C　58. D　59. C　60. D　61. C　62. C　63. C　64. D　65. A　66. B　67. B　68. D　69. C　70. B　71. C　72. A　73. C　74. B　75. D　76. C　77. A　78. D　79. C　80. A　81. E　82. C　83. B　84. E　85. E　86. C　87. B　88. D　89. B　90. A　91. B　92. A　93. D

【解析】

扫码查看
相关内容

第三章　消化系统疾病患者的护理

【A1 型题】

1. 在护理肝硬化严重腹水的患者时，其饮食应注意给予
   A. 无盐低钠饮食
   B. 低脂饮食
   C. 低蛋白饮食
   D. 高蛋白饮食
   E. 高热量饮食
2. 消化性溃疡患者出现上腹持续胀痛，餐后加重，呕吐大量呈酸腐味的宿食，可能是发生了
   A. 癌变
   B. 出血
   C. 穿孔
   D. 幽门梗阻
   E. 胃底静脉破裂
3. 急性胰腺炎最基本的治疗方法是
   A. 解痉镇痛
   B. 使用抗生素
   C. 抗休克治疗
   D. 禁食及胃肠减压
   E. 使用糖皮质激素
4. 胃镜检查时患者采取的体位是
   A. 平卧位
   B. 左侧卧位
   C. 头低脚高位
   D. 右侧卧位
   E. 半卧位
5. 治疗消化性溃疡时为杀灭幽门螺杆菌，首选的药物是
   A. 阿莫西林
   B. 甲硝唑
   C. 奥美拉唑
   D. 碳酸氢钠
   E. 硫糖铝
6. 急性胰腺炎血清淀粉酶达高峰的时间是发病后
   A. 3~5 小时
   B. 10~14 小时
   C. 6~8 小时
   D. 15~20 小时
   E. 24~28 小时
7. 肝硬化门静脉高压症最突出的表现为
   A. 厌油腻
   B. 黄疸
   C. 齿龈出血
   D. 消瘦乏力
   E. 腹水
8. 十二指肠球部溃疡的疼痛规律为
   A. 无一定规律
   B. 疼痛、进食、缓解
   C. 进食、疼痛、无缓解
   D. 进食、疼痛、缓解
   E. 疼痛、进食、疼痛
9. 上消化道出血患者出现黑便，提示出血量为
   A. 5~10ml
   B. 30~50ml
   C. 50~70ml
   D. 70~90ml
   E. 100ml 以上
10. 以下慢性胃炎患者的实验室检查中，错误的是
    A. 最可靠的方法是胃镜及活组织检查
    B. 多灶萎缩性胃炎患者壁细胞抗体滴度低
    C. 自身免疫性胃炎患者血清促胃液素水平常明显升高，伴恶性贫血时更甚
    D. 慢性胃炎患者血清中可测得抗壁细胞抗体和抗内因子抗体
    E. 多灶萎缩性胃炎患者血清促胃液素水平升高
11. 肝硬化患者腹水的形成与下列哪项因素无关
    A. 门静脉压力增高
    B. 淋巴液生成过多
    C. 继发性醛固酮和血管升压素减少
    D. 低蛋白血症
    E. 排尿减少
12. 原发性肝癌最常见的首发症状是
    A. 肝区疼痛
    B. 肝大
    C. 肝性脑病
    D. 乏力、消瘦
    E. 黄疸
13. 肝性脑病患者，扑翼样震颤从哪期开始无法引出
    A. 前驱期
    B. 昏迷前期

C. 昏睡期
D. 昏迷期
E. 潜伏期
14. 原发性肝癌肝外血行转移最多见于
A. 肺
B. 骨
C. 脑
D. 皮肤
E. 肾
15. 急性胰腺炎患者若淀粉酶下降后又上升，表示
A. 病情又有反复
B. 发生并发症
C. 病情基本得到控制
D. 腺泡细胞功能恢复
E. 患者抵抗力增强
16. 肝性脑病患者用精氨酸治疗的目的是
A. 为大脑提供能量
B. 增加尿素合成，降低血氨
C. 降低肠道 pH，减少氨吸收
D. 抑制大脑假神经递质合成
E. 抑制肠道产尿素酶的细菌
17. 与慢性胃炎有关的主要病原菌是
A. 大肠埃希菌
B. 幽门螺杆菌
C. 链球菌
D. 金黄色葡萄球菌
E. 军团菌
18. 胃壁的黏液细胞可分泌
A. 促胃液素
B. 胃酸
C. 胃蛋白酶原
D. 胃蛋白酶
E. 碱性黏液
19. 肝硬化患者出现持续性白细胞减少，与下列哪项关系最大
A. 脾功能亢进
B. 营养吸收障碍
C. 上消化道出血
D. 肝肾综合征
E. 低蛋白血症
20. 奥美拉唑抑制胃酸分泌的作用机制是
A. 与溃疡面结合形成保护屏障
B. 使壁细胞的 H^+,K^+-ATP 酶发生不可逆失活
C. 与盐酸作用形成盐和水
D. 通过选择性竞争结合 H_2受体，使壁细胞分泌胃酸减少
E. 可刺激局部内源性前列腺素的合成
21. 胃十二指肠溃疡穿孔最常见发生于
A. 胃小弯
B. 十二指肠后壁
C. 胃底
D. 胃大弯
E. 十二指肠前壁
22. 与原发性肝癌的发生关系最密切的疾病是
A. 甲型肝炎
B. 乙型肝炎
C. 肝脓肿
D. 中毒性肝炎
E. 肝包虫病
23. 壁细胞可分泌
A. 促胃液素
B. 胃酸
C. 胃蛋白酶原
D. 胃蛋白酶
E. 碱性黏液
24. 肝硬化腹水错误的治疗措施是
A. 限制钠盐摄入
B. 限制水的摄入
C. 补充蛋白质
D. 联合或交替使用利尿药
E. 定期放腹水
25. 溃疡性结肠炎急性发作期和暴发型患者的饮食宜采用
A. 无渣流质或半流质饮食
B. 多食水果及纤维素多的蔬菜
C. 应多食牛奶或乳制品
D. 可进食冷饮
E. 高蛋白、高纤维素、高热量普食
26. 我国肝硬化的主要病因为
A. 酒精中毒
B. 胆汁淤积
C. 慢性充血性心力衰竭
D. 病毒性肝炎
E. 血吸虫病
27. 胶体铋剂保护胃黏膜的作用机制是
A. 与溃疡面结合形成保护屏障
B. 使壁细胞的 H^+,K^+-ATP 酶失活
C. 与盐酸作用形成盐和水
D. 通过选择性竞争结合 H_2 受体，使壁细胞分泌胃酸减少
E. 可刺激局部内源性前列腺素的合成
28. 急性胰腺炎患者血清淀粉酶开始升高的时间是

A. 1~3 小时
B. 2~12 小时
C. 24~36 小时
D. 36~48 小时
E. 3~5 天

29. 肝性脑病患者昏迷前期的突出表现是
A. 多语、兴奋
B. 肝臭
C. 意识模糊，扑翼样震颤
D. 性格及行为异常
E. 昏睡及精神错乱

30. 消化性溃疡患者饮食宜少量多餐，以
A. 减少对胃的刺激
B. 中和胃酸
C. 减轻腹痛
D. 避免胃窦部过度扩张
E. 促进消化

31. 与消化性溃疡发病相关的损害性因素中，占主导的是
A. 幽门螺杆菌感染
B. 饮食失调
C. 吸烟
D. 精神因素
E. 胃酸、胃蛋白酶

32. 肝硬化患者出现血性腹水，应首先考虑可能合并
A. 结核性腹膜炎
B. 原发性腹膜炎
C. 肝肾综合征
D. 门静脉血栓形成
E. 肝癌

33. 急性胰腺炎患者伴腹胀、肠鸣音减少时，应禁用
A. 西咪替丁
B. 曲马多
C. 布桂嗪
D. 阿托品
E. 哌替啶

34. 慢性萎缩性胃炎患者一般不会出现
A. 贫血
B. 消瘦
C. 舌炎
D. 反酸
E. 腹胀

35. 急性胰腺炎的腹痛特点不包括
A. 刀割痛或绞痛
B. 向腰背部呈带状放射
C. 进食后疼痛可缓解
D. 常伴频繁呕吐
E. 发病前常有饮食过度或同时饮酒

36. 肝硬化出现全血细胞减少的主要原因是
A. 出血倾向
B. 并发感染
C. 脾功能亢进
D. 内分泌功能异常
E. 营养不良

37. 消化性溃疡活动期大便潜血试验阳性，提示每日出血量是
A. <1ml
B. 1~2ml
C. 2~3ml
D. 3~4ml
E. >5ml

38. 上消化道出血患者的粪便可呈
A. 脓血样
B. 果酱样
C. 柏油样
D. 米泔水样
E. 白陶土样

39. 判断上消化道出血已停止的指标不包括
A. 无口渴、冷汗
B. 皮肤转红、温暖
C. 脉搏正常有力
D. 肠鸣音正常
E. 尿量<25ml/h

40. 对判定上消化道活动性出血最有意义的是
A. 心率增快
B. 血压下降
C. 腹痛加重
D. 黑便
E. 血尿素氮升高

41. 下列是慢性胃炎最可靠的诊断方法的是
A. 胃液分析
B. 血清学检查
C. 胃镜及胃黏膜活组织检查
D. 幽门螺杆菌（Hp）检测
E. 粪便检查

42. 肝硬化患者禁食硬食、油炸、粗纤维食物是因为
A. 减少肠道氨的吸收
B. 严格限制钠的摄入
C. 抑制假性神经递质
D. 减轻肝脏解毒功能
E. 防止损伤食管黏膜而出血

43. 原发性肝癌普查最常用

A. CT
B. MRI
C. 甲胎蛋白（AFP）测定
D. 碱性磷酸酶测定（AKP）
E. B超

44. 肝癌的定位检查中首选的检查方法是
A. CT
B. B超
C. AFP测定
D. 选择性腹腔动脉造影
E. 肝穿刺针吸细胞检查

45. 给予肝性脑病患者新霉素口服的目的是
A. 防治胃肠道感染
B. 预防肝胆系统感染
C. 抑制肠道对氨的吸收
D. 防止腹水感染
E. 抑制肠道细菌从而减少毒性物质的产生和吸收

46. 对肝硬化呕血患者的正确护理措施是
A. 消除恐惧心理
B. 吸氧
C. 给予半卧位
D. 温凉流质饮食
E. 苯巴比妥镇静

47. 溃疡型肠结核X线钡影呈
A. 肠管狭窄
B. 肠管收缩畸形
C. 肠管充盈缺损
D. 跳跃征象
E. 黏膜皱襞紊乱

48. 肝性脑病的诱发因素，应排除下列哪项
A. 大量排钾利尿
B. 多次灌肠和导泻
C. 上消化道出血
D. 反复放腹水
E. 高蛋白饮食

49. 关于肝性脑病，正确的是
A. 1期脑电图轻度异常
B. 2期巴宾斯基征阳性
C. 3期腱反射减弱或消失
D. 4期有扑翼样震颤
E. 1期患者出现精神症状

50. 急性胰腺炎患者呈刀割样剧痛，并迅速出现休克，应考虑为
A. 水肿型
B. 胰瘘
C. 胰腺炎复发
D. 出血坏死性
E. 胰腺囊肿

51. 肝硬化肝功能减退的临床表现为
A. 出现蜘蛛痣
B. 脾大
C. 腹水
D. 呕血
E. 交通支扩张

52. 服用抑制胃酸分泌药宜在
A. 餐前
B. 餐后1小时及睡前服用1次
C. 两餐之间
D. 每日清晨1次
E. 进餐时与食物同服

53. 导致急性应激性胃炎的病因不包括
A. 大手术
B. 重要脏器衰竭
C. 休克
D. 应用非甾体抗炎药
E. 大面积烧伤

54. 肝硬化患者出现皮肤色素沉着是因为
A. 雌激素灭活功能减退
B. 肾上腺皮质功能减退
C. 雌激素、雄激素比例失调
D. 血管升压素增多
E. 醛固酮增多

55. 下列药物中抑制胃酸分泌作用最强的是
A. 西咪替丁
B. 雷尼替丁
C. 奥美拉唑
D. 硫糖铝
E. 枸橼酸铋钾

56. 下面关于胃溃疡的叙述，不正确的是
A. 可见于任何年龄，青少年居多
B. 慢性病程
C. 周期性发作
D. 节律性上腹痛
E. 春秋季节易发作，容易复发

57. 原发性肝癌的主要致病因素是
A. 黄曲霉
B. 幽门螺杆菌
C. 溶血性链球菌
D. 结核分枝杆菌
E. 金黄色葡萄球菌

【A2 型题】

58. 患者，男性，40 岁。因呕血 400ml，伴柏油便 3 次急诊入院。为明确该患者上消化道出血的原因，首选检查为
A. X 线钡餐造影检查
B. 选择性动脉造影
C. 内镜检查
D. 化验检查
E. 吞线试验
59. 患者，男性，35 岁。既往有消化性溃疡病史，近 2 周来常感上腹部不适，4 小时前突发上腹部剧烈疼痛，伴有恶心、呕吐。查体：腹部压痛，肌紧张，肝浊音界缩小。X 线检查可见膈下游离气体，最可能的诊断是
A. 急性肠梗阻
B. 胆管结石
C. 急性胰腺炎
D. 溃疡穿孔
E. 肾结石
60. 患者，女性，41 岁。黑便近 2 个月，近日突然出现剧烈腹痛。护士对其采取的措施不应包括
A. 监测生命体征
B. 予以禁食
C. 给予强效镇痛药
D. 给予心理安抚
E. 给予胃肠减压
61. 患者，女性，30 岁。有十二指肠球部溃疡史 5 年，突感上腹部剧痛 2 小时，继之满腹疼痛、大汗淋漓、出冷汗、四肢冰冷。血压 75/45mmHg，脉搏 120 次/分。查体：全腹有压痛及反跳痛，临床疑有溃疡穿孔可能，此时应最先进行的处理措施是
A. 抑制胃酸分泌药静脉滴注
B. 缓慢补液
C. 吸氧
D. 抗生素静脉滴注
E. 补充血容量
62. 患者，男性，30 岁。与朋友聚餐后上腹部痛 1 天入院。查血淀粉酶为 700U/L，诊断为急性胰腺炎，经治疗痊愈。为预防本病复发，进行健康教育时下列哪项措施是不恰当的
A. 避免暴饮暴食
B. 避免酗酒
C. 忌食油腻食物
D. 积极治疗胆石症
E. 定期预防性应用抑肽酶
63. 患者，男性，42 岁。患消化性溃疡 10 年，近 2 个月上腹胀满不适，伴反复呕吐酸臭味的宿食。首选的检查方法是
A. 上消化道钡餐造影
B. 腹部 B 超
C. 胃液分析
D. 纤维胃镜
E. 腹部 CT
64. 患者，男性，40 岁。上腹隐痛伴反酸、嗳气 2 个月，诊断为十二指肠溃疡。对其用药指导中错误的是
A. 硫糖铝在餐前服用
B. 硫糖铝有黏膜保护作用
C. 奥美拉唑应在餐前服用
D. 奥美拉唑应避免与牛奶同时服用
E. 奥美拉唑可有效抑制胃酸分泌
65. 患者，男性，27 岁。因十二指肠溃疡就诊，大便黑色成形，无呕血，大便潜血（+++），血压正常，心率正常，考虑该患者的出血量为
A. 5ml
B. 30ml
C. 60ml
D. 500ml
E. 1000ml
66. 患者，男性，56 岁。诊断为肝炎后肝硬化，近日食欲缺乏，腹胀。查体：腹部有移动性浊音。提示为
A. 腹水
B. 肠胀气
C. 腹膜炎
D. 胆囊结石
E. 胰管梗塞
67. 患者，男性，42 岁。反复上腹痛伴反酸 4 年。内镜诊断为十二指肠球部溃疡（活动期）。为明确病因指导治疗，尚需进一步做哪种检查
A. X 线钡餐透视
B. 胃液分析
C. 血清促胃液素检测
D. 大便潜血试验
E. 幽门螺杆菌检测
68. 患者，男性，20 岁。左下腹隐痛伴脓血便 2 年，加重 3 个月，诊断为溃疡性结肠炎。下列护理措施中哪项不正确
A. 指导患者合理休息与活动，注意劳逸结合
B. 给予患者富含营养、高纤维素的食物

C. 密切观察病情，了解病情进展情况
D. 嘱患者便后用肥皂与温水清洗肛门及周围皮肤
E. 遵医嘱给予柳氮磺吡啶

69. 患者，男性，45岁。饱餐酗酒后2小时，上腹部持续性剧痛并向腰背部放射，伴恶心呕吐，12小时后来院急诊。目前首选的检查是
A. 腹腔穿刺
B. 血常规
C. 胸、腹部平片
D. 腹部B超检查
E. 血、尿淀粉酶

70. 患者，男性，45岁。肝硬化5年。放腹水后出现神志恍惚、答非所问、行为反常等肝性脑病表现，提示其处于哪一期肝性脑病
A. 前驱期
B. 昏迷前期
C. 昏睡期
D. 昏迷期
E. 潜伏期

71. 患者，女性，38岁。因十二指肠溃疡出血急诊入院治疗。呕血时应指导患者采取何种体位
A. 平卧位，头偏向一侧
B. 侧卧位
C. 头低脚高位
D. 头高脚低位
E. 半坐卧位

72. 患者，男性，28岁。1周前暴饮暴食后出现上腹部痛，向肩背部放射，自服“消化药”后疼痛减轻。今日腹痛再次加重。送到医院急诊，此时最具诊断意义的实验室检查为
A. 血清淀粉酶测定
B. 尿淀粉酶测定
C. 血钙测定
D. 血清脂肪酶测定
E. 血糖测定

73. 患儿，女，5岁。因发热、扁桃体化脓，口服抗生素和阿司匹林1周。突然呕吐深咖啡色液体50ml，大便潜血阳性。既往无胃肠病史及胃肠病家族史。该患儿最可能的诊断是
A. 食管炎
B. 上消化道血管畸形
C. 十二指肠球部溃疡出血
D. 药物性胃炎
E. 过敏性紫癜

【A3/A4型题】

（74～76题共用题干）

患者，男性，36岁。饮酒后持续中上腹刀割样疼痛12小时，伴恶心、呕吐来急诊。查体：上腹部轻度压痛，无反跳痛，血淀粉酶540U/L。

74. 应首先考虑哪种疾病
A. 急性阑尾炎
B. 急性肠炎
C. 消化性溃疡穿孔
D. 急性胰腺炎
E. 急性胆囊炎

75. 此患者的治疗要点不包括
A. 禁食
B. 应用抑制胰腺分泌的药物
C. 降血压
D. 进行胃肠减压
E. 解痉镇痛

76. 下列哪种情况预后最凶险
A. 血钙<1.5mmol/L
B. 血、尿淀粉酶持续下降
C. 高胆红素血症
D. 出现黄疸
E. 高血糖症

（77～78题共用题干）

患者，男性，46岁。因规律夜间腹痛2年，餐后腹痛伴呕吐1个月来诊。患者规律夜间腹痛2年，曾行胃镜检查提示十二指肠球部溃疡，服用奥美拉唑、克拉霉素、替硝唑治疗。近1个月来工作劳累，疼痛节律性消失，变为餐后腹痛伴呕吐，吐出大量宿食。

77. 患者可能并发了
A. 大出血
B. 慢性穿孔
C. 急性穿孔
D. 幽门梗阻
E. 溃疡癌变

78. 奥美拉唑的作用机制是
A. 与组胺竞争H受体
B. 抑制 H^+,K^+-ATP酶
C. 防止氢离子回渗
D. 抑制迷走神经
E. 根除幽门螺杆菌

（79～80题共用题干）

患者，男性，40岁。意识模糊。既往有肝硬化病史。1年来乏力，食欲缺乏，口有臭味，有扑翼样

震颤，脑电图有δ波，血氨90μmol/L。

79. 对该患者下列护理不妥的是
 A. 消除诱因，减少有毒物质的产生和吸收
 B. 保持大便通畅，必要时用弱酸溶液灌肠
 C. 避免使用麻醉、镇静药
 D. 鼻饲饮食，供给足够能量，以减少蛋白分解
 E. 注意水、电解质平衡，限制钠盐和钾盐摄入

80. 下列有关患者经治疗病情稳定出院休养予以的健康指导，应除外
 A. 介绍疾病相关知识及有关导致肝性脑病的诱发因素
 B. 告知家属肝性脑病的早期征象，一旦发现及时就医
 C. 指导合理饮食，严格限制蛋白质摄入及粗糙食物，戒烟酒
 D. 避免使用对肝脏有损害的药物
 E. 指导患者按医嘱用药，并定期门诊随访

（81~83题共用题干）

患者，男性，60岁。因上腹疼痛1天来诊。1天前油腻饮食后出现上腹剧痛，向腰背部放射，伴呕吐、腹胀。有胆囊炎、胆石症病史2年。急诊查血、尿淀粉酶增高。以急性胰腺炎收入院，予以抑酶、抑酸、补液支持治疗。

81. 国内急性胰腺炎最常见的病因是
 A. 病毒性肝炎
 B. 胰管阻塞
 C. 胆道疾病
 D. 暴饮暴食
 E. 酗酒

82. 入院后医嘱予以禁食、禁水，其主要目的是
 A. 控制体重
 B. 避免胃扩张
 C. 减少胃液分泌
 D. 减少胰液分泌
 E. 解除胰管痉挛

83. 入院后确诊该患者胰腺炎为重症，最能提示该诊断的实验室检查结果是
 A. 低血磷
 B. 低血糖
 C. 低血钙
 D. 血清淀粉酶显著升高
 E. 血白细胞计数明显增多

【B1型题】

（84~86题共用备选答案）
 A. 减少内脏血流，降低门静脉压
 B. 减少有效循环血容量，降低门静脉压
 C. 抑制胃酸分泌
 D. 增加胃黏膜抵抗力
 E. 中和胃酸

84. 生长抑素治疗上消化道出血的作用机制是
85. 血管升压素治疗上消化道出血的作用机制是
86. 奥美拉唑治疗上消化道出血，是由于其可以

（87~90题共用备选答案）
 A. 硫糖铝
 B. 西沙必利
 C. 雷尼替丁
 D. 非甾体抗炎药
 E. 奥美拉唑

87. 可破坏胃黏膜屏障的药物是
88. 作用于壁细胞H^+,K^+-ATP酶的药物是
89. 促进胃肠动力药是
90. 保护胃黏膜的药物是

（91~92题共用备选答案）
 A. 回盲部
 B. 横结肠
 C. 空肠
 D. 直肠、乙状结肠
 E. 降结肠

91. 溃疡性结肠炎的好发部位是
92. 肠结核的好发部位是

（93~95题共用备选答案）
 A. 肝肾综合征
 B. 上消化道出血
 C. 原发性肝癌
 D. 脾大
 E. 肝性脑病

93. 肝硬化最常见的并发症是
94. 晚期肝硬化最严重的并发症是
95. 肝硬化出现门静脉高压症时会出现

参考答案与解析

【参考答案】

1. A 2. D 3. D 4. B 5. C 6. E 7. E 8. B 9. C 10. E 11. C 12. A 13. D 14. A 15. A 16. B 17. B 18. E 19. A 20. B 21. E

22. B　23. B　24. E　25. A　26. D　27. A　28. B
29. C　30. D　31. A　32. E　33. D　34. C　35. C
36. C　37. E　38. C　39. E　40. E　41. C　42. E
43. C　44. B　45. E　46. A　47. D　48. B　49. B
50. D　51. A　52. B　53. D　54. B　55. C　56. A
57. A　58. C　59. D　60. C　61. E　62. E　63. D
64. C　65. C　66. A　67. E　68. B　69. E　70. B
71. A　72. D　73. D　74. D　75. C　76. A　77. D
78. B　79. E　80. C　81. C　82. D　83. C　84. A
85. A　86. C　87. D　88. E　89. B　90. A　91. D
92. A　93. B　94. E　95. D

【解析】

扫码查看
相关内容

第四章　泌尿系统疾病患者的护理

【A1 型题】

1. 下列关于急性肾小球肾炎的临床表现，叙述不妥的是
   A. 本病好发于儿童，男性多于女性
   B. 血尿常为患者起病的首发症状和就诊的原因
   C. 80%以上的患者可出现水肿，多表现为晨起眼睑水肿
   D. 约 80%的患者出现严重的高血压
   E. 肾功能于利尿后数日恢复正常，极少数出现急性肾衰竭
2. 慢性肾小球肾炎治疗的主要目的为
   A. 消除蛋白尿
   B. 消除血尿
   C. 防止或延缓肾功能进行性减退
   D. 改善消化道症状
   E. 消除水肿
3. 急性肾衰竭少尿期的死因多是
   A. 高血钾
   B. 碱中毒
   C. 肺水肿
   D. 钠潴留
   E. 心力衰竭
4. 肾病综合征最常见的并发症是
   A. 低钠、低钾、低钙血症
   B. 动脉粥样硬化
   C. 高凝状态及血栓形成
   D. 低血容量性休克
   E. 感染
5. 肾盂肾炎患者尿路感染最常见的致病菌为
   A. 肠球菌
   B. 克雷伯菌
   C. 大肠埃希菌
   D. 副大肠埃希菌
   E. 粪链球菌
6. 肾病综合征患者 24 小时尿蛋白量为
   A. 大于 0.15g
   B. 小于 0.5g
   C. 小于 1.0g
   D. 1~3g
   E. 大于 3.5g
7. 在我国引起慢性肾衰竭的最常见疾病是
   A. 慢性肾盂肾炎
   B. 慢性肾小球肾炎
   C. 狼疮性肾炎
   D. 肾小动脉硬化症
   E. 糖尿病肾病
8. 预防肾盂肾炎最简单的措施是
   A. 保持外阴清洁
   B. 隔天 1 次抗生素
   C. 多饮水，勤排尿
   D. 每天尿道口消毒
   E. 每次尿后冲洗膀胱
9. 蛋白尿是指每日尿蛋白量持续超过
   A. 80mg
   B. 100mg
   C. 150mg
   D. 250mg
   E. 400mg
10. 正常成人若要将体内每日的固体代谢产物经肾脏排出，至少需要每日排尿
    A. 100~200ml
    B. 300~400ml
    C. 500~600ml
    D. 800~1000ml
    E. 1000~1500ml
11. 正常情况下哪些物质可通过肾小球滤过膜
    A. 血浆中所有成分
    B. 除多肽、尿素等以外的血浆成分
    C. 少量红细胞和血浆成分
    D. 除大分子蛋白质以外的血浆成分
    E. 除葡萄糖、氨基酸以外的血浆成分
12. 急性肾盂肾炎的常见细胞管型是
    A. 白细胞管型
    B. 红细胞管型
    C. 透明管型
    D. 颗粒管型
    E. 蜡样管型
13. 肾病综合征最常用的细胞毒性药物是
    A. 氨甲蝶呤
    B. 苯丁酸氮芥
    C. 巯嘌呤

D. 三尖杉碱
E. 环磷酰胺

14. 原发性肾病综合征的最主要的病理生理改变是
A. 高胆固醇血症
B. 低蛋白血症
C. 全身性水肿
D. 大量蛋白尿
E. 高血压

15. 肾炎性水肿易出现的部位是
A. 眼睑、颜面
B. 胸腔、腹腔
C. 双下肢
D. 背部、腰骶部
E. 阴囊、会阴

16. 原发性肾病综合征的常见并发症是
A. 心力衰竭
B. 高血压脑病
C. 肾功能不全
D. 高钾血症
E. 感染

17. 急性肾小球肾炎引起水肿的最主要机制是
A. 大量蛋白尿引起的低蛋白血症
B. 急性高血压引起的急性心力衰竭
C. 肾小球滤过率下降引起的水钠潴留
D. 肾小球基底膜通透性增加
E. 醛固酮增多症引起的水钠潴留

18. 慢性肾小球肾炎患者适宜的饮食是
A. 优质高蛋白饮食
B. 高磷饮食
C. 多补水和钠钾
D. 高热量饮食
E. 高热量优质低蛋白饮食

19. 由肾实质性因素导致的急性肾衰竭中，最常见的类型是
A. 急性肾小球肾炎
B. 急进性肾小球肾炎
C. 急性肾小管坏死
D. 急性间质性肾炎
E. 多发性小血管炎

20. 为减轻肾病综合征患者长期服用肾上腺皮质激素的不良反应，可采用下列哪项方法
A. 减少剂量
B. 选用地塞米松
C. 联合服用利尿药
D. 联合服用维生素 B_6
E. 隔日顿服法

21. 肾病综合征水肿的主要原因是
A. 低钠血症
B. 低钾血症
C. 氮质血症
D. 低蛋白血症
E. 高胆固醇血症

22. 判断尿液检查结果正确的是
A. 肝病患者可有血红蛋白尿
B. 胆红素尿振荡后泡沫亦呈黄色
C. 新鲜尿液有氨味
D. 正常人尿比重固定
E. 正常人尿糖定性呈阳性反应

23. 内生肌酐清除率检查前 3 日的饮食是
A. 高热量饮食
B. 高蛋白饮食
C. 无肌酐饮食
D. 高纤维素饮食
E. 正常饮食

24. 下列属于原发性肾病综合征的是
A. 糖尿病肾病
B. 过敏性紫癜肾炎
C. 狼疮性肾炎
D. 慢性肾小球肾炎
E. 肾淀粉样变

25. 慢性肾衰竭尿毒症期的护理措施错误的是
A. 根据肾小球滤过率（GFR）调整蛋白质的摄入量
B. 每天用复方硼砂溶液漱口
C. 口腔糜烂用甲紫涂抹
D. 用碱性肥皂水擦洗皮肤
E. 严格限制饮水量

26. 急性肾小球肾炎水肿期伴轻度氮质血症患者，选择何种饮食为宜
A. 无盐、高糖、高蛋白
B. 低盐、高糖、高蛋白
C. 低盐、高糖、低蛋白
D. 无盐、高糖、低蛋白
E. 低盐、普通饭

27. 急性肾小球肾炎属于下列哪种性质的疾病
A. 感染后免疫反应性疾病
B. 病毒直接感染肾脏
C. 细菌直接感染肾脏
D. 单侧肾脏化脓性炎症
E. 双侧肾脏化脓性炎症

28. 经皮穿刺肾活组织检查术护理措施不正确的是
A. 术前教会患者练习憋气及床上排尿

B. 术前 2~3 天肌内注射维生素 K
C. 指导患者术后 3 天内减少饮水
D. 术后绝对平卧 24 小时
E. 术中严密观察患者

29. 肾盂肾炎最常见的感染途径是
A. 血行感染
B. 淋巴道感染
C. 直接感染
D. 上行感染
E. 下行感染

30. 白细胞尿是指新鲜尿离心沉渣后每高倍镜视野白细胞数
A. 0~3 个
B. 超过 3 个
C. 超过 5 个
D. 超过 7 个
E. 超过 10 个

31. 昼夜尿量至少超过多少为多尿
A. 2000ml
B. 2300ml
C. 2500ml
D. 2800ml
E. 3000ml

32. 肾炎性水肿时球-管失衡导致水肿，其主要原因是
A. 血浆胶体渗透压降低
B. 肾小球滤过率升高，肾小管重吸收增加
C. 肾小球滤过率升高，肾小管重吸收减少
D. 肾小球滤过率降低，肾小管重吸收相对正常
E. 肾小球滤过率降低，肾小管重吸收减少

33. 急性肾盂肾炎护理措施中，下列哪项是错误的
A. 卧床休息
B. 限制水摄入量
C. 按急性病期护理
D. 观察药物不良反应
E. 做尿培养时收集清晨第 1 次尿

34. 下列由慢性肾衰竭引起的肾性骨病中，最常见的是
A. 肾性骨软化症
B. 纤维囊性骨炎
C. 骨质疏松症
D. 肾性骨硬化症
E. 无菌性股骨头坏死

35. 下列哪项不是慢性肾衰竭终末期患者发生高血钾的原因
A. 进食过多水果
B. 进食肉类过多
C. 限制含磷丰富的食物
D. 输库存血
E. 使用保钾利尿药

36. 慢性肾衰竭时高血压的发病机制，下列哪项是正确的
A. 肾素-血管紧张素水平升高
B. 血容量扩张
C. 血容量与肾素-血管紧张素平衡失调
D. 激肽系统的作用
E. 交感神经兴奋性改变

【A2 型题】

37. 患者，男性，34 岁。因反复泡沫尿半年，加重，伴下肢水肿 2 周入院。查体：血压 165/110mmHg。实验室检查：血红蛋白 85g/L，尿蛋白 2.5g/d，尿检多形性红细胞（++），血肌酐 190μmol/L。下列对该患者的处理措施中，最重要的是
A. 使用抗血小板药
B. 限制摄入蛋白质
C. 避免感染
D. 透析治疗
E. 降压治疗

38. 患者，男性，46 岁。因发热、腰痛、尿频、尿急、尿痛就医，诊为急性肾盂肾炎。尿化验的特点是
A. 大量红细胞
B. 颗粒管型（++）
C. 蛋白（++）
D. 尿白细胞>5 个/高倍视野
E. 蜡样管型

39. 某急性肾衰竭患者，血压为 130/80mmHg，体温 37℃，脉搏 80 次/分，呼吸 16 次/分，意识丧失，压迫眼眶有躲避反应，没有言语应答，无自主动作，瞳孔对光反射、吞咽反射、角膜反射存在。此时患者处于
A. 深昏迷状态
B. 睡眠状态
C. 昏睡状态
D. 浅昏迷状态
E. 清醒状态

40. 患者，男性，54 岁。因排柏油样便伴头晕 4 天，少尿 3 天来诊。查体：血压 90/55mmHg，脉搏细弱。经治疗后消化道出血停止，尿量仍少。为确定是否发生急性肾衰竭，下列检查中最有意义

的是
A. 血电解质测定
B. 血二氧化碳结合力
C. 测定血肌酐
D. 尿常规
E. 测定血尿素氮

41. 患者，男性，20岁。因严重创伤引起急性肾衰竭、少尿4天。实验室检查：血肌酐683μmol/L，血钾6.8mmol/L。此时治疗高血钾最有效的方法是
A. 停止使用含钾药物
B. 限制饮食中钾的摄入
C. 清除病灶及坏死组织
D. 控制感染
E. 透析治疗

42. 患者，女性，50岁。因反复尿频、尿急、尿痛、腰痛3年，夜尿增多2年来诊。临床诊断为慢性肾盂肾炎，诊断的主要依据是
A. 反复尿频、尿急、尿痛、腰痛，病程3年
B. 尿浓缩功能减退
C. 尿蛋白（+~++），尿白细胞（++~+++）
D. 尿细菌培养大肠埃希菌>10^5/ml
E. 静脉肾盂造影发现有局灶粗糙的肾皮质瘢痕，伴有相应的肾盏变形

43. 患者，女性，35岁。患慢性肾盂肾炎5年余，现查内生肌酐清除率50ml/min，血尿素氮12mmol/L，血肌酐200μmol/L，其肾功能状况属于
A. 氮质血症期
B. 肾功能正常
C. 尿毒症期
D. 肾功能代偿期
E. 尿毒症晚期

44. 患者，男性，58岁。反复蛋白尿、水肿5年，近日查血红蛋白60g/L，血肌酐807μmol/L，尿素氮升高，该患者发生贫血的主要原因是
A. 肾脏产生促红细胞生成素（EPO）减少
B. 造血原料缺乏
C. 血液透析过程失血
D. 红细胞寿命缩短
E. 骨髓抑制

45. 患者，女性，27岁。因产后第2天出现寒战、发热伴腰痛和下腹痛1天来诊。查体：体温39.8℃；脊肋角叩痛。尿常规：RBC 5~10个/高倍视野，WBC 10~25个/高倍视野，白细胞管型1~3个/高倍视野，蛋白（+）。血WBC 12.5×10^9/L。考虑产后并发
A. 产褥感染
B. 败血症
C. 急性肾小球肾炎
D. 急性膀胱炎
E. 急性肾盂肾炎

46. 患者，男性，20岁。车祸致失血性休克。出现少尿，尿量15ml/h，尿相对密度1.011，尿渗透浓度325mmol/L。少尿的原因最可能是
A. 肾前性少尿
B. 肾后性尿路梗阻
C. 急性肾小管坏死
D. 急性间质性肾炎
E. 急性肾小球肾炎

47. 患者，男性，48岁。患慢性肾小球肾炎多年。近2个月来出现恶心、呕吐。查体：血压182/105mmHg。查血红蛋白65g/L，血尿素氮24mmol/L，血肌酐720μmol/L。此时最可能的诊断是
A. 慢性肾小球肾炎
B. 慢性肾盂肾炎
C. 慢性肾衰竭（尿毒症期）
D. 急进性肾小球肾炎
E. 肾病综合征

【A3/A4型题】

（48~49题共用题干）

患者，女性，40岁。反复发作尿路感染10年余，近1年夜尿增多，此次因尿频、尿急、尿痛就诊。尿检查白细胞8~10个/高倍视野，X线片示肾盏变形、缩窄，中段尿培养为大肠埃希菌。

48. 本例的诊断最大可能为
A. 慢性肾盂肾炎
B. 急性肾盂肾炎
C. 慢性肾小球肾炎急性发作
D. 肾病综合征
E. 慢性肾小球肾炎

49. 本例的治疗方案应为
A. 单剂治疗
B. 敏感抗生素治疗3天
C. 长期抑菌治疗
D. 系统联合用药，疗程稍长
E. 激素

（50~51题共用题干）

患者，男性，28岁。发现高血压、水肿10余年。无尿、全身水肿、恶心、呕吐4天，诊断为尿毒症。

50. 其尿毒症的病因最可能是
  A. 高血压肾动脉硬化
  B. 慢性肾小球肾炎
  C. 慢性肾盂肾炎
  D. 肾小球肾病
  E. 肾动脉狭窄
51. 该患者的血肌酐应在
  A. 450μmol/L 以上
  B. 550μmol/L 以上
  C. 680μmol/L 以上
  D. 707μmol/L 以上
  E. 780μmol/L 以上

（52~53 题共用题干）

患者，女性，37 岁。因突然寒战、发热、腰痛、尿频、尿急、尿痛 3 天来诊。查体：体温 39.7℃。实验室检查：血白细胞 15.6×10^9/L，中性粒细胞 0.90，杆状核粒细胞 0.08；尿白细胞 10~15 个/高倍视野，清洁中段尿细菌培养有大肠埃希菌生长。

52. 最可能的诊断是
  A. 急性膀胱炎
  B. 急性肾盂肾炎
  C. 肾结核
  D. 急性间质性肾炎
  E. 尿道综合征
53. 治疗方案应选用
  A. 抗生素 3 天疗法
  B. 口服敏感抗生素治疗 2 周
  C. 静脉联合应用抗生素，疗程 2 周
  D. 静脉用抗生素，疗程 2 周
  E. 低剂量抑菌治疗，疗程 1 年

（54~55 题共用题干）

患者，男性，30 岁。患慢性肾小球肾炎 3 年。目前蛋白尿（++），血压和肾功能正常。

54. 该病的临床特点是
  A. 发病急骤
  B. 大多与急性肾小球肾炎有关
  C. 病变进展缓慢
  D. 多见于儿童
  E. 发病与季节有关
55. 导致其病情加重、肾功能损害最常见的诱因是
  A. 劳累
  B. 感染
  C. 高血压
  D. 使用肾毒性药物
  E. 贫血

（56~58 题共用题干）

患者，女性，28 岁。因高热、腰痛、尿频、尿急来院诊治，诊断为急性肾盂肾炎。

56. 其尿常规检查结果对诊断最有意义的是
  A. 蛋白尿
  B. 血尿
  C. 混浊尿
  D. 白细胞管型尿
  E. 脓尿
57. 指导其采集尿培养标本正确的是
  A. 留取标本前用消毒剂清洗外阴
  B. 留取中段尿于清洁容器内
  C. 取清晨第 1 次尿可提高检验阳性率
  D. 留标本前要多饮水
  E. 如使用抗生素要停药 2 天后取尿
58. 尿细菌培养阳性的标准是菌落数大于
  A. 10^3/ml
  B. 10^4/ml
  C. 10^5/ml
  D. 10^6/ml
  E. 10^7/ml

【B1 型题】

（59~62 题共用备选答案）
  A. 蛋白尿
  B. 血尿
  C. 脓尿
  D. 多尿
  E. 少尿或无尿
59. 急性肾小球肾炎特征性尿异常为
60. 慢性肾小球肾炎特征性尿异常为
61. 急性肾盂肾炎特征性尿异常为
62. 急性肾衰竭早期特征性尿异常为

（63~64 题共用备选答案）
  A. 环孢素
  B. 盐酸左旋咪唑
  C. 硫唑嘌呤
  D. 环磷酰胺
  E. 抗淋巴细胞球蛋白
63. 既是免疫抑制药，又是强效抗生素的药物是
64. 没有免疫抑制作用的药物是

参考答案与解析

【参考答案】

1. D　2. C　3. A　4. E　5. C　6. E　7. B　8. C　9. C　10. C　11. D　12. A　13. E　14. D　15. A　16. E　17. C　18. E　19. C　20. E　21. D　22. B　23. C　24. D　25. D　26. C　27. A　28. C　29. D　30. C　31. C　32. D　33. B　34. B　35. C　36. C　37. E　38. D　39. D　40. C　41. E　42. E　43. A　44. A　45. E　46. A　47. C　48. A　49. D　50. B　51. D　52. B　53. C　54. C　55. B　56. D　57. C　58. C　59. B　60. A　61. C　62. E　63. A　64. B

【解析】

扫码查看
相关内容

第五章　血液及造血系统疾病患者的护理

【A1 型题】

1. 急性白血病引起贫血的最主要原因是
   A. 红细胞寿命缩短
   B. 造血原料不足
   C. 骨髓造血功能衰竭
   D. 正常红细胞生成受到抑制
   E. 大量出血
2. 人体铁的吸收部位主要在
   A. 胃
   B. 十二指肠球部
   C. 十二指肠及空肠上段
   D. 空肠下段
   E. 回盲部
3. 中枢神经系统白血病不可能出现的情况是
   A. 脑脊液压力高
   B. 脑神经麻痹
   C. 视力障碍
   D. 头痛、恶心呕吐
   E. 脑脊液蛋白降低
4. 下列哪项可以准确反映体内储存铁的情况
   A. 血清铁
   B. 血清铁蛋白
   C. 血红蛋白
   D. 红细胞计数
   E. 肌红蛋白
5. 特发性血小板减少性紫癜患者应避免使用下列哪种药物
   A. 泼尼松
   B. 阿莫西林
   C. 红霉素
   D. 双嘧达莫
   E. 地西泮
6. 急性再生障碍性贫血患者预防感染的主要措施是
   A. 支持疗法
   B. 抗生素
   C. 输白细胞
   D. 保护性隔离
   E. 输血
7. 我国最常见的贫血类型是
   A. 巨幼细胞贫血
   B. 缺铁性贫血
   C. 再生障碍性贫血
   D. 地中海贫血
   E. 溶血性贫血
8. 根据血红蛋白降低的程度，成年人中度贫血是指
   A. Hb<150g/L
   B. 男性 Hb<120g/L，女性 Hb<110g/L
   C. Hb 60～90g/L
   D. Hb<60g/L
   E. Hb<30g/L
9. 铁剂治疗缺铁性贫血的叙述，不正确的是
   A. 症状纠正后继续服药 3～6 个月
   B. 网织红细胞数增多是治疗有效的指标
   C. 于饭后服用
   D. 服药后可出现黑便
   E. 可防止缺铁性贫血的复发
10. 急性白血病化疗诱导缓解后患者发生头痛、呕吐、视力障碍甚至瘫痪，是发生了
    A. 中枢神经系统白血病
    B. 脑出血
    C. 脑血栓形成
    D. 脑膜炎
    E. 蛛网膜下腔出血
11. 急性白血病和慢性白血病的主要区别是
    A. 是否有肝脾大
    B. 感染严重程度
    C. 白血病细胞成熟程度
    D. 贫血严重程度
    E. 出血严重程度
12. 患者的血小板计数低于多少时，医护人员应警惕其发生颅内出血
    A. $100\times10^9/L$
    B. $80\times10^9/L$
    C. $60\times10^9/L$
    D. $40\times10^9/L$
    E. $20\times10^9/L$
13. 治疗特发性血小板减少性紫癜（ITP）慢性型的首选方案为
    A. 输新鲜血小板
    B. X 线脾区照射
    C. 使用止血药

D. 使用糖皮质激素
E. 做脾切除

14. 关于缺铁性贫血患者的有关检查，下列不妥的是
A. 血常规见小细胞低色素性贫血
B. 骨髓以中晚幼红细胞增生为主
C. 骨髓细胞外含铁血黄素消失
D. 骨髓幼红细胞内缺乏可染铁
E. 血清铁蛋白升高

15. 诊断贫血最重要的指标是
A. 血红蛋白定量
B. 红细胞计数
C. 红细胞沉降率
D. 红细胞形态
E. 网织红细胞定量

16. 关于血友病患者关节腔出血的护理，不妥的是
A. 抬高患肢
B. 固定患肢
C. 冷敷关节
D. 出血停止后可干农活
E. 遵医嘱输新鲜血

17. 治疗慢性再生障碍性贫血（再障）时应首选
A. 雄激素
B. 造血刺激因子
C. 造血干细胞移植
D. 免疫抑制药
E. 脾切除

18. 缺铁性贫血治疗最重要的是
A. 补充铁剂
B. 病因治疗
C. 脾切除
D. 少量输血
E. 肌内注射维生素 B_{12}

19. 鉴别再生障碍性贫血和急性白血病的最主要检查项目是
A. 血细胞计数
B. 骨髓检查
C. 网织红细胞绝对值
D. 有无肝、脾大，淋巴结肿大
E. 血涂片找幼稚细胞

20. 急性白血病患者容易发生感染，主要原因是
A. 白细胞增多
B. 继发性营养不良
C. 成熟粒细胞缺乏
D. 长期贫血导致机体抵抗力下降
E. 化疗药副作用

21. 为预防中枢神经系统白血病常鞘内注射的化疗药是
A. 柔红霉素
B. 长春新碱
C. 环磷酰胺
D. 氨甲蝶呤
E. 6-巯基嘌呤

22. 治疗急性白血病时要保护静脉的原因是
A. 避免败血症
B. 避免出血
C. 有利于长期静脉注射
D. 避免静脉炎
E. 防止血管充盈不佳

【A2 型题】

23. 患者，女性，28 岁。处于哺乳期女性，近 2 个月来感头晕、乏力、食欲缺乏，易激动。查体：贫血貌，血象、骨髓象提示为缺铁性贫血。导致贫血的主要原因是
A. 铁丢失过多
B. 红细胞破坏增加
C. 慢性失血
D. 铁吸收不良
E. 铁需要量增加而摄入不足

24. 患者，男性，35 岁。为消化性溃疡患者，经常胃出血。医院检验 Hb 90g/L，RBC 3.8×10^{12}/L，确诊为缺铁性贫血。此病的原因是
A. 慢性失血
B. 蛋白丢失
C. 缺乏维生素 B_{12}
D. 缺乏胃蛋白酶
E. 缺乏叶酸

25. 患者，女性，40 岁。不明原因牙龈渗血 3 个月，月经量增多，诊断为特发性血小板减少性紫癜。下列实验室检查哪项不支持该诊断
A. 血小板计数减少
B. 血小板相关免疫球蛋白升高
C. 出血时间正常
D. 血小板寿命缩短
E. 血块收缩不良

26. 患者，男性，45 岁。职业为出租车司机。长期饮食不规律，确诊为消化性溃疡 6 年。近几个月来常感头晕、乏力，面色苍白，来医院检查后诊断为缺铁性贫血。下列关于该病治疗措施的描述，正确的是
A. 单纯铁剂治疗即可
B. 必须彻底治疗消化性溃疡

C. 首选口服铁剂
D. 不符合注射铁剂治疗的指征
E. 注意避免与含维生素 C 丰富的食物同服，以免影响铁的吸收

27. 患者，女性，38 岁。诊断为免疫性血小板减少症，血常规：红细胞 3.3×10^9/L，血红蛋白 93g/L，白细胞 5.2×10^9/L，血小板 21×10^9/L。目前患者最大的危险是
A. 感染
B. 全身皮肤、黏膜出血
C. 消化道出血
D. 尿路感染
E. 颅内出血

28. 某患者，因“再生障碍性贫血”收住入院，为预防继发感染，护理人员需要重点观察的部位是
A. 肺部
B. 口腔
C. 泌尿系统
D. 皮肤
E. 关节

29. 患者，女性，32 岁。诊断为特发性血小板减少性紫癜，目前血小板计数下降为 15×10^9/L。护士对其进行护理时，最应警惕的表现是
A. 发热
B. 咳嗽
C. 肛周疼痛
D. 剧烈头痛
E. 皮肤出血点增多

【A3/A4 型题】

（30~33 题共用题干）

患者，男性，20 岁。因受凉后咽痛、发热 1 周来诊。体温最高 38.7℃。查体：胸骨下段压痛，脾肋下 3cm。血常规（2 天前）：血红蛋白 134g/L，白细胞 3.8×10^9/L，原粒细胞 0.02，早幼粒细胞 0.08，中幼粒细胞 0.10，晚幼粒细胞 0.16，血小板 29×10^9/L。骨髓穿刺：增生极度活跃，中、晚幼及嗜酸、嗜碱性粒细胞明显增多。

30. 最可能的诊断是
A. 再生障碍性贫血
B. 急性粒细胞白血病
C. 慢性粒细胞白血病急变期
D. 慢性粒细胞白血病加速期
E. 慢性粒细胞白血病慢性期

31. 对诊断有提示意义的检查是
A. 束臂试验
B. 胸部 X 线片
C. 染色体检查
D. 出、凝血时间
E. 部分凝血活酶纠正试验

32. 本病最突出的表现是
A. 发热
B. 贫血与出血
C. 中枢神经系统白血病
D. 巨脾
E. 淋巴结肿大

33. 患者突感腹痛，缓解疼痛宜取
A. 左侧卧位
B. 右侧卧位
C. 平卧位
D. 半卧位
E. 坐位

（34~35 题共用题干）

患儿，男，7 岁。因发热、鼻出血、面色苍白、虚弱无力而住院。经血常规和骨髓检查，诊断为急性白血病。

34. 该患儿的护理措施错误的是
A. 保证休息、活动和睡眠
B. 饮食护理
C. 化疗不良反应的护理
D. 防治感染和出血
E. 鼻腔血痂要及时挖出

35. 该患儿应卧床休息，其益处是
A. 增加食欲
B. 减少出血
C. 减少感染
D. 减少体力消耗
E. 减少贫血

【B1 型题】

（36~38 题共用备选答案）
A. 环磷酰胺
B. 柔红霉素
C. 氨甲蝶呤
D. 长春新碱
E. 全反式维 A 酸

36. 能引起周围神经炎的药物是
37. 心脏毒性最强的药物是
38. 常用于急性早幼粒细胞白血病的药物是

参考答案与解析

【参考答案】

1. D　2. C　3. E　4. B　5. D　6. D　7. B　8. C　9. E　10. A　11. C　12. E　13. D　14. E　15. A　16. D　17. A　18. B　19. B　20. C　21. D　22. C　23. E　24. A　25. C　26. B　27. E　28. B　29. D　30. E　31. C　32. D　33. A　34. E　35. D　36. D　37. B　38. E

【解析】

扫码查看
相关内容

第六章　内分泌与代谢性疾病患者的护理

【A1 型题】

1. 甲状腺功能亢进症（甲亢）时下列指标升高，其中最常见和最有诊断意义的甲状腺激素是
   A. 总三碘甲腺原氨酸（TT_3）
   B. 总甲状腺素（TT_4）
   C. 游离三碘甲腺原氨酸（FT_3）
   D. 游离甲状腺素（FT_4）
   E. 反式三碘甲腺原氨酸（rT_3）
2. 双胍类降糖药最常见的不良反应为
   A. 乳酸性酸中毒
   B. 低血糖
   C. 胃肠道反应
   D. 变应性接触性皮炎
   E. 肝功能异常
3. 甲状腺危象的主要临床表现是
   A. 心率增快、血压增高、脉压增大
   B. 高热、心率增快、呕吐、腹泻、烦躁
   C. 血压增高、心力衰竭、肺水肿
   D. 低血压、低体温、休克
   E. 心率增快、心律失常、心力衰竭
4. 弥漫性甲状腺肿伴甲亢的非浸润性突眼最主要的原因是
   A. 眼外肌和提上睑肌张力增高
   B. 眼球后的组织浸润水肿
   C. 眼球后新生物
   D. 眼球肿胀增大
   E. 精神紧张
5. 下列属于α-葡萄糖苷酶抑制药的是
   A. 格列美脲
   B. 二甲双胍
   C. 阿卡波糖
   D. 瑞格列奈
   E. 罗格列酮
6. 关于甲亢患者的饮食指导，下列选项不妥的是
   A. 高蛋白、高热量
   B. 高碘饮食
   C. 减少粗纤维摄入
   D. 禁饮浓茶、咖啡
   E. 禁饮酒和摄入辛辣食物
7. 抗甲状腺药物引起外周血白细胞减少时的停药指征为
   A. 白细胞$<6\times10^9/L$或中性粒细胞$<1.0\times10^9/L$
   B. 白细胞$<4\times10^9/L$或中性粒细胞$<1.0\times10^9/L$
   C. 白细胞$<3.5\times10^9/L$或中性粒细胞$<2.5\times10^9/L$
   D. 白细胞$<3\times10^9/L$或中性粒细胞$<1.5\times10^9/L$
   E. 白细胞$<5\times10^9/L$或中性粒细胞$<0.5\times10^9/L$
8. 糖尿病眼底病变中，最易引起失明的是
   A. 微血管瘤
   B. 新生血管破裂
   C. 硬性渗出物
   D. 软性渗出物
   E. 视网膜出血
9. 判断糖尿病控制程度较好的指标是
   A. 空腹血糖
   B. 餐后血糖
   C. 糖化血红蛋白
   D. 空腹血浆胰岛素含量
   E. 口服葡萄糖耐量试验（OGTT）

【A2 型题】

10. 患者，男性，38 岁。甲状腺功能亢进症复发。查体：轻度突眼，甲状腺弥漫性肿大；HR 120 次/分。实验室检查：WBC $3.8\times10^9/L$；FT_3 升高，甲状腺素（T_4）升高，促甲状腺素（TSH）降低，天冬氨酸转氨酶（AST）中度升高。治疗宜选用
    A. 抗甲状腺药物
    B. 复方碘溶液
    C. 甲状腺手术
    D. 抗甲状腺药物+糖皮质激素
    E. 放射性^{131}I
11. 患者，女性，58 岁。确诊为 2 型糖尿病，因口服降糖药疗效不佳而给予胰岛素治疗。早餐前注射胰岛素后进行户外运动，40 分钟后突发头晕、心悸、大汗，随后跌倒，昏迷。最可能的原因是
    A. 酮症酸中毒
    B. 糖尿病非酮症高渗性昏迷
    C. 低血糖
    D. 癫痫发作
    E. 胰岛素变应性休克
12. 患者，女性，56 岁。患糖尿病 10 年，2 年来采用胰岛素治疗。近日因上呼吸道感染后出现极度乏力、多尿、食欲缺乏、恶心、呕吐，呼吸深快。

该患者可能是发生了
A. 低血糖反应
B. 急性呼吸衰竭
C. 呼吸性酸中毒
D. 糖尿病酮症酸中毒
E. 乳酸酸中毒
13. 某 1 型糖尿病患者，使用速效胰岛素治疗，近来上呼吸道感染后并发肺炎，出现食欲明显缺乏、发热及呕吐，除抗生素治疗外，对糖尿病本身的治疗为
A. 停用胰岛素
B. 增加速效胰岛素用量
C. 改用精蛋白锌胰岛素
D. 改用磺脲类药物
E. 改用双胍类药物

【A3/A4 型题】

（14~15 题共用题干）

患者，女性，24 岁。因近 1 个月怕热、多汗、情绪激动，且经常腹泻、心悸而就诊。查体：甲状腺肿大，双手震颤，眼球稍突，初步诊断为甲亢。

14. 该患者实验室检查可能会出现
A. 基础代谢率降低
B. 甲状腺 ^{131}I 摄取率增高，但高峰不前移
C. FT_3 升高
D. T_4 降低
E. TSH 升高
15. 该患者最重要的护理问题是
A. 体液过多
B. 恐惧
C. 气体交换受损
D. 体温过高
E. 营养失调（或有营养失调的危险）

（16~18 题共用题干）

患者，女性，61 岁。多年糖尿病病史，经饮食、运动、口服降糖药治疗，效果不理想。现开始加用胰岛素治疗。

16. 开始治疗时一般选用
A. 胰岛素与鱼精蛋白锌胰岛素从大剂量开始
B. 胰岛素与鱼精蛋白锌胰岛素从小剂量开始
C. 胰岛素从大剂量开始
D. 胰岛素与鱼精蛋白锌胰岛素联合应用
E. 胰岛素从小剂量开始
17. 目前最主要的护理诊断及合作性问题是
A. 营养失调：高于机体需要量
B. 执行治疗方案无效
C. 潜在并发症：酮症酸中毒
D. 潜在并发症：低血糖反应
E. 有感染的危险
18. 对该患者进行健康教育时，不正确的指导是
A. 学会胰岛素注射技术
B. 多吃新鲜水果
C. 学会监测尿糖
D. 掌握并坚持饮食计划
E. 适当运动以减轻症状

【B1 型题】

（19~21 题共用备选答案）

A. 呼吸深而大，带烂苹果味
B. 向心性肥胖，痤疮，高血压等
C. 足部疼痛，皮肤溃疡和肢端坏疽
D. 甲状腺肿大，震颤，有杂音
E. 饥饿感，心悸，手颤

19. 库欣综合征患者的主要表现是
20. 糖尿病酮症酸中毒患者的特点是
21. 甲状腺功能亢进症患者的特征性体征是

参考答案与解析

【参考答案】

1. C 2. C 3. B 4. A 5. C 6. B 7. D 8. B 9. C 10. E 11. C 12. D 13. B 14. C 15. E 16. E 17. B 18. B 19. B 20. A 21. D

【解析】

扫码查看
相关内容

第七章　风湿性疾病患者的护理

【A1 型题】

1. 系统性红斑狼疮（SLE）最常见的皮肤损害发生在
   A. 颈部
   B. 胸部
   C. 腹部
   D. 暴露部位
   E. 腿部
2. 类风湿关节炎最常侵犯的关节是
   A. 双手腕关节
   B. 双腿踝关节
   C. 双腿膝关节
   D. 双手掌指关节远端
   E. 双手掌指关节近端
3. 治疗系统性红斑狼疮的首选药物是
   A. 阿司匹林
   B. 环磷酰胺
   C. 糖皮质激素
   D. 青霉素
   E. 泼尼松
4. 关于痛风发作时的叙述，不正确的是
   A. 疼痛不对称
   B. 常剧痛难忍
   C. 发作突然、急骤
   D. 通常为第 1 跖趾关节
   E. 累及多处关节
5. 类风湿关节炎患者关节疼痛的特点为
   A. 固定于少数关节，剧烈难忍
   B. 呈游走性
   C. 关节痛于活动后减轻
   D. 多呈不对称性
   E. 发作急骤

【A2 型题】

6. 患者，女性，20 岁。诊断为系统性红斑狼疮 3 个月，现服用泼尼松治疗。对其进行药物治疗教育时，下列不妥的是
   A. 按时、按量服用，不可擅自更改剂量或突然停药
   B. 餐后服药，同时服用雷尼替丁等黏膜保护药
   C. 用药期间给予高盐、低钾饮食
   D. 注意补钙及维生素 D
   E. 预防感染，观察血糖、血压、精神情绪的变化
7. 患者，女性，50 岁。近 1 年来双手小关节反复肿痛，早晨起床时有僵硬感约 1 小时。查体：双手近端指间关节、远端指间关节伸侧可见皮下结节，有轻度压痛，无红肿。双手 X 线摄片：第Ⅱ、Ⅲ、Ⅳ近端指间关节、远端指间关节间隙狭窄。类风湿因子（RF）阳性，ESR、CRP 轻度升高。该患者最可能的诊断为
   A. 类风湿关节炎
   B. 骨关节炎
   C. 强直性脊柱炎
   D. 系统性红斑狼疮
   E. 反应性关节炎

【A3/A4 型题】

（8~9 题共用题干）

患者，女性，43 岁。患关节肿痛已 2 年，考虑为类风湿关节炎。

8. 类风湿关节炎最常侵犯
   A. 手足小关节
   B. 膝关节
   C. 髋关节
   D. 踝、肘关节
   E. 脊柱各关节
9. 该患者在疾病后期可能出现的特征性体征是
   A. 腕关节固定在屈位
   B. 关节隆凸处出现类风湿结节
   C. 远指间关节处皮下小结
   D. 手指尺侧偏斜畸形
   E. 脊柱强直

（10~12 题共用题干）

患者，女性，23 岁，未婚。不规则低热伴大、小关节疼痛 1 个月余。面部有较严重的蝶形红斑，怕见人，口腔内有溃疡灶，右膝、左踝关节轻度红肿，有压痛，无畸形。实验室检查：尿蛋白（+），颗粒管型（+），白细胞 3.5×10^9/L，抗核抗体（+），狼疮细胞（-）。

10. 该患者应诊断为
    A. SLE
    B. 类风湿关节炎

C. 肾小球肾炎
D. 上呼吸道感染
E. 风湿性关节炎

11. 如对上述患者做进一步检查，最不可能出现下列哪项表现
A. 血小板减少
B. 红细胞增多
C. 抗 Sm 抗体阳性
D. 补体 C3 降低
E. 抗双链 DNA 抗体阳性

12. 该患者最主要的护理问题是
A. 体温过高
B. 皮肤完整性受损
C. 绝望
D. 焦虑
E. 知识缺乏

【B1 型题】

（13～14 题共用备选答案）
A. 滑膜炎
B. 附着点炎
C. 关节软骨变性
D. 非畸形性关节炎
E. 关节腔炎

13. 系统性红斑狼疮患者的关节受累常表现为
14. 类风湿性关节炎的病理特点是

（15～16 题共用备选答案）
A. IgB
B. IgA
C. IgE
D. IgM
E. IgD

15. 与类风湿关节炎发生关系密切的抗体是
16. 与支气管哮喘发生关系密切的抗体是

参考答案与解析

【参考答案】

1. D　2. E　3. C　4. E　5. B　6. C　7. A　8. A　9. D　10. A　11. B　12. B　13. D　14. A　15. D　16. C

【解析】

扫码查看
相关内容

第八章　理化因素所致疾病患者的护理

【A1 型题】

1. 病因不明的急性中毒进行洗胃的溶液是
   A. 冰水
   B. 生理盐水
   C. 1∶5000 高锰酸钾
   D. 2%碳酸氢钠
   E. 2%～4%鞣酸
2. 有机磷农药中毒患者最早出现的症状是
   A. 中间型综合征
   B. 迟发性神经病
   C. 毒蕈碱样症状
   D. 烟碱样症状
   E. 中枢神经系统症状
3. 有机磷烟碱样中毒的特效解毒药是
   A. 纳洛酮
   B. 乙酰胺注射液
   C. 胆碱酯酶复活药
   D. 巯基络合剂
   E. 维生素 K
4. 中度一氧化碳中毒，血液中碳氧血红蛋白（COHb）浓度为
   A. 10%～20%
   B. 20%～30%
   C. 30%～50%
   D. 50%～60%
   E. 60%以上
5. 由于烈日暴晒或强烈辐射作用于头部，大量紫外线进入颅内，出现剧烈头痛、头晕、眼花、耳鸣、呕吐等症状，考虑诊断为
   A. 热衰竭
   B. 日射病
   C. 热射病
   D. 中暑
   E. 热痉挛
6. 中暑患者腓肠肌痉挛的原因是
   A. 大量出汗，饮水较多，补盐不足
   B. 大量出汗，失水，失钠，血容量不足
   C. 持续高温，患者年老体弱或有慢性病
   D. 烈日暴晒，引起脑组织充血和水肿
   E. 高温引起患者精神紧张，烦躁不安
7. 以下关于有机磷中毒患者的急救措施不妥的是
   A. 对受污染的皮肤和头发用大量热水擦洗
   B. 口服中毒者用温开水反复洗胃
   C. 眼部污染者用 2%碳酸氢钠连续冲洗
   D. 早期足量反复给予阿托品解毒
   E. 喷洒农药时中毒患者应马上脱去污染衣物
8. 有机磷农药中毒时使用碘解磷定必须遵循以下哪种原则
   A. 量小
   B. 缓给
   C. 尽早、重复、首剂足量
   D. 间断给药
   E. 与碱性药同用

【A2 型题】

9. 患者，男性，36 岁。因在高温环境下持续工作 10 小时，出现意识不清入院。患者皮肤湿冷，血压 70/50mmHg，脉搏细速，体温 37.5℃，心率 120 次/分，肺部查体未见明显异常。此时首先考虑的护理诊断是
   A. 清理呼吸道无效
   B. 体温过高
   C. 体液不足
   D. 有感染的危险
   E. 知识缺乏
10. 患者，男性，55 岁。因喷洒农药时操作不当造成有机磷农药中毒，给予抗胆碱药后出现瞳孔较前扩大，颜面潮红，口干，皮肤干燥，心率加快。此时症状称为
   A. 阿托品中毒
   B. 阿托品化
   C. 中间型综合征
   D. 烟碱样症状
   E. 毒蕈碱样症状

【A3/A4 型题】

（11～13 题共用题干）

患者，男性，60 岁。因天气寒冷，于睡前烧炭火取暖，清晨邻居发现其昏睡不醒，送入医院。查体：血压 90/50mmHg，体温 39℃，呼吸 28 次/分，心率 108 次/分，面色苍白，口唇呈樱桃红色。

11. 该患者最可能的诊断是
   A. 有机磷中毒
   B. 误服强酸溶液
   C. 误服不洁食物
   D. 一氧化碳中毒
   E. 酒精中毒

12. 应给予的护理措施中，不正确的是
   A. 给予持续低流量吸氧
   B. 给予物理降温
   C. 密切观察神志变化
   D. 及时采血测定碳氧血红蛋白
   E. 根据医嘱及时给予甘露醇

13. 患者经抢救清醒 5 天后，突然出现癫痫发作。患者最可能出现的情况是
   A. 酸中毒
   B. 药物过量
   C. 迟发型脑病
   D. 脑血栓形成
   E. 脑出血

【B1 型题】

（14～15 题共用备选答案）
A. 应用脱水剂
B. 应用利尿药
C. 使用高压氧舱
D. 迅速离开中毒环境
E. 应用呼吸兴奋剂

14. 抢救急性 CO 中毒时，纠正缺氧疗效最佳的是
15. 一氧化碳中毒首选的抢救措施为

（16～17 题共用备选答案）
A. 70%～90%
B. 50%～70%
C. 30%～50%
D. 10%～30%
E. 30%以下

16. 有机磷农药轻度中毒者胆碱酯酶活力一般在
17. 有机磷农药中度中毒者胆碱酯酶活力一般在

（18～19 题共用备选答案）
A. 局部刺激
B. 缺氧
C. 抑制胆碱酯酶
D. 麻醉作用
E. 受体的竞争

18. CO 中毒的机制是
19. 急性有机磷农药中毒的机制是

参考答案与解析

【参考答案】

1. B　2. C　3. C　4. C　5. B　6. A　7. A　8. C　9. C　10. B　11. D　12. A　13. C　14. C　15. D　16. B　17. C　18. B　19. C

【解析】

扫码查看
相关内容

第九章　传染病患者的护理

【A1 型题】

1. 肠道隔离使用的标志是
   A. 黄色标志
   B. 蓝色标志
   C. 橙色标志
   D. 红色标志
   E. 棕色标志
2. 流行性出血热的典型症状“三红”是指
   A. 面部、颈部及胸部皮肤潮红
   B. 面部、颈部皮肤发红及结膜充血
   C. 颈部、腋下及背部皮肤潮红
   D. 面部、颈部及腋下皮肤潮红
   E. 颈部、胸部及腰背部皮肤潮红
3. 传染病的流行病学特征是
   A. 有传染性、有季节性、有免疫性
   B. 有传染源、有传播途径、有易感人群
   C. 有流行性、有地方性、有季节性
   D. 有流行性、有季节性、有免疫性
   E. 有病原体、有传染性、有免疫性
4. 流行性出血热的病原体属于
   A. 细菌
   B. 立克次体
   C. 病毒
   D. 螺旋体
   E. 支原体
5. 目前艾滋病传播途径不包括
   A. 静脉滥用毒品传播
   B. 性传播
   C. 输血及血制品
   D. 母婴垂直传播
   E. 昆虫叮咬传播
6. 流行性乙型脑炎患者必有的症状是
   A. 高热
   B. 神经精神症状
   C. 抽搐
   D. 循环衰竭
   E. 呼吸衰竭
7. 下列关于人类免疫缺陷病毒（HIV）的描述，错误的是
   A. 属反转录病毒
   B. 属单链 DNA 病毒
   C. 可感染单核-巨噬细胞
   D. 具有嗜神经性
   E. 对热及化学消毒剂敏感
8. 流行性出血热最主要的传染源是
   A. 蚊子
   B. 黑线姬鼠
   C. 犬
   D. 猪
   E. 患者
9. 人类免疫缺陷病毒（HIV）主要感染的细胞是
   A. 单核细胞
   B. 神经胶质细胞
   C. B 淋巴细胞
   D. $CD4^{+}T$ 淋巴细胞
   E. 自然杀伤（NK）细胞
10. 熟悉不同传染病潜伏期的最主要意义是
    A. 有助于明确诊断
    B. 预测疫情
    C. 确定传染期
    D. 确定检疫期
    E. 判断传播途径
11. 急性重症肝炎最突出、最有诊断意义的是
    A. 黄疸迅速加深
    B. 肝脏缩小
    C. 中枢神经系统症状早期出现
    D. 腹水出现快
    E. 明显出血倾向
12. 狂犬病毒在体内主要侵犯
    A. 肌肉组织
    B. 神经组织
    C. 上皮组织
    D. 淋巴组织
    E. 结缔组织
13. 下列症状与体征哪项与甲型病毒性肝炎不相关
    A. 起病发热、乏力、食欲缺乏、巩膜黄染
    B. 乏力、食欲缺乏、恶心、尿色加深
    C. 腹胀、肝质地硬、脾大
    D. 皮肤黄染、轻度瘙痒
    E. 腹软、肝大质软、轻度叩击痛
14. 治疗流行性脑脊髓膜炎首选的药物是

A. 利福平
B. 环丙沙星
C. 多西环素
D. 青霉素
E. 庆大霉素

15. 伤寒病变导致的肠穿孔最常发生于
A. 空肠上段
B. 回肠末段
C. 升结肠
D. 乙状结肠
E. 十二指肠

16. 下列疾病中，应采取虫媒隔离的是
A. 细菌性痢疾
B. 霍乱
C. 流行性脑脊髓膜炎
D. 麻疹
E. 流行性乙型脑炎

17. 流行性出血热临床各期的发展过程是
A. 发热期、少尿期、低血压休克期、多尿期、恢复期
B. 发热期、少尿期、多尿期、低血压休克期、恢复期
C. 发热期、低血压休克期、少尿期、多尿期、恢复期
D. 发热期、低血压休克期、多尿期、少尿期、恢复期
E. 发热期、多尿期、低血压休克期、少尿期、恢复期

18. 下列乙型肝炎病毒标志物检查结果中，提示病毒复制活跃的是
A. HBsAg
B. HBsAb
C. HBeAg
D. HBcAg-IgM
E. 抗-HBs

【A2 型题】

19. 患者，女性，45 岁。以流行性乙型脑炎入院。查体：T 39.6℃，P 122 次/分，BP 135/75mmHg，R 35 次/分，节律不整，对光反射迟钝，呼吸音粗，可闻及干湿啰音，颈强直（+），经救治无效死亡。该患者最可能的死亡原因是
A. 高热
B. 脑水肿
C. 脑疝
D. 中枢性呼吸衰竭
E. 肺内感染

20. 患者，男性，28 岁。因伤寒而住院治疗。住院的第 2 周开始体温逐渐下降，食欲明显好转。下列说法正确的是
A. 可恢复普通饮食
B. 可恢复至正常饮食量
C. 可由软饭过渡到普食
D. 应给予高热量、少渣、不易产气的流质饮食
E. 应给予高糖、高纤维素饮食

21. 患者，男性，30 岁。6 天前出现发热、食欲缺乏、腹胀。查体：T 39.5℃，P 75 次/分。胸部可见 3 个皮疹，压之褪色，诊断为伤寒。为减轻患者的腹胀，下列做法错误的是
A. 停食产气类食物
B. 肛管排气
C. 补钾
D. 松节油腹部热敷
E. 给予新斯的明

22. 女性，54 岁。自家的小狗近日有些反常，比较兴奋，在准备带其去医院进行检查时，被狗咬伤腿部，伤口直径约 2cm，比较表浅，为预防狂犬病而需接种狂犬疫苗，下列预防接种方案正确的是
A. 0、3、6 日各接种 1 针
B. 0、3、7、14 日各接种 1 针
C. 0、3、7、14、28 日各接种 1 针
D. 0、3、7 日各接种 1 针，半年后加强 1 针
E. 0、3、7、14 各接种 1 针，半年后加强 1 针

23. 患者，男性，30 岁。经商。因反复发热，伴消瘦、腹泻 1 个月余入院。入院诊断为艾滋病。护士在护理这位患者过程中不慎被针头扎了一下，以下处理措施中正确的是
A. 不用处理
B. 立即去检测 HIV
C. 服用抗病毒药物
D. 上报医院，等医院处理
E. 立即检测患者的病毒载量

24. 患者，男性，24 岁。8 年前发现 HIV 抗体（+）。40 余天前无明显诱因出现发热，体温波动在 38.0~38.5℃，伴咳嗽、咳痰，入院诊断为肺孢子菌肺炎。目前该患者的艾滋病分期最可能的是
A. 潜伏期
B. 急性感染期
C. 无症状感染期
D. 持续性全身淋巴结肿大综合征期
E. 典型艾滋病期

25. 患儿，男，6岁。畏寒、高热、头痛、呕吐8小时，以流行性脑脊髓膜炎收入院，查体可见患者全身广泛性瘀点及大片的瘀斑。下列该患者皮肤护理措施中不当的是
A. 用海绵垫保护瘀点、瘀斑处皮肤
B. 避免压迫瘀点、瘀斑处皮肤
C. 按摩瘀点、瘀斑处皮肤，促进血液循环
D. 防止尿液浸渍瘀点、瘀斑处皮肤
E. 定期观察瘀点、瘀斑处皮肤

【A3/A4型题】

（26~29题共用题干）

患者，男性，20岁。因突起高热3天以流行性乙型脑炎收治入院。查体：T 39.8℃，P 120次/分，R 38次/分，节律不整，对光反应迟钝，肺部可闻及干湿啰音，颈强直（+）。

26. 该患者此时正处于病程的
A. 初期
B. 极期
C. 缓解期
D. 恢复期
E. 后遗症期

27. 此期患者可出现的3个最主要的凶险症状是
A. 高热、意识障碍、呼吸衰竭
B. 意识障碍、呼吸衰竭、循环衰竭
C. 高热、抽搐、呼吸衰竭
D. 高热、抽搐、循环衰竭
E. 抽搐、呼吸衰竭、循环衰竭

28. 在巡视患者的过程中，发现患者出现肢体发紧，双眼凝视，首先考虑患者可能发生
A. 意识丧失
B. 脑疝
C. 惊厥
D. 小脑损害
E. 中枢性呼吸衰竭

29. 下列处理措施，错误的是
A. 立即放置患者于仰卧位，头偏向一侧
B. 松解衣服和领口
C. 将包纱布的压舌板至于上下齿之间
D. 按住患者的上下肢，以免坠床和意外伤害
E. 保持病室安静

（30~32题共用题干）

患者，男性，20岁。2天来发热伴腹痛、腹泻，大便次数每天10余次，初为稀便，后为黏液脓血便，伴里急后重。大便常规镜检可见大量脓细胞、红细胞。

30. 该患者最可能的诊断是
A. 细菌性痢疾
B. 伤寒
C. 霍乱
D. 流行性脑脊髓膜炎
E. 食物中毒

31. 确诊该病最可靠的依据是
A. 稀水样便
B. 黏液脓血便
C. 明显里急后重
D. 大便细菌培养阳性
E. 血培养阳性

32. 患者出现里急后重症状，说明病变的部位涉及
A. 乙状结肠
B. 直肠
C. 降结肠
D. 升结肠
E. 横结肠

【B1型题】

（33~34题共用备选答案）
A. 玫瑰疹
B. 卡波西肉瘤
C. 肾衰竭
D. 呼吸衰竭
E. 循环衰竭

33. 艾滋病的典型表现是
34. 属于伤寒典型表现的是

（35~37题共用备选答案）
A. 乙肝病毒表面抗原（HBsAg）
B. 乙肝病毒e抗原（HBeAg）
C. HBcAg
D. 抗-HBs
E. 抗-HBc

35. 存在于病毒的核心，不易检测的是
36. 与乙肝疫苗成分一致的是
37. 急性乙型肝炎患者血清中最迟出现的是

参考答案与解析

【参考答案】

1. E　2. A　3. C　4. C　5. E　6. A　7. B　8. B　9. D　10. D　11. C　12. B　13. C　14. D　15. B　16. E　17. C　18. C　19. D　20. D　21. E　22. C　23. C　24. E　25. C　26. B　27. C　28. C　29. D　30. A　31. D　32. B　33. B　34. A　35. C　36. A　37. D

【解析】

扫码查看
相关内容

第十章　神经系统疾病患者的护理

【A1 型题】

1. 下列属于深感觉的是
   A. 痛觉
   B. 触觉
   C. 平衡觉
   D. 温度觉
   E. 图形觉
2. 肢体可移动位置，但不能抬起，属于肌力分级法的
   A. 1 级
   B. 2 级
   C. 3 级
   D. 4 级
   E. 5 级
3. 手套/袜子型感觉减退可见于
   A. 癫痫
   B. 急性炎性脱髓鞘性多发性神经根病
   C. 脑出血
   D. 脑血栓形成
   E. 蛛网膜下腔出血
4. 关于癫痫的药物治疗原则，下列描述正确的是
   A. 从大剂量开始给药，尽快控制发作频率
   B. 可常规联合用药
   C. 如首选药物疗效不佳，应立即停药，更换其他抗癫痫药
   D. 症状完全得到控制、符合停药指征者，必须缓慢减量
   E. 偶尔发病或脑电图异常而临床无癫痫症状者，也必须规律服用抗癫痫药
5. 不同部位的脑出血，其临床表现也不同，最为多见的出血部位是
   A. 脑室出血
   B. 脑叶出血
   C. 脑桥出血
   D. 小脑出血
   E. 基底节出血
6. 面具脸常见于以下哪种疾病的患者
   A. 重症肌无力
   B. 癫痫
   C. 帕金森病
   D. 脑出血
   E. 脑梗死
7. 巴宾斯基征阳性提示患者
   A. 小脑受损
   B. 锥体束受损
   C. 锥体外系受损
   D. 脑干受损
   E. 脑神经受损
8. 帕金森病患者躯体呈前倾前屈姿势，行走时上肢协同摆动动作消失或减少，起动和终止均有困难，步距缩小，这种特殊步态称为
   A. 醉酒步态
   B. 跨阈步态
   C. 剪刀步态
   D. 鸭步
   E. 慌张步态
9. 治疗癫痫持续状态的首选药物是
   A. 苯巴比妥钠
   B. 地西泮
   C. 卡马西平
   D. 苯妥英钠
   E. 10%水合氯醛
10. 急性炎症性脱髓鞘性多发性神经病属于
    A. 传染性疾病
    B. 病毒感染性疾病
    C. 细菌感染性疾病
    D. 自身免疫性疾病
    E. 变态反应性疾病
11. 骨骼肌易疲劳、晨轻暮重的现象，常出现于
    A. 帕金森病
    B. 重症肌无力
    C. 脑出血
    D. 急性炎性脱髓鞘性多发性神经根病
    E. 癫痫
12. 脑血管疾病发生的最重要的危险因素是
    A. 动脉硬化
    B. 高脂血症
    C. 血液黏稠度增高
    D. 吸烟
    E. 高血压
13. 患者称呼物体名称的能力丧失，但能表达如何使

用该物体，这种语言障碍类型属于
A. 运动性失语
B. 感觉性失语
C. 失写
D. 失读
E. 命名性失语

14. 优势半球内囊出血的患者，典型临床表现不包括
A. 凝视瘫肢状
B. 同向性偏盲
C. 失语
D. 偏瘫
E. 偏身感觉障碍

15. 癫痫持续状态时的护理措施不妥的是
A. 遵医嘱应用地西泮，迅速控制发作
B. 用力按压肢体制止抽搐
C. 保持环境安静，避免强光刺激
D. 解开衣领、腰带，避免影响呼吸
E. 将毛巾或外裹纱布的压舌板塞入一侧臼齿间

16. 协助诊断急性出血性脑血管病，首选的检查项目为
A. 血、尿、大便常规
B. 头颅 CT
C. 心电图检查
D. 脑脊液检查
E. 病理反射

17. 对高血压脑出血患者，急性期处理最重要的环节是
A. 用抗生素，防止继发感染
B. 立即使用止血药
C. 立即使血压下降至正常以下，防止再出血
D. 脱水，降低颅内压
E. 用镇静药，防止癫痫发作

【A2 型题】

18. 患者，男性，62 岁。意识丧失，对疼痛刺激有躲避反应及痛苦表情，但不能回答问题或执行简单的命令，有较少的无意识自发动作，角膜反射存在。其意识障碍程度是
A. 嗜睡
B. 昏睡
C. 浅昏迷
D. 深昏迷
E. 痴呆

19. 患者，男性，60 岁。既往糖尿病史 5 年，吸烟 40 年。春节与家人聚餐，情绪激动时，突然跌倒，意识丧失，呼吸变深成鼾音，颈软无抵抗，左侧肢体瘫痪，肌张力低下，急诊以急性脑出血收入院。为明确诊断，应首先进行的检查项目是
A. 脑血管造影
B. 脑部 CT
C. 脑电图检查
D. 脑部多普勒超声检查
E. 脑部 X 线检查

20. 患者，女性，35 岁。教师。上课时突然左侧肢体瘫痪，查体时发现左侧肢体远端痛、温觉存在，位置觉丧失，图形觉、重量觉存在。该患者存在
A. 特殊感觉障碍
B. 浅感觉障碍
C. 深感觉障碍
D. 复合感觉障碍
E. 感觉倒错

21. 患者，女性，45 岁。大学教师。昨日讲课时突然跌倒在地，肢体麻木无力，不能说话，诊断为急性脑出血。同事来探望时，遭到患者拒绝。目前患者存在的主要护理问题不包括
A. 意识障碍
B. 言语沟通障碍
C. 自尊紊乱
D. 躯体移动障碍
E. 自理缺陷

22. 患者，男性，65 岁。有高血压和糖尿病史近 15 年。晨起时不能言语，右侧肢体活动不灵活，可能的诊断是脑梗死。为改善微循环，首选的药物是
A. 吡拉西坦
B. 低分子肝素钙
C. 低分子右旋糖酐
D. 尼莫地平
E. 丹参

23. 患者，男性，12 岁。确诊癫痫 2 年。今日上课时突然发作，表现为一侧面部及肢体局部肌肉感觉障碍，无意识障碍，考虑该患者痫性发作的类型为
A. 失神发作
B. 强直-阵挛发作
C. 全面性发作
D. 单纯部分性发作
E. 复杂部分性发作

【A3/A4 型题】

（24~27 题共用题干）

患者，男性，65 岁。退休，既往体健。近 1 年

来，经常出现头晕、单肢无力并有麻木感，一般持续10~20分钟后症状完全消失，未予重视。今日午睡醒来突然发现右侧肢体无力，不能说话，但神志清楚。家人迅速将其送至医院。

24. 分析病史，考虑对患者此次发病最有提示意义的危险因素是
  A. 年龄、性别
  B. 高脂血症
  C. 短暂性脑缺血发作
  D. 高血压
  E. 糖尿病

25. 进一步行MRI检查后发现患者左侧大脑中动脉的供血区有梗死灶存在。结合病史，考虑患者目前的诊断为
  A. 脑出血
  B. 脑血栓形成
  C. 脑栓塞
  D. 分水岭梗死
  E. 腔隙性梗死

26. 经CT证实，患者脑内无出血灶存在，且患者从发病至今仅2小时。则目前最应该积极采取下列的治疗措施是
  A. 抗凝治疗
  B. 抗血小板聚集治疗
  C. 脑保护治疗
  D. 超早期溶栓治疗
  E. 脱水降颅内压治疗

27. 经过积极治疗，患者逐渐康复，肢体肌力恢复至4级，感觉基本恢复正常，但仍有时口齿不清，且饮水仍有呛咳，明日准备出院。作为主管护士，应该为其提供的健康教育内容不包括
  A. 注意休息，不可参加运动，预防脑血管意外
  B. 合理服用抗血小板药
  C. 睡醒后不要急于起床，最好在床边静坐10分钟再缓慢站起
  D. 坚持语言康复治疗
  E. 进食以流食或半流食为主，待吞咽功能完全恢复后再正常进食

【B1型题】

（28~30题共用备选答案）
  A. 嗅觉
  B. 痛觉
  C. 运动觉
  D. 图形觉
  E. 温度觉

28. 特殊感觉包括
29. 深感觉包括
30. 复合感觉包括

（31~33题共用备选答案）
  A. 短暂性脑缺血发作
  B. 脑出血
  C. 蛛网膜下腔出血
  D. 脑血栓形成
  E. 脑栓塞

31. 有明显脑膜刺激征的是
32. 常可引起双侧瞳孔不等大的是
33. 多在安静休息或睡眠时发病的是

参考答案与解析

【参考答案】

1. C　2. B　3. B　4. D　5. E　6. C　7. B　8. E　9. B　10. D　11. B　12. E　13. E　14. A　15. B　16. B　17. D　18. C　19. B　20. C　21. A　22. C　23. D　24. C　25. B　26. D　27. A　28. A　29. C　30. D　31. C　32. B　33. D

【解析】

扫码查看
相关内容

第二部分　外科护理学

第十一章　水、电解质、酸碱代谢失调患者的护理

【A1 型题】

1. 正常成人每日液体出入量为
   A. 500ml
   B. 2500ml
   C. 4000ml
   D. 1000ml
   E. 600ml
2. 静脉输液补钾的先决条件是
   A. 尿量在 40ml/h 以上
   B. 浓度在 0.3%以上
   C. 速度在 60 滴/分以下
   D. 总量在 5g/d 以下
   E. 最多不要超过 8g/d
3. 低钾血症与高钾血症相同的症状是
   A. 心动过速
   B. 乏力、软瘫
   C. 舒张期停搏
   D. 腹胀、呕吐
   E. 心电图 T 波低平
4. 发生低渗性脱水时，患者血清钠的水平为
   A. <140mmol/L
   B. <135mmol/L
   C. <150mmol/L
   D. <155mmol/L
   E. <145mmol/L
5. 正常成年男性细胞内液占体重的
   A. 75%
   B. 60%
   C. 55%
   D. 40%
   E. 35%
6. 维持代谢性酸碱平衡的主要缓冲系统是
   A. HCO_3^-/H_2CO_3
   B. 血浆蛋白
   C. 磷酸盐/磷酸
   D. 血红蛋白
   E. 氧合血红蛋白
7. 代谢性酸中毒的发生是
   A. 体内 H_2CO_3 增高所致
   B. 呕吐大量胃内容物所致
   C. 大量利尿所致
   D. 体内 HCO_3^- 下降所致
   E. 体内钾缺乏所致
8. 下列哪项不是呼吸性酸中毒的病因
   A. 呼吸中枢及呼吸肌麻痹
   B. 气道阻塞
   C. 肺部疾病通气障碍
   D. 使用呼吸机过度
   E. 肺不张
9. 临床最常见的等渗性脱水的原因是
   A. 水分摄入不足
   B. 水分丢失过多
   C. 补充等渗溶液过多
   D. 消化液的急性丧失
   E. 消化液长期慢性丢失
10. 治疗低钾血症，下列错误的是
   A. 尽可能口服补钾
   B. 静脉补钾要求尿量>40ml/h
   C. 严重缺钾时直接静脉推注 10%氯化钾
   D. 滴速控制在 30~60 滴/分
   E. 每日补钾不超过 8g
11. 下列会引起高钾血症的是
   A. 长期禁食
   B. 长期胃肠减压
   C. 代谢性酸中毒
   D. 大量输注葡萄糖
   E. 长期使用排钾利尿药
12. 严重代谢性酸中毒患者，首选的溶液是
   A. 生理盐水

B. 氯化钾
C. 碳酸氢钠
D. 乳酸钠
E. 氨丁三醇

13. 当患者血清钠<120mmol/L 时，其输液治疗原则正确的是
A. 补充等渗盐水
B. 先输高渗盐水，再输平衡液
C. 先输含盐溶液，再输血浆，最后输高渗盐水
D. 先输血浆，再输高渗盐水
E. 先输高渗盐水，再输血浆，最后输平衡液

【A2 型题】

14. 患者，女性，24 岁。因肠梗阻住院，血压 90/60mmHg，血钠 124mmol/L，血钾 3.2mmol/L，二氧化碳结合力（CO_2 CP）13.5mmol/L，尿 25ml/h，尿比重 1.020，首先应采取的治疗措施是
A. 补充血容量
B. 急诊手术解除肠梗阻
C. 补钾
D. 纠正酸中毒
E. 输血

15. 患者，女性，52 岁。反复呕吐，不能进食 3 日。今日软弱无力，腹胀难忍，膝腱反射减弱，心电图 T 波低平，出现 U 波。诊断为
A. 低钾血症
B. 高钾血症
C. 酸中毒
D. 碱中毒
E. 脱水

16. 患者，女性，30 岁。哮喘持续状态 2 天。动脉血气分析示 pH 7.35，$PaCO_2$ 70mmHg，PaO_2 50mmHg，碱剩余（BE）+2mmol/L，HCO_3^- 25mmol/L。其酸碱平衡失调的类型是
A. 呼吸性碱中毒
B. 代谢性酸中毒
C. 代谢性碱中毒
D. 呼吸性酸中毒代偿期
E. 呼吸性碱中毒合并代谢性酸中毒

17. 患者，女性，32 岁。诊断为小肠瘘。主诉口渴、尿少，食欲缺乏、恶心、软弱无力、脉细速。血红蛋白 16g/L、血钠 136mmol/L、二氧化碳结合力（CO_2CP）27mmol/L。应考虑患者出现
A. 高渗性脱水
B. 等渗性脱水
C. 低渗性脱水
D. 代谢性酸中毒
E. 代谢性碱中毒

【A3/A4 型题】

（18～19 题共用题干）

患者，男性，72 岁。术后第 3 天突发脑卒中，无法自主咳痰，观察呼吸急促，频率为 38 次/分，心率 120 次/分，血压 90/60mmHg，全身发绀。

18. 此时该患者首先发生的酸碱平衡失调为
A. 代谢性酸中毒
B. 代谢性碱中毒
C. 呼吸性酸中毒
D. 呼吸性碱中毒
E. 呼吸性碱中毒合并代谢性酸中毒

19. 该患者查血气最有可能出现的结果为
A. pH<7.35，$PaCO_2$<35mmHg
B. pH<7.35，$PaCO_2$>45mmHg
C. pH>7.45，$PaCO_2$<35mmHg
D. pH>7.35，$PaCO_2$>45mmHg
E. pH<7.35，$PaCO_2$正常

【B1 型题】

（20～21 题共用备选答案）
A. 呼吸性碱中毒
B. 呼吸性酸中毒
C. 代谢性酸中毒
D. 代谢性碱中毒
E. 高钾血症

20. 急性肠梗阻患者可发生
21. 胰瘘患者可发生

参考答案与解析

【参考答案】

1. B　2. A　3. B　4. B　5. D　6. A　7. D　8. D　9. D　10. C　11. C　12. C　13. C　14. A　15. A　16. D　17. B　18. C　19. B　20. D　21. C

【解析】

扫码查看
相关内容

第十二章　外科休克患者的护理

【A1 型题】

1. 休克最基本的病理生理改变为
   A. 有效循环血量锐减和微循环障碍
   B. 有效循环血量锐减和组织灌注不足
   C. 有效循环血量锐减和细胞受损
   D. 微循环障碍和组织灌注不足
   E. 有效循环血量锐减和代谢障碍
2. 休克代偿期微循环变化的特点不包括
   A. 动静脉短路开放
   B. 微动脉、微静脉收缩
   C. 组织灌流减少
   D. 静脉回心血量减少
   E. 直捷通路开放
3. 给休克患者快速大量输血补液时，掌握量和速度，根据以下哪一项指标可靠
   A. 面色和肢端温度
   B. 颈静脉充盈情况
   C. 根据已丧失量
   D. 血压和脉搏
   E. 尿量和中心静脉压
4. 轻度休克患者的失血量估计为
   A. 1200ml 以下
   B. 600ml 以下
   C. 800ml 以下
   D. 1000ml 以下
   E. 500ml 以下
5. 抗休克治疗中体表灌流情况的标志是
   A. 精神状态
   B. 血压
   C. 皮肤温度、色泽
   D. 心率
   E. 尿量
6. 休克患者在补充足够液体后，血压偏低，中心静脉压正常，应给予
   A. 强心药
   B. 利尿药
   C. 血管扩张药
   D. 血管收缩药
   E. 大量皮质激素

【A2 型题】

7. 患者，男性，65 岁。腹痛、呕吐、腹胀 3 天。血压 80/50mmHg，脉搏 120 次/分。血淀粉酶 750U/L。诊断为急性出血坏死型胰腺炎并休克。患者所发生的休克属于
   A. 感染性休克
   B. 心源性休克
   C. 低血容量性休克
   D. 神经源性休克
   E. 变应性休克
8. 患者，男性，30 岁。严重外伤致创伤性休克，经抗休克治疗，目前患者血压 80/60mmHg，中心静脉压 4cmH_2O，提示
   A. 心力衰竭
   B. 血容量不足
   C. 血容量严重不足
   D. 容量血管过度收缩
   E. 血容量相对过多
9. 患者，男性，46 岁。因急性梗阻性化脓性胆管炎急诊入院。患者寒战、高热，体温高达 41℃，脉搏 116 次/分，血压 80/65mmHg。其休克类型是
   A. 变应性休克
   B. 低血容量性休克
   C. 心源性休克
   D. 神经性休克
   E. 感染性休克

【A3/A4 型题】

（10～12 题共用题干）

患者，男性，36 岁。因双侧股骨干骨折 4 小时来诊。无尿。查体：体温 36.7℃，脉搏细弱，血压 60/40mmHg，四肢冷。

10. 首先考虑的诊断是
    A. 轻度休克
    B. 感染性休克
    C. 中度休克
    D. 重度休克
    E. 高排低阻型休克
11. 首选的治疗措施是
    A. 静脉用强心药

B. 立即手术治疗
C. 迅速补充血容量
D. 利尿药改善肾功能
E. 应用抗生素

12. 该患者应采取的体位是
A. 平卧位
B. 下肢抬高 10°
C. 头和躯干抬高 10°
D. 头、躯干抬高 20°~30°，下肢抬高 15°~20°
E. 头、躯干抬高 40°~50°，下肢抬高 30°~40°

【B1 型题】

（13~14 题共用备选答案）
A. 中心静脉压低，血压低
B. 中心静脉压高，血压低
C. 中心静脉压高，血压正常
D. 中心静脉压低，血压正常
E. 中心静脉压正常，血压低

13. 提示血容量不足的是
14. 提示有心功能不全存在或血容量相对过多的是

参考答案与解析

【参考答案】

1. B　2. D　3. E　4. C　5. C　6. A　7. C　8. C　9. E　10. D　11. C　12. D　13. D　14. B

【解析】

扫码查看
相关内容

第十三章　多器官功能障碍综合征患者的护理

【A1 型题】

1. 多器官功能衰竭中最常见的衰竭器官是
   A. 心脏
   B. 肺脏
   C. 肝脏
   D. 肾脏
   E. 胰腺
2. 属于肾性肾衰竭的病因是
   A. 肾中毒
   B. 前列腺增生
   C. 大出血、休克
   D. 双侧输尿管结石
   E. 盆腔肿瘤压迫输尿管
3. 急性肾衰竭少尿期营养供给时，错误的方法是
   A. 每日摄钠 1~2g
   B. 限制含钾的食物
   C. 高热量饮食以糖为主
   D. 充足的维生素
   E. 高蛋白饮食
4. 鱼精蛋白 1mg 可中和的肝素的量是
   A. 100U
   B. 150U
   C. 200U
   D. 250U
   E. 300U
5. 急性肾衰竭时少尿是指成人 24 小时尿量小于
   A. 30ml
   B. 50ml
   C. 100ml
   D. 200ml
   E. 400ml
6. 对急性呼吸窘迫综合征（ARDS）的诊断和病情判断有重要意义的检查是
   A. 血气分析
   B. X 线检查
   C. 心电图检测
   D. 呼吸功能监测
   E. 血流动力学监测
7. 患者出现弥散性血管内凝血（DIC）的早期征兆是
   A. 咯血
   B. 便血
   C. 易鼻出血
   D. 皮肤出现出血点
   E. 血液不易抽出，容易凝固
8. ARDS 初期的临床表现不包括
   A. 呼吸加快
   B. 呼吸窘迫感，一般的吸氧法不能缓解
   C. 呼吸道分泌物增多，肺部有啰音
   D. 胸部 X 线片一般无明显异常
   E. PaO_2 降至 60mmHg

【A2 型题】

9. 患者，男性，39 岁。因多发性肋骨骨折、肺挫伤导致急性呼吸窘迫综合征，医师查房听诊时双肺有中小水泡音，管状呼吸音，X 线胸片示两肺有散在斑片状阴影，可见支气管充气征。提示患者处于
   A. 稳定期
   B. 初期
   C. 进展期和末期
   D. 末期
   E. 进展期
10. 患者，男性，48 岁。开胸术后 2 天，呼吸快，有呼吸窘迫感，后出现发绀，吸氧无好转。肺部未闻及啰音，胸部 X 线片未见异常，动脉血氧分压下降。当前患者发生了
    A. 肺部感染
    B. 胸膜炎
    C. 肺不张
    D. 呼吸窘迫综合征
    E. 急性心力衰竭
11. 患者，女性，57 岁。行冠脉造影支架置入术后第 3 天，患者烦躁不安，体温 38℃，脉搏 130 次/分，呼吸 30 次/分，血压 100/84mmHg，WBC 10×10^9/L，双肺纹理增多，PaO_2 65mmHg，随后发现患者尿少，尿比重 1.013。目前治疗多器官功能障碍综合征（MODS）的正确措施是
    A. 动态监护各个重要器官功能变化
    B. 加强抗感染
    C. 加强循环支持
    D. 立即进行血液透析治疗

E. 给予气管插管，呼吸机辅助呼吸

【B1 型题】

（12~14 题共用备选答案）

A. 肝素

B. 双嘧达莫

C. 阿司匹林

D. 氨甲苯酸

E. 鱼精蛋白

12. DIC 早期患者首选的抗凝血药物是

13. DIC 晚期患者使用的抗纤溶药物是

14. 肝素使用过量出现大出血时使用的药物是

参考答案与解析

【参考答案】

1. B　2. A　3. E　4. A　5. E　6. A　7. E　8. C　9. E　10. D　11. D　12. A　13. D　14. E

【解析】

扫码查看
相关内容

第十四章　麻醉患者的护理

【A1 型题】

1. 苯巴比妥钠作为局部麻醉前必需的用药，主要是因为
   A. 有镇静作用
   B. 有催眠作用
   C. 能减少呼吸道分泌
   D. 能减轻迷走神经反射
   E. 能预防局部麻醉药毒性反应
2. 为了预防蛛网膜下腔阻滞后头痛，应采取的措施是
   A. 保持环境安静
   B. 减少术中输液量
   C. 垫枕平卧 4 小时
   D. 去枕平卧 6 小时
   E. 做好麻醉前心理准备
3. 局部麻醉药内加肾上腺素的首要目的是
   A. 延缓药物吸收，缩短作用时间
   B. 延缓药物吸收，避免或减轻中毒
   C. 预防术中血压下降
   D. 预防术中脉搏减慢
   E. 使局部血管扩张，减少出血
4. 全脊髓麻醉的主要危险是可引起
   A. 截瘫
   B. 高血压
   C. 剧烈头痛
   D. 呼吸、心搏骤停
   E. 肢体感觉恢复缓慢
5. 下列属于静脉麻醉药的是
   A. 异氟烷
   B. 丙泊酚（异丙酚）
   C. 普鲁卡因
   D. 肾上腺素
   E. 阿托品
6. 麻醉前给患者注射哌替啶的目的是
   A. 抑制呼吸
   B. 提高痛阈
   C. 松弛肌肉
   D. 抑制呼吸道分泌物
   E. 预防迷走神经兴奋
7. 全身麻醉术后，患者麻醉完全清醒的指标是
   A. 眼球活动
   B. 睫毛反射恢复
   C. 肢体活动
   D. 能认识事物和回答问题
   E. 呻吟、转动

【A2 型题】

8. 患者，女性，35 岁。因盆腔脓肿须行手术，其麻醉方式应采取
   A. 全身麻醉
   B. 椎管内麻醉
   C. 局部浸润麻醉
   D. 神经阻滞麻醉
   E. 区域阻滞麻醉
9. 患者，女性，23 岁。午饭后 30 分钟出现上消化道穿孔，需急诊在全身麻醉下手术。为预防术中、术后呕吐和误吸，有效措施是
   A. 术前放置胃管
   B. 术前禁食、禁水
   C. 采用静脉给药
   D. 术前给予阿托品
   E. 术前给予止吐药
10. 蛛网膜下腔阻滞术后患者发生头痛的主要原因是
    A. 腰椎穿刺时刺破硬脊膜和蛛网膜，致脑脊液外流
    B. 术中应用血管扩张药
    C. 麻醉药用量过大
    D. 交感神经被抑制
    E. 迷走神经兴奋性增高

【B1 型题】

（11～12 题共用备选答案）
A. 表面麻醉
B. 局部浸润麻醉
C. 硬膜外麻醉
D. 蛛网膜下腔阻滞
E. 全身麻醉

11. 背部脂肪瘤切除术时适用
12. 冠状动脉搭桥手术时适用

参考答案与解析

【参考答案】

1. E　2. E　3. B　4. D　5. B　6. B　7. D　8. B　9. B　10. A　11. B　12. E

【解析】

扫码查看
相关内容

第十五章　复苏患者的护理

【A1 型题】

1. 心搏骤停复苏后最常见的感染是
   A. 伤口感染
   B. 肺部感染
   C. 医源性感染
   D. 尿路感染
   E. 败血症
2. 心搏骤停早期诊断的最佳指标是
   A. 心音、脉搏消失
   B. 呼吸停止
   C. 面色苍白
   D. 瞳孔散大
   E. 颈动脉搏动不能摸到
3. 患者心肺复苏后，脑复苏的主要措施是
   A. 维持有效的循环
   B. 确保呼吸道通畅
   C. 降温和脱水疗法
   D. 加强基础护理
   E. 治疗原发疾病
4. 当患者的神志丧失，诊断心搏停止的指标是
   A. 呼吸停止
   B. 瞳孔散大
   C. 脉搏扪不清
   D. 血压测不到
   E. 大动脉搏动消失
5. 当只有一名抢救者抢救心搏骤停患者时，人工呼吸和心脏按压的正确配合是
   A. 1 次人工呼吸，5 次心脏按压
   B. 1 次人工呼吸，15 次心脏按压
   C. 2 次人工呼吸，5 次心脏按压
   D. 2 次人工呼吸，30 次心脏按压
   E. 3 次人工呼吸，15 次心脏按压

【A2 型题】

6. 患者，男性，58 岁。因心搏呼吸骤停进行心肺复苏。胸外心脏按压操作中错误的是
   A. 患者仰卧在硬板上
   B. 按压部位为胸骨下段
   C. 按压力度使胸骨下陷 5~6cm
   D. 按压频率 100~120 次/分
   E. 下压和放松时间比为 1∶2
7. 患者，男性，40 岁。急性心肌梗死合并急性肺水肿，住院期间突发心搏骤停，护士在抢救中纠正代谢性酸中毒的首选药物是
   A. 盐酸肾上腺素
   B. 碳酸氢钠
   C. 低分子右旋糖酐
   D. 复方氯化钠
   E. 10%葡萄糖

参考答案与解析

【参考答案】

1. B　2. E　3. C　4. E　5. D　6. E　7. B

【解析】

扫码查看
相关内容

第十六章　重症患者的护理

【A1 型题】

1. 关于呼吸机与患者呼吸不同步的原因，下列哪项错误
   A. 呼吸道分泌物过多
   B. 过度镇静
   C. 疼痛
   D. 胃潴留或尿潴留
   E. 通气不当
2. 导致气道峰值压增高的原因不包括
   A. 分泌物过多
   B. 管道阻塞
   C. 气管插管进入一侧支气管
   D. 气管导管气囊漏气
   E. 气管插管的斜面贴壁
3. 中心静脉压正常值是
   A. 2~3cmH_2O
   B. 3~4cmH_2O
   C. 4~5cmH_2O
   D. 5~12cmH_2O
   E. 12~15cmH_2O
4. 影响中心静脉压最小的因素是
   A. 肺动脉楔压
   B. 血容量
   C. 静脉回心血量
   D. 右心室排血能力
   E. 静脉血管张力
5. 关于中心静脉压（CVP），下列说法错误的是
   A. CVP>16cmH_2O 应暂停输液，给予利尿药或强心药治疗
   B. 正常值为 5~12cmH_2O
   C. 代表上、下腔静脉或右心房内压力
   D. 测量 CVP 时应暂停使用呼吸机
   E. 可评估血容量和左心功能
6. 呼吸监测最直接的指标是
   A. 呼吸频率
   B. 有无发绀
   C. 血氧饱和度
   D. 血气分析
   E. 肺功能测定
7. 判断呼吸性酸碱失衡的唯一指标是
   A. pH
   B. PaO_2
   C. SaO_2
   D. $PaCO_2$
   E. BE

【A2 型题】

8. 患者，男性，73 岁。大量呕血、黑便 1 天。既往有冠心病，肾动脉硬化病史。立即给予输血、补液等止血措施。指导患者液体输入量及输入速度，下列最有意义的参考指标是
   A. 尿量
   B. 心率
   C. 血压
   D. 中心静脉压
   E. 肘静脉压

【B1 型题】

（9~10 题共用备选答案）
A. PAWP
B. 心排血量
C. PAP
D. CVP
E. BP

9. 反映右心室后负荷的压力是
10. 反映左心室前负荷及左心房的压力是

（11~12 题共用备选答案）
A. pH
B. $PaCO_2$
C. PaO_2
D. BE
E. 实际碳酸氢盐（AB）

11. 反映呼吸性酸碱失衡的指标是
12. 反映代谢性酸碱失衡的指标是

参考答案与解析

【参考答案】

1. B　2. D　3. D　4. A　5. E　6. C　7. D　8. D　9. C　10. A　11. B　12. D

【解析】

扫码查看
相关内容

第十七章　外科围术期患者的护理

【A1 型题】

1. 关于心血管疾病患者的术前准备，正确的是
   A. 高血压患者血压控制在合适的稳定水平即可手术
   B. 高血压患者血压控制在正常范围后方可手术
   C. 急性心肌梗死患者病情稳定后 3 个月即可手术
   D. 心力衰竭患者最好控制 6 个月后再进行手术
   E. 偶发的室性期前收缩必须积极给予内科处理
2. 手术日清晨的准备中，下列错误的是
   A. 如有发热应给予退热药
   B. 如有活动性义齿应取下
   C. 按医嘱给术前用药
   D. 进手术室前常规排尿
   E. 按手术需要将有关资料和用药带入手术室
3. 对于油炸、富含脂肪的食物或肉类食物，禁食时间至少是
   A. 6 小时
   B. 8 小时
   C. 10 小时
   D. 12 小时
   E. 14 小时
4. 关于手术进行中无菌原则的叙述，错误的是
   A. 不可在手术人员背后传递器械
   B. 手术台平面以下为污染区
   C. 术中被肠内容物污染的器械必须冲洗后再用
   D. 手套破损立即更换
   E. 皮肤切开或缝合前均需用 70% 乙醇消毒皮肤 1 次
5. 对于血压高于 160/100mmHg 的患者，下列术前准备正确的是
   A. 无须特殊处理
   B. 用降压药使血压降至正常后方可手术
   C. 用降压药使血压降至略高于正常即可手术
   D. 用降压药使血压低于正常
   E. 备好降压药术中使用
6. 为防止术后肺不张，下列哪项是错误的
   A. 术前锻炼深呼吸
   B. 术中或术后防止呕吐物吸入
   C. 嗜烟者术前戒烟 1~2 周
   D. 术前控制呼吸道感染
   E. 术前一周卧床休息，减少活动
7. 急性化脓性阑尾炎患者术后第 4 天体温升至 38.6℃，最可能的原因是
   A. 切口感染
   B. 肺部感染
   C. 尿路感染
   D. 血栓性静脉炎
   E. 手术热
8. 术前禁食、禁水最主要的目的是
   A. 便于术中操作
   B. 防止术后便秘
   C. 防止术后腹胀
   D. 防止术后尿潴留
   E. 预防术中、术后呕吐误吸

【A2 型题】

9. 患者，男性，73 岁。胃大部切除术后，腹部的缝合伤口出现红肿、压痛、有波动。目前最主要的护理措施是
   A. 拆除缝线，引流
   B. 应用抗生素
   C. 局部热敷
   D. 半卧位
   E. 局部理疗
10. 患者，男性，72 岁。开腹术后 1 周，伤口线脚处有多量淡红色液体流出。考虑最可能的原因是
   A. 切口感染
   B. 切口裂开
   C. 切口皮下积液
   D. 切口内有血肿
   E. 患者凝血机制障碍
11. 患者，女性，50 岁。胃癌根治术后 4 小时，从腹腔引流管流出大量血性液体，随时间进展无减少趋势。应采取的措施是
   A. 止血药

B. 输血
C. 大量输液体
D. 夹闭腹腔引流管
E. 手术止血

参考答案与解析

【参考答案】

1. A　2. A　3. B　4. E　5. C　6. E　7. A　8. E　9. A　10. B　11. E

【解析】

扫码查看
相关内容

第十八章　疼痛患者的护理

【A1 型题】

1. 对于儿童的疼痛，常用的评定方法是
   A. 口述分级评分法
   B. 行为疼痛评分法
   C. 数字评分法
   D. 面部表情测量图
   E. 视觉模拟评分法
2. 下列哪项是非麻醉性镇痛药
   A. 吗啡
   B. 可待因
   C. 阿司匹林
   D. 美沙酮
   E. 哌替啶
3. 术后疼痛对于患者的影响不包括
   A. 肺通气功能增加，二氧化碳排出过多
   B. 血压升高，心动过速
   C. 胃肠道蠕动能力下降
   D. 免疫系统受到抑制
   E. 出现不良情绪反应
4. 急性疼痛对机体的影响，下列正确的是
   A. 心率、血压降低
   B. 活动减少，耗能减少
   C. 低血糖
   D. 机体水钠潴留
   E. 胃肠道功能亢进

【A2 型题】

5. 患者，男性，45 岁。腹部手术后 6 小时，表情痛苦，心率加快，血压升高，多次询问后患者主诉伤口疼痛严重。此时应首先给予的措施是
   A. 鼓励患者忍受疼痛
   B. 立即给予镇痛药
   C. 给予镇痛指导
   D. 继续观察
   E. 分散患者注意力

参考答案与解析

【参考答案】

1. D　2. C　3. A　4. D　5. C

【解析】

扫码查看
相关内容

第十九章　营养支持患者的护理

【A1 型题】

1. 长期胃肠外营养的患者置管的部位是
   A. 手部静脉
   B. 足部静脉
   C. 股静脉
   D. 上腔静脉
   E. 锁骨下静脉
2. 可以增强免疫功能的氨基酸是
   A. 亮氨酸
   B. 色氨酸
   C. 谷氨酰胺
   D. 苯丙氨酸
   E. 精氨酸
3. 肠内营养的供给途径不包括
   A. 经鼻肠管
   B. 经鼻胃管
   C. 经空肠造瘘
   D. 经中心静脉
   E. 经口摄入
4. 肠外营养患者的葡萄糖输注速度最多不超过
   A. 2mg/(kg · min)
   B. 3mg/(kg · min)
   C. 4mg/(kg · min)
   D. 5mg/(kg · min)
   E. 6mg/(kg · min)
5. 由周围静脉实行全胃肠外营养，只适用于短期营养供给，一般不超过
   A. 3 天
   B. 6 天
   C. 10 天
   D. 14 天
   E. 20 天
6. 下列关于肠外营养的护理，正确的是
   A. 首选中心静脉途径
   B. 可经中心静脉输血
   C. 不要经中心静脉导管取血
   D. 怀疑导管败血症时，首选抗菌药物治疗
   E. 葡萄糖、氨基酸和脂肪乳最好单独输注
7. 全胃肠外营养患者，营养液滴注后 2 小时出现口渴、头痛、尿多，首先处理是
   A. 少量饮水以减轻口渴
   B. 应用镇痛药物
   C. 通知医师处理
   D. 暂停输注
   E. 给氧
8. 下列哪项既是构成人体细胞和组织的基本成分，又是保证各种生理功能的物质基础
   A. 糖
   B. 电解质
   C. 蛋白质
   D. 脂肪
   E. 维生素

【A2 型题】

9. 患者，男性，44 岁。扩大胰十二指肠术后，深静脉置管，鼻胃管、鼻空肠管及胃造瘘管。现为术后第 3 天，最好采取何种方式增加营养
   A. 静脉滴注高糖、脂肪乳剂及氨基酸
   B. 全营养混合液（TNA）
   C. 鼻胃管滴注营养液
   D. 胃造瘘管注入营养液
   E. 鼻空肠管滴注营养液
10. 患者，男性，32 岁，矿工。由于煤井塌方被困于井下，仅靠地下水生存，20 小时后获救，此时该患者主要的供能来源为
    A. 葡萄糖
    B. 蛋白质
    C. 脂肪
    D. 水
    E. 维生素

参考答案与解析

【参考答案】

1. D 2. E 3. D 4. D 5. D 6. C 7. D 8. C 9. B 10. C

【解析】

扫码查看
相关内容

第二十章　外科感染患者的护理

【A1 型题】

1. 外科感染的主要病原体是
A. 细菌
B. 病毒
C. 寄生虫
D. 螺旋体
E. 真菌

2. 破伤风患者主要的致死原因是
A. 喉痉挛，呼吸困难
B. 出血
C. 缺氧
D. 手足抽搐
E. 高热

3. 可疑败血症患者做血培养，其目的是
A. 测定血钾含量
B. 测定转氨酶
C. 检测血糖
D. 测定尿素氮
E. 查找血液中致病菌

4. 冲洗破伤风患者伤口时可以用
A. 生理盐水
B. 75%乙醇
C. 3%过氧化氢
D. 10%硝酸银溶液
E. 5%碳酸氢钠溶液

5. 破伤风患者发病的最早期表现是
A. 苦笑面容
B. 颈项强直
C. 角弓反张
D. 张口困难
E. 呼吸困难

6. 溶血性链球菌所形成的脓液为
A. 黏稠无臭
B. 黏稠恶臭
C. 稀薄量多无臭
D. 黏稠黄色无臭
E. 稀薄棕色恶臭

7. 软组织急性化脓性感染，在出现波动前需早期切开引流的是
A. 转移性脓肿
B. 痈
C. 脓性指头炎
D. 急性蜂窝织炎
E. 面部疖肿

【A2 型题】

8. 患者，男性，25 岁。因颈部蜂窝织炎入院。患者颈部肿胀明显，观察中应特别注意下列哪项
A. 呼吸
B. 体温
C. 神志
D. 血压
E. 吞咽

9. 患者，男性，15 岁。破伤风患者抽搐时引起窒息，急救处理首先应是
A. 口服水合氯醛
B. 肌内注射苯巴比妥钠
C. 立即气管切开
D. 静脉滴注破伤风抗毒素
E. 气管插管

10. 患者，男性，45 岁。在野外工作时足底不慎被锈钉刺伤。数日后，出现全身肌肉强直性收缩，阵发性痉挛，急诊就诊，考虑可能为破伤风。其中重要的治疗环节是
A. 用破伤风抗毒素
B. 用青霉素
C. 控制并解除痉挛
D. 隔离
E. 密切观察

【A3/A4 型题】

（11～12 题共用题干）

患者，男性，46 岁。因足底刺伤后出现全身肌肉强直性收缩，阵发性痉挛，诊断为破伤风。

11. 导致患者死亡的常见原因是
A. 窒息
B. 肺部感染

C. 休克
D. 心脏损害
E. 脱水、酸中毒

12. 冲洗此患者伤口所用的溶液应为
A. 10%硝酸银溶液
B. 3%过氧化氢溶液
C. 生理盐水
D. 5%氯化钠溶液
E. 2%碘酊

参考答案与解析

【参考答案】

1. A 2. A 3. E 4. C 5. D 6. C 7. C 8. A 9. C 10. C 11. A 12. B

【解析】

扫码查看
相关内容

第二十一章　损伤患者的护理

【A1 型题】

1. 烧伤患者低血容量性休克常发生在伤后
   A. 8 小时以内
   B. 12 小时以内
   C. 24 小时以内
   D. 48 小时以内
   E. 72 小时以内
2. 关于软组织闭合性创伤的护理，正确的是
   A. 局部制动，患肢应与心脏在同一水平
   B. 局部热敷，以促进炎症消散
   C. 为缓解疼痛，应注意先选用夹板、绷带等固定，而后采取手术复位
   D. 对挤压伤患者应警惕有无急性肾衰竭表现
   E. 血肿较大者立即切开引流
3. 成人双下肢烧伤的面积为
   A. 40%
   B. 46%
   C. 45%
   D. 50%
   E. 60%
4. 头皮裂伤 28 小时，伤口内有污物最好是
   A. 不做清创术
   B. 清创后二期缝合
   C. 每日换药
   D. 清创后一期缝合
   E. 清创后缝合，放置引流物
5. 关于烧伤暴露疗法错误的是
   A. 保持创面干燥
   B. 发现痂下感染，应立即切痂引流
   C. 创面有真菌斑时，可涂 2%碘酊
   D. 每日更换无菌垫单
   E. 病室温度以 25℃为宜
6. 关于大面积烧伤后补液的叙述，不正确的是
   A. 补液多少按烧伤总面积计算
   B. 第 1 个 24 小时，成人每千克体重每 1%烧伤面积补液 1.5ml
   C. 成人还应补充每日所需水分 2000~3000ml
   D. 第 2 个 24 小时，给第 1 个 24 小时的胶体和晶体之半量
   E. 第 3 个 24 小时，烧伤面积小于 50%者，可不用再补充胶体液
7. 烧伤局部有水疱，基底潮红并有剧痛，判断其烧伤程度为
   A. Ⅲ度
   B. Ⅰ度
   C. 深Ⅱ度
   D. 浅Ⅱ度
   E. 无法分辨

【A2 型题】

8. 患者，女性，26 岁。创伤性休克后，护士抽血时不易抽出，易凝固，皮肤有出血瘀点、紫斑，伤口、注射部位出血，应首先考虑为
   A. 呼吸窘迫综合征
   B. 弥散性血管内凝血
   C. 急性肾衰竭
   D. 肝功能衰竭
   E. 心功能衰竭
9. 某患者体重 55kg，二度和三度烧伤面积 60%，第一个 24 小时补液量估计为
   A. 8500ml
   B. 4000ml
   C. 4500ml
   D. 6950ml
   E. 9500ml

【B1 型题】

（10~11 题共用备选答案）
A. 双下肢烧伤
B. 会阴部烧伤
C. 躯干部（包括会阴）烧伤
D. 双上肢烧伤
E. 面部烧伤

10. 烧伤面积为27%的是

11. 烧伤面积为3%的是

参考答案与解析

【参考答案】

1. D　2. D　3. B　4. D　5. E　6. E　7. D　8. B　9. D　10. A　11. E

【解析】

扫码查看
相关内容

第二十二章　器官移植患者的护理

【A1 型题】

1. 慢性排斥反应的特点是
   A. 突发寒战、高热
   B. 术后 1～2 周发生
   C. 术后 24 小时内发生
   D. 移植器官功能逐渐减退
   E. 移植器官肿大，局部疼痛
2. 肾移植术后患者正确的体位是
   A. 半卧位
   B. 健侧卧位
   C. 患侧卧位
   D. 平卧位，肾移植侧髋膝关节水平屈曲 15°～25°
   E. 平卧位，肾移植侧髋膝关节水平屈曲 30°～45°
3. 以下有关肾移植受者术前护理，不正确的是
   A. 遵医嘱补充维生素 D
   B. 遵医嘱使用红细胞悬液
   C. 鼓励患者进食高蛋白食物
   D. 准备全腹及同侧脊柱以内皮肤
   E. 术前 24 小时内进行最后 1 次血液透析
4. 存活率最高的移植方法是
   A. 自体移植
   B. 同质移植
   C. 充分配血及组织配型后移植
   D. 同种异体移植
   E. 异种异体移植

【A2 型题】

5. 患者，男性，40 岁。肾移植术后 18 小时，出现少尿，血肌酐持续升高，并伴高热、寒战，提示患者出现了
   A. 感染
   B. 超急性排斥反应
   C. 加速性排斥反应
   D. 急性排斥反应
   E. 慢性排斥反应
6. 患者，男性，38 岁。肾移植术，术中肾血循环恢复 15 分钟后，移植的肾脏由红转为暗红，出现青紫、坏死。该患者出现的是
   A. 肾缺血
   B. 超急性排斥反应
   C. 加速性排斥反应
   D. 急性排斥反应
   E. 慢性排斥反应

【B1 型题】

（7～9 题共用备选答案）
   A. 术后 24 小时内
   B. 术后 1 个月内
   C. 术后 6 个月以后
   D. 术后 1 年以后
   E. 术后 3 年以后
7. 肾移植后超急性排斥反应发生在
8. 肾移植后急性排斥反应发生在
9. 肾移植后慢性排斥反应发生在

（10～12 题共用备选答案）
   A. 自体移植
   B. 同种异体移植
   C. 异种异体移植
   D. 同质移植
   E. 支架移植
10. 同卵双生间异体移植属于
11. 猪皮移植至人的烧伤创面属于
12. 张先生移植李先生的肾脏属于

参考答案与解析

【参考答案】

1. D　2. D　3. C　4. A　5. B　6. B　7. A　8. B　9. C　10. D　11. C　12. B

【解析】

扫码查看
相关内容

第二十三章　肿瘤患者的护理

【A1 型题】

1. 良性、恶性肿瘤的根本区别是
   A. 细胞分化程度
   B. 活动度
   C. 表面光滑程度
   D. 有无外包膜
   E. 肿块大小
2. 确诊肿瘤最可靠的检查方法是
   A. CT
   B. 数字减影血管造影（DSA）
   C. B 超
   D. 肿瘤抗原
   E. 病理学检查
3. 在肿瘤高发地区进行普查属于肿瘤的
   A. 初级预防
   B. 1 级预防
   C. 2 级预防
   D. 3 级预防
   E. 4 级预防
4. 下列有关恶性肿块特征的描述，不正确的是
   A. 边界不清楚
   B. 表面高低不平
   C. 早期出现疼痛
   D. 质地坚硬
   E. 固定、不活动
5. 放疗引起局部皮肤红斑、灼痛时，错误的护理措施是
   A. 保持清洁干燥
   B. 避免内衣摩擦
   C. 不宜日光直射
   D. 禁止热敷、冷敷
   E. 局部涂碘酊
6. 对恶性肿瘤进行化疗时，白细胞计数减少到 $3\times10^9/L$ 以下，首先应
   A. 服用利可君
   B. 少量多次输血
   C. 暂时停药
   D. 加强营养
   E. 中药治疗
7. 国际 TNM 分期法中的 M 是指
   A. 原发肿瘤
   B. 肿瘤部位
   C. 远处转移
   D. 区域淋巴结
   E. 肿瘤的恶性程度
8. 下列关于肿瘤化疗的护理，叙述不正确的是
   A. 药液必须新鲜配制
   B. 药液不可溢出静脉外
   C. 若出现药液外渗，应立即热敷
   D. 每周检查白细胞和血小板计数
   E. 用后的注射器和空药瓶应单独处理

【B1 型题】

（9～11 题共用备选答案）
A. 炉甘石洗剂
B. 锡类散
C. 苏打水
D. 氧化锌软膏
E. 硼酸软膏

9. 化疗患者出现皮肤瘙痒时，用
10. 化疗患者合并口腔真菌感染时，用
11. 化疗患者出现口腔溃疡时，用

参考答案与解析

【参考答案】

1. A　2. E　3. C　4. C　5. E　6. C　7. C　8. C　9. A　10. C　11. B

【解析】

扫码查看
相关内容

第二十四章　颈部疾病患者的护理

【A1 型题】

1. 下列基础代谢率值属轻度甲状腺功能亢进症（甲亢）的是
   A. +10%
   B. +15%
   C. +25%
   D. +40%
   E. +50%
2. 若手术时误切甲状旁腺，发生抽搐立即用
   A. 乳酸钙
   B. 10%葡萄糖酸钙
   C. 口服钙片
   D. 维生素 D
   E. 二氢速固醇
3. 预防甲状腺大部切除术后出现甲状腺危象最重要的措施是
   A. 及时补钙
   B. 术中充分止血
   C. 术中避免损伤甲状旁腺
   D. 保留足够的残留甲状腺
   E. 做好术前准备
4. 甲亢患者术前需要服用的减少甲状腺素合成的药物是
   A. 阿托品
   B. 普萘洛尔
   C. 甲硫氧嘧啶
   D. 甲状腺素
   E. 复方碘化钾
5. 甲状腺腺瘤患者的肿块特点是
   A. 质地较硬
   B. 表面不平
   C. 边界清楚
   D. 双侧弥漫性肿大
   E. 不随吞咽上下移动
6. 甲状腺癌预后最差的一型是
   A. 髓样癌
   B. 未分化癌
   C. 滤泡状腺癌
   D. 乳头状腺癌
   E. 鳞状细胞癌
7. 甲亢患者术前准备不宜使用阿托品的目的是
   A. 避免甲状腺肿大
   B. 避免心动过速
   C. 降低基础代谢率
   D. 避免呼吸道干燥
   E. 预防甲状腺危象
8. 患者，女性，35 岁。甲亢。清晨测得脉率 95 次/分，血压 130/70mmHg，其基础代谢率属于
   A. 正常范围
   B. 正常范围偏低
   C. 轻度甲亢
   D. 中度甲亢
   E. 重度甲亢
9. 甲亢患者术前准备，下列不符合手术指标的是
   A. 情绪稳定、睡眠好转
   B. 体重增加
   C. 脉搏>100 次/分
   D. 甲状腺变硬缩小
   E. BMR<+20%
10. 判断甲状腺功能亢进症治疗效果的重要标志是
   A. 情绪变化
   B. 食欲变化
   C. 体重变化
   D. 甲状腺大小变化
   E. 脉率及脉压变化

【A2 型题】

11. 患儿，女，14 岁。其母有甲亢。患儿近 2 个月来怕热、多汗、易激动，且经常腹泻、心悸，为确诊其是否患甲亢，最好作下列哪种检查
   A. TT_3、TT_4测定
   B. 甲状腺^{131}I 摄取率测定
   C. TRH 兴奋试验
   D. 促甲状腺激素受体抗体（TRAb）测定
   E. FT_3、FT_4测定
12. 患者，女性，30 岁。甲状腺大部切除术后第 2 天，出现面肌和手足持续性痉挛，伴疼痛，持续时间 10～15 分钟不等。护士应备好
   A. 苯巴比妥
   B. 氯化钾
   C. 碘化钠

D. 碳酸氢钠

E. 氯化钙

13. 患者，男性，36 岁。甲状腺大部切除手术后 6 小时出现憋气，逐渐发展为呼吸困难，敷料上有少量血液浸透。应首先考虑发生了

A. 喉头水肿

B. 气管塌陷

C. 痰液堵塞气道

D. 切口内血肿形成

E. 双侧喉返神经损伤

【A3/A4 型题】

（14～16 题共用题干）

患者，男性，35 岁。因甲亢手术，术后当日患者突然咳嗽，随即呼吸窘迫，面色发绀，颈部高度肿胀，伤口引流片引出少量鲜红血液。

14. 考虑当前患者出了什么问题

A. 内出血

B. 痰堵

C. 气管软化塌陷

D. 喉头水肿

E. 甲状腺危象

15. 紧急的处理措施是

A. 拆线，去除积血

B. 吸痰，保持呼吸道通畅

C. 吸氧

D. 给镇静药

E. 给钙剂

16. 患者病情平稳后宜采取的体位是

A. 半坐卧位

B. 平卧位

C. 侧卧位

D. 俯卧位

E. 端坐位

【B1 型题】

（17～18 题）共用备选答案

A. 抑制甲状腺激素分泌

B. 抑制甲状腺激素的合成

C. 抑制甲状腺激素的释放

D. 抑制外周组织对甲状腺激素反应

E. 抑制交感神经的兴奋，使心率减慢

17. 硫脲类药物治疗甲亢的作用是

18. 术前遵医嘱口服碘剂的作用机制是

参考答案与解析

【参考答案】

1. C　2. B　3. E　4. C　5. C　6. B　7. B　8. D　9. C　10. E　11. E　12. E　13. D　14. A　15. A　16. A　17. B　18. C

【解析】

扫码查看

相关内容

第二十五章　乳房疾病患者的护理

【A1 型题】

1. 乳腺癌患者局部皮肤出现“酒窝征”的原因是
   A. 粘连
   B. 肿物压迫
   C. 并发炎症
   D. 肿瘤侵及 Cooper 韧带
   E. 癌细胞堵塞表浅淋巴管
2. 乳腺癌根治后有利于伤口愈合的护理是
   A. 早期下床活动
   B. 鼓励患者咳嗽
   C. 半卧位
   D. 活动患肢
   E. 保持皮瓣负压吸引通畅
3. 乳腺癌好发部位是
   A. 外上象限
   B. 外下象限
   C. 内上象限
   D. 内下象限
   E. 乳晕区
4. 乳房皮肤出现凹陷，提示肿瘤侵犯
   A. 大乳管
   B. 胸筋膜
   C. Cooper 韧带
   D. 胸大肌
   E. 皮内淋巴管
5. 乳腺癌淋巴转移的最早和最常见部位是
   A. 锁骨下淋巴结
   B. 锁骨上淋巴结
   C. 腋窝淋巴结
   D. 颈部淋巴结
   E. 胸骨旁淋巴结
6. 诊断乳房深部脓肿的主要依据是
   A. 乳房红、肿、热
   B. 全身发热，乳房压痛
   C. 超声检查提示液体
   D. 穿刺抽到脓液
   E. 局部有波动感
7. 确诊乳腺癌最可靠的诊断方法是
   A. 乳房 B 超检查
   B. 乳头溢液检查
   C. 活组织病理切片
   D. 乳房 X 线检查
   E. 乳房液晶检查
8. 乳腺癌根治术后第 2 天护理措施，不正确的是
   A. 患侧垫枕，抬高患肢
   B. 保持伤口引流管通畅
   C. 观察患侧肢端的血液循环
   D. 指导肩关节的活动
   E. 禁止在患侧手臂测血压、输液
9. 关于乳房囊性增生病说法错误的是
   A. 常见于中年妇女
   B. 为乳腺实质的良性增生
   C. 主要为乳管及腺泡上皮增生
   D. 病因为机体女性激素代谢障碍
   E. 是乳腺癌的前兆

【A2 型题】

10. 患者，女性，22 岁。左侧乳房外上象限有一包块，易推动，表面光滑，质韧，诊断为乳房纤维腺瘤。该患者首选的治疗方式是
    A. 内分泌治疗
    B. 放疗
    C. 化疗
    D. 中医中药治疗
    E. 手术治疗
11. 患者，女性，30 岁。左乳发现一 4cm×3cm 大小肿块，与周围组织粘连，边界不清，同侧腋窝淋巴结肿大。该患者最可能的诊断是
    A. 乳腺囊性增生
    B. 乳腺纤维腺瘤
    C. 乳腺癌
    D. 乳管内乳头状瘤
    E. 乳腺炎

【A3/A4 型题】

（12~16 题共用题干）

患者，女性，45 岁。偶然发现左乳腺肿块，直径约 2cm，质较硬、无压痛，与皮肤有少许粘连。左侧腋下可扪及 1cm 直径肿大的淋巴结。

12. 该患者最可能的诊断是
    A. 乳腺囊性增生病

B. 乳管内乳头状瘤
C. 乳腺脓肿
D. 乳腺癌
E. 乳腺结核

13. 要进一步进行的检查是
A. 乳腺钼靶 X 线摄片
B. 结核菌素实验
C. 乳腺肿块穿刺活检
D. 乳腺肿块切除活检
E. 乳腺红外线扫描

14. 该患者的治疗方法可能为
A. 乳腺部分切除术
B. 乳腺单纯切除术
C. 乳腺癌根治术
D. 乳腺癌改良根治术
E. 乳腺癌扩大根治术

15. 患者的术后护理措施中，不正确的是
A. 抬高患侧上肢
B. 患侧胸壁加压包扎
C. 保持引流管通畅
D. 早期活动患肢
E. 不在患肢测血压

16. 患者术后进行功能锻炼的方法，不正确的是
A. 术后 24 小时后活动手部
B. 术后 3~5 天活动肘部
C. 术后第 5 天进行肩关节活动
D. 术后第 10 天进行上肢外展活动
E. 术后第 10~12 天进行全范围关节活动

【B1 型题】

（17~18 题共用备选答案）
A. 乳白色溢液
B. 棕褐色溢液
C. 黄绿色溢液
D. 棕黑色溢液
E. 黄褐色溢液

17. 乳管内乳头状瘤会出现
18. 乳腺囊性增生会出现

参考答案与解析

【参考答案】

1. D　2. E　3. A　4. C　5. C　6. D　7. C　8. D　9. E　10. E　11. C　12. D　13. A　14. D　15. D　16. C　17. E　18. C

【解析】

扫码查看
相关内容

第二十六章　腹外疝患者的护理

【A1 型题】

1. 腹外疝的发病基础是
   A. 腹壁有先天性或后天性薄弱或缺损
   B. 营养不良
   C. 腹腔压力增加
   D. 腹部穿透伤
   E. 继发于腹腔内脏器的损伤
2. 鉴别腹股沟斜疝与直疝的主要依据是
   A. 发病年龄
   B. 疝块外形
   C. 压住内环后疝块是否再突出
   D. 嵌顿机会的多少
   E. 手指插入外环有无咳嗽冲击感
3. 腹外疝常见的疝内容物是
   A. 结肠
   B. 膀胱
   C. 直肠
   D. 小肠、大网膜
   E. 阑尾
4. 疝内容物嵌顿未能及时解除，发生血液循环障碍而坏死，称为
   A. 易复性疝
   B. 难复性疝
   C. 滑动性疝
   D. 嵌顿性疝
   E. 绞窄性疝
5. 10 月龄的小儿，诊断为腹股沟斜疝，适宜的治疗措施为
   A. 保守治疗
   B. 无须治疗
   C. 择期手术
   D. 紧急手术
   E. 尽早手术

【A2 型题】

6. 患者，男性，65 岁。长期便秘。右腹股沟区肿块 5 年，近 2 年来肿块有增大趋势，可进入阴囊，可还纳。肿块突出时感下腹坠胀、隐痛。查体：右腹股沟区肿块约 10cm×5cm 大小，质软，无压痛，压迫内环口后，肿块不再出现。有关其术后护理措施，不正确的是
   A. 用丁字带将阴囊托起
   B. 必要时切口可放置沙袋
   C. 血压平稳后采取半卧位
   D. 膝下垫软枕，使髋关节微屈
   E. 术后 3~5 天可离床活动

【A3/A4 型题】

（7~9 题共用题干）

患者，男性，45 岁。右侧斜疝 10 年，3 天前疝块下坠时突感剧痛，不能回纳，持续右侧腹痛伴呕吐，后逐渐加重。有发热、腹胀，无排气、排便。查体：体温 38.7℃，脉率 120 次/分，呼吸 28 次/分，血压 90/70mmHg，烦躁，浅静脉瘪陷，眼窝凹陷，腹部膨隆，隐约可扪及肠型，腹肌紧张、压痛及反跳痛，肠鸣音减弱，移动性浊音可疑，右侧腹股沟部凸起，肿块沿至右侧阴囊约有 13cm×10cm×10cm 大小，皮肤发红，压痛明显，质韧，透光试验阴性。实验室检查：白细胞 18.8×10^9/L，红细胞压积 0.4，血钠 135mmol/L，二氧化碳结合力 35mmol/L。

7. 该患者最可能的诊断为
   A. 难复性腹股沟斜疝
   B. 粘连性肠梗阻
   C. 睾丸鞘膜积液并发感染
   D. 嵌顿性腹股沟斜疝
   E. 阴囊蜂窝织炎
8. 首先应给予的治疗措施是
   A. 右旋糖酐+5%葡萄糖液
   B. 输血
   C. 右旋糖酐+生理盐水
   D. 5%葡萄糖液+生理盐水
   E. 补平衡盐溶液，必要时输血
9. 经短时间处理后，一般情况略有好转，但血压 95/65mmHg，呼吸仍深快，应采用的进一步治疗措施是
   A. 大剂量抗生素
   B. 加快输液速度
   C. β 受体激动药
   D. 加大氧气吸入量
   E. 碱性液体，以纠正酸碱平衡失调

【B1 型题】

（10~11 题共用备选答案）

A. 腹壁浅动脉外侧，腹股沟韧带上方

B. 腹壁浅动脉内侧，腹股沟韧带上方

C. 陷窝韧带外侧，腹股沟韧带下方

D. 腹壁下动脉外侧，腹股沟韧带上方

E. 腹壁下动脉内侧，腹股沟韧带上方

10. 腹股沟斜疝的疝囊颈位于

11. 腹股沟直疝的疝囊颈位于

（12~13 题共用备选答案）

A. 难复性疝

B. 易复性疝

C. 绞窄性疝

D. 滑动疝

E. 嵌顿性疝

12. 当腹压骤增时，疝块突然增大，伴有明显疼痛，平卧或用手推送不能使之还纳，肿块紧张且硬，有明显触痛，此疝属于

13. 腹股沟有肿块，在站立、行走或咳嗽时出现，若平卧休息或用手将肿块向腹腔推送，肿块可向腹腔回纳而消失，此疝属于

参考答案与解析

【参考答案】

1. A　2. C　3. D　4. E　5. A　6. B　7. D　8. E　9. E　10. D　11. E　12. E　13. B

【解析】

扫码查看
相关内容

第二十七章　急性化脓性腹膜炎患者的护理

【A1 型题】

1. 诊断急性腹膜炎最重要的体征是
   A. 肝浊音界消失
   B. 腹部叩诊鼓音
   C. 腹膜刺激征阳性
   D. 移动性浊音阳性
   E. 腹部立位平片有多个小液平面
2. 膈下脓肿最简便的诊断方法是
   A. 体格检查
   B. X 线检查
   C. B 超
   D. CT
   E. 实验室检查
3. 提示急性腹膜炎患者病情恶化的重要指标是
   A. 脉率快而体温下降
   B. 肠鸣音减弱
   C. 严重板状腹
   D. 腹部压痛明显
   E. 出现腹膜刺激征
4. 腹部手术后若发生急性腹膜炎，应如何预防发生膈下脓肿
   A. 胃肠减压
   B. 禁食
   C. 腹腔切开引流
   D. 半坐卧位
   E. 输抗生素
5. 继发性腹膜炎最常见的致病菌是
   A. 溶血性链球菌
   B. 肺炎链球菌
   C. 变形杆菌
   D. 大肠埃希菌
   E. 厌氧类杆菌
6. 盆腔脓肿多采用手术治疗，其术后护理中错误的是
   A. 患者清醒后取半卧位
   B. 给高蛋白、高热量、高维生素、低脂饮食
   C. 大量输入抗生素
   D. 密切观察切口愈合情况
   E. 密切观察病情
7. 急性化脓性腹膜炎最主要的症状是
   A. 恶心、呕吐
   B. 腹痛
   C. 发热、乏力
   D. 腹泻
   E. 休克

【A2 型题】

8. 患者，女性，35 岁。既往有胃溃疡病史，5 小时前突发上腹部剧烈疼痛，伴恶心、呕吐，呕吐物为胃内容物，考虑为胃溃疡穿孔引起的急性腹膜炎。现患者出现面色苍白、四肢发凉，测血压 70/40mmHg，表现为休克症状。该患者发生休克的主要原因为
   A. 剧烈疼痛
   B. 腹膜吸收大量毒素，血容量减少
   C. 肠内积液刺激
   D. 大量呕吐致液体丢失
   E. 腹胀引起呼吸困难
9. 患者，男性，35 岁。结直肠术后第 7 天，体温 39℃，脉速，伤口无红肿，大便次数增多，混有黏液，伴有里急后重。应考虑并发
   A. 盆腔脓肿
   B. 膈下脓肿
   C. 细菌性痢疾
   D. 肠炎
   E. 肠粘连
10. 患者，男性，30 岁。急性腹膜炎术后 6 天，体温上升至 38℃，伴有腹泻及里急后重，首选的检查项目是
    A. 大便常规
    B. 直肠指检
    C. 立位腹部平片
    D. 腹腔穿刺
    E. 腹部 CT 检查

【A3/A4 型题】

（11～13 题共用题干）

患者，男性，32 岁，民工。3 小时前工作中无诱因突发上腹刀割样疼痛，迅速波及全腹。查体：舟状腹，肝浊音界消失，腹膜刺激征明显。

11. 最可能的诊断是

A. 胆汁性腹膜炎
B. 阑尾炎穿孔并发腹膜炎
C. 绞窄性肠梗阻
D. 溃疡穿孔并发腹膜炎
E. 急性胰腺炎

12. 如不能确诊，则不能进行以下哪项处理
A. 胃肠减压
B. 使用镇痛药
C. 大量输液
D. 密切观察病情
E. 给予抗生素

13. 此患者的根本治疗原则是
A. 立即手术，抢救生命
B. 禁食、胃肠减压
C. 大量补液
D. 给予镇痛药
E. 吸氧

参考答案与解析

【参考答案】

1. C 2. C 3. A 4. D 5. D 6. B 7. B 8. B 9. A 10. B 11. D 12. B 13. A

【解析】

扫码查看
相关内容

第二十八章　腹部损伤患者的护理

【A1 型题】

1. 在腹部闭合性损伤导致腹内脏器破裂时，下列论述正确的是
   A. 实质性脏器破裂的突出表现为腹痛
   B. 肝破裂较脾破裂多见
   C. 肝破裂死亡率最高
   D. 实质性脏器破裂时腹腔穿刺均可抽到不凝血
   E. 空腔脏器破裂时突出表现是腹膜炎
2. 确诊肝破裂的首选方法是
   A. X 线检查
   B. CT
   C. B 超
   D. 腹腔镜
   E. 实验室检查
3. 腹部空腔脏器中最容易损伤的是
   A. 胃
   B. 十二指肠
   C. 小肠
   D. 结肠
   E. 大肠
4. 右上腹撞伤后立即出现腹痛、面色苍白、出冷汗、脉搏细速，首先考虑为
   A. 胃破裂
   B. 十二指肠破裂
   C. 小肠破裂
   D. 肝破裂
   E. 胰损伤

【A2 型题】

5. 患者，男性，34 岁。2 天前被汽车撞伤左上腹，当时腹痛伴局部压痛。今日如厕时突然昏倒，面色苍白，脉细速。可能是
   A. 肝破裂
   B. 肠穿孔
   C. 胆囊穿孔
   D. 肾破裂
   E. 脾破裂
6. 患者，女性，30 岁。3 小时前腹部挫伤，无明显不适感，现住院观察。在观察期间，出现下列哪种情况不能提示其有腹内脏器的损伤
   A. 气腹
   B. 便血
   C. 肝浊音界扩大
   D. 腹部出现移动性浊音
   E. 明显的腹膜刺激征

【A3/A4 型题】

（7~9 题共用题干）

患者，女性，20 岁。被汽车撞伤上腹部 20 分钟后来院急诊。患者面色苍白，精神紧张，腹痛难忍，伴恶心、呕吐。查体：腹部有轻度压痛，但无明显反跳痛和腹肌紧张，血压、脉搏正常。疑有腹内脏器损伤，留急诊室观察。

7. 关于该患者的护理，下列不正确的是
   A. 禁饮食
   B. 取半坐卧位
   C. 卧床休息，不随意搬动
   D. 每 15~30 分钟测生命体征 1 次
   E. 给予哌替啶镇痛
8. 以下不支持腹内脏器损伤的是
   A. 腹膜刺激征
   B. 肠鸣音亢进
   C. 移动性浊音阳性
   D. 腹腔穿刺抽出混浊液体
   E. 血红蛋白、红细胞压积持续下降
9. 判断有腹内实质性脏器损伤的主要依据是
   A. 腹痛程度严重
   B. 腹膜刺激征
   C. 肝浊音界消失
   D. 腹腔穿刺抽出不凝固血液
   E. 腹部 X 线检查可见膈下游离气体

【B1 型题】

（10~12 题共用备选答案）

A. 局限性腹壁肿痛和压痛、皮下瘀斑
B. 休克、明显腹胀和移动性浊音
C. 有胃肠道症状，稍后出现全身性感染、明显腹膜炎体征
D. 出血性表现和腹膜炎表现均明显存在
E. 血压偏低，经一般处理仍迅速发生休克

10. 腹内实质性脏器破裂
11. 单纯腹壁损伤
12. 空腔脏器破裂

参考答案与解析

【参考答案】

1. E 2. C 3. C 4. D 5. E 6. C 7. E 8. B 9. D 10. E 11. A 12. C

【解析】

扫码查看
相关内容

第二十九章　胃、十二指肠疾病患者的护理

【A1 型题】

1. 胃癌的主要转移途径是
   A. 直接蔓延
   B. 血行转移
   C. 淋巴转移
   D. 腹腔种植
   E. 骨转移
2. 胃十二指肠溃疡最基本的病因是
   A. 饮食不调
   B. 遗传因素
   C. 胃酸分泌过少
   D. 胃酸分泌过多
   E. 精神神经因素
3. 消化性溃疡幽门梗阻患者的主要临床表现是
   A. 腹胀
   B. 食欲缺乏
   C. 营养不良
   D. 阵发性腹痛
   E. 呕吐大量宿食
4. 胃、十二指肠溃疡发生穿孔时 X 线检查表现为
   A. 膈下游离气体
   B. 胸腔积液
   C. 肠管扩张充气
   D. 肠腔内出现液体
   E. 肋膈角消失
5. 关于胃大部切除术后的护理措施，不正确的是
   A. 病情稳定后取半卧位
   B. 静脉补充液体
   C. 拔除胃管前禁食
   D. 鼓励早期下床活动
   E. 拔胃管后即给全量流食

【A2 型题】

6. 患者，男性，60 岁。吸烟 40 年，胃大部切除术后 2 天，出现痰多，无力咳出，烦躁不安，呼吸急促。查体：体温 38.5℃，脉搏 96 次/分，呼吸 26 次/分，右下肺叩诊实音，呼吸音消失，应首先考虑
   A. 肺不张
   B. 支气管炎
   C. 气胸
   D. 脓胸
   E. 胸腔积液
7. 患者，女性，45 岁。行毕Ⅱ式胃大部切除术后 2 天，突然右上腹剧痛，并伴有腹膜刺激征。可认为是
   A. 低血糖综合征
   B. 上消化道出血
   C. 吻合口瘘
   D. 倾倒综合征
   E. 十二指肠残端破裂
8. 患者，男性，36 岁。胃大部切除术后 1 周，进食后出现上腹饱胀、呕吐，呕吐物中无胆汁。可能发生了
   A. 吻合口梗阻
   B. 倾倒综合征
   C. 十二指肠残端破裂
   D. 吻合口近端空肠段梗阻
   E. 吻合口远侧空肠段梗阻

【A3/A4 型题】

（9～10 题共用题干）

患者，女性，45 岁。上腹隐痛不适 5 年，近 1 个多月来逐渐加重，服用抑制胃酸分泌药后有所改善，食欲尚可，大便潜血（++），胃肠钡餐摄片见胃小弯水平部黏膜纹理紊乱，胃壁僵直不规则。

9. 应考虑的诊断是
   A. 胃癌
   B. 胃黏膜脱垂
   C. 胃窦炎
   D. 胃溃疡
   E. 慢性萎缩性胃炎
10. 其治疗原则应该是
   A. 对症治疗
   B. 营养支持
   C. 针灸治疗
   D. 以手术治疗为主的综合治疗
   E. 内科治疗

（11～13 题共用题干）

患者，女性，52 岁。十二指肠溃疡行毕Ⅱ式胃切除术术后 4 天，突然右上腹剧烈疼痛，腹膜炎，病

情严重。

11. 诊断是
   A. 吻合口瘘
   B. 十二指肠残端瘘
   C. 输入段肠袢不完全梗阻
   D. 输出段肠袢梗阻
   E. 吻合口出血

12. 应采取何种措施
   A. 重新置入胃肠减压
   B. 禁饮食
   C. 手术探查
   D. 给予止血药
   E. 抗感染

13. 进一步的处理中，不重要的是
   A. 观察生命体征
   B. 观察胃管的引出量及性状
   C. 注意水电解质平衡
   D. 可用全胃肠外营养
   E. 监测尿量

参考答案与解析

【参考答案】

1. C　2. D　3. E　4. A　5. E　6. A　7. E　8. A　9. A　10. D　11. B　12. C　13. E

【解析】

扫码查看
相关内容

第三十章　肠疾病患者的护理

【A1 型题】

1. 在鉴别单纯性肠梗阻与绞窄性肠梗阻时，最有意义的化验检查项目是
   A. 血气分析
   B. 血红蛋白测定
   C. 血白细胞计数
   D. 呕吐物潜血试验
   E. 尿常规检查
2. 机械性肠梗阻的病因为
   A. 慢性铅中毒
   B. 腹膜后血肿或感染
   C. 肠管受压
   D. 肠系膜血管栓塞
   E. 肠功能紊乱致肠痉挛
3. 胰十二指肠切除术最常见的并发症是
   A. 出血
   B. 感染
   C. 胰瘘
   D. 功能性胃排空障碍
   E. 胆瘘
4. 急性阑尾炎最主要的病因是
   A. 饮食后立即活动
   B. 细菌侵入
   C. 肠功能紊乱
   D. 阑尾管腔阻塞
   E. 进食油腻食物
5. 绞窄性肠梗阻最容易出现的酸碱失衡类型为
   A. 呼吸性酸中毒和代谢性碱中毒
   B. 呼吸性碱中毒
   C. 呼吸性酸中毒
   D. 代谢性酸中毒
   E. 代谢性碱中毒
6. 绞窄性肠梗阻的表现不包括
   A. 持续性剧烈腹痛
   B. 呕吐带臭味的粪样物
   C. 腹膜刺激征
   D. 触及有固定压痛的包块
   E. 腹腔穿刺抽出血性液体
7. 小儿肠套叠大便的特点是
   A. 脓血便
   B. 黏液便
   C. 果酱样血便
   D. 柏油样便
   E. 白陶土便
8. 典型的急性阑尾炎腹痛的开始部位在
   A. 右下腹
   B. 左下腹
   C. 脐周及上腹部
   D. 右上腹
   E. 左上腹
9. 可用于结肠癌普查的检查是
   A. 大便潜血试验
   B. 乙状结肠镜
   C. X 线钡灌肠
   D. 直肠指检
   E. 癌胚抗原（CEA）

【A2 型题】

10. 患者，男性，30 岁。因急性肠梗阻入院，现患者出现明显腹膜刺激征。X 线检查显示孤立、胀大的肠袢，且不受体位和时间的影响。应首先考虑的诊断是
    A. 麻痹性肠梗阻
    B. 粪石性肠梗阻
    C. 绞窄性肠梗阻
    D. 粘连性肠梗阻
    E. 痉挛性肠梗阻
11. 患者，男性，35 岁。阑尾切除术后第 5 天，体温升高，大便次数增多，解黏液便，有里急后重，考虑并发了盆腔脓肿。首选的检验方法是
    A. 腹部 B 超
    B. 腹腔穿刺
    C. 直肠指检
    D. 大便细菌培养
    E. X 线腹部透视
12. 患者，男性，45 岁。进行性消瘦、贫血、乏力，右下腹可触及肿块，大便潜血试验阳性。可能的诊断是
    A. 直肠癌
    B. 结肠息肉
    C. 右半结肠癌

D. 左半结肠癌
E. 慢性痢疾

13. 患者，男性，50 岁。阑尾切除手术后 5 天，局部伤口发炎，触之有波动感，穿刺抽到脓液。其最佳处理是
A. 伤口用乙醇纱布湿敷
B. 局部理疗
C. 全身应用抗生素
D. 拆去缝线，伤口敞开引流
E. 外敷鱼石脂软膏

14. 患者，男性，28 岁。急性化脓性阑尾炎接受阑尾切除术后 5 小时，再次出现腹痛，伴烦躁，焦虑。体格检查：T 37.8，P 130 次/分，BP 80/60mmHg，面色苍白，皮肤湿冷，双肺呼吸音清，未闻及干湿性啰音，腹胀，全腹轻度压痛，轻度肌紧张，未闻及肠鸣音。该患者首先要注意排除的危急情况是
A. 术后出血
B. 肠瘘
C. 粘连性肠梗阻
D. 盆腔脓肿
E. 切口裂开

【A3/A4 型题】

（15～17 题共用题干）

患者，男性，45 岁。昨晚暴饮暴食后，出现脐周阵发性腹痛，并有腹胀、呕吐、肛门停止排便排气，自诉去年曾做过阑尾切除手术。诊断为单纯性粘连性肠梗阻。

15. 与上述诊断相符的体征是
A. 腹式呼吸消失
B. 不对称性腹胀
C. 肠鸣音亢进
D. 移动性浊音阳性
E. 全腹压痛和肌紧张

16. 非手术治疗期间，如出现下列哪一种性质腹痛，说明产生了肠绞窄
A. 持续性胀痛
B. 腹痛突然减轻
C. 钻顶样绞痛
D. 阵发性疼痛
E. 持续性疼痛阵发性加剧

17. 经治疗后，肠梗阻解除的主要标志是
A. 腹痛减轻
B. 呕吐减少
C. 腹胀减轻
D. 肛门排便、排气
E. 肠鸣音减弱

【B1 型题】

（18～20 题共用备选答案）
A. 绞窄性肠梗阻
B. 单纯性肠梗阻
C. 麻痹性肠梗阻
D. 血运性肠梗阻
E. 痉挛性肠梗阻

18. 早期蛔虫性肠梗阻属于
19. 肠系膜血管栓塞属于
20. 腹部大手术后容易引起

参考答案与解析

【参考答案】

1. D　2. C　3. C　4. D　5. D　6. B　7. C　8. C　9. A　10. C　11. C　12. C　13. D　14. A　15. C　16. E　17. D　18. B　19. D　20. C

【解析】

扫码查看
相关内容

第三十一章　直肠肛管疾病患者的护理

【A1 型题】

1. 直肠与肛管周围容易发生感染的原因是
   A. 排便器官，易污染
   B. 血运丰富，营养充分
   C. 周围有数个间隙，其内充满正常肠道菌群
   D. 周围有数个间隙，其内充满脂肪结缔组织
   E. 周围有数个间隙，其内充满淋巴血管与脂肪组织
2. 肛裂“三联征”是指
   A. 内痔、外痔、肛裂
   B. 前哨痔、外痔、肛裂
   C. 内痔、外痔、前哨痔
   D. 肛裂、前哨痔、肥大乳头
   E. 前哨痔、内痔、肛裂
3. 直肠癌的最主要诊断方法是
   A. X 线钡餐胃肠检查
   B. 直肠指检
   C. 直肠镜检
   D. 活组织病理检查
   E. 大便常规检查
4. 术后患者对温水坐浴和换药的安排顺序正确的是
   A. 换药、排便、温水坐浴
   B. 温水坐浴、换药、排便
   C. 温水坐浴、排便、换药
   D. 排便、换药、温水坐浴
   E. 排便、温水坐浴、换药
5. 内痔的早期症状是
   A. 大便疼痛
   B. 大便出血
   C. 肛门周围瘙痒
   D. 痔核脱出
   E. 里急后重
6. 关于骨盆直肠间隙脓肿的叙述，正确的是
   A. 肛周红肿热痛明显
   B. 属于慢性化脓性感染
   C. 全身感染中毒症状明显
   D. 病变发展可形成低位肛瘘
   E. 是最常见的直肠肛管周围脓肿
7. 肛裂患者排便后出现第 2 次持续疼痛的主要原因是
   A. 接受了扩肛治疗
   B. 未进行肛门坐浴
   C. 神经末梢受刺激
   D. 皮下静脉血栓形成
   E. 肛管内括约肌痉挛性收缩
8. 直肠肛管手术后的大便失禁主要是由于手术切断了
   A. 肛管直肠环
   B. 肛门内括约肌
   C. 肛门外括约肌
   D. 齿状线
   E. 阴部神经

【A2 型题】

9. 患者，男性，24 岁。出现肛门周围持续性跳痛，皮肤硬结红肿 4 天，并有局部压痛。可能出现了
   A. 肛裂
   B. 外痔
   C. 肛门周围脓肿
   D. 坐骨肛管间隙脓肿
   E. 骨盆直肠间隙脓肿
10. 患者，女性，24 岁。以往体弱，常大便干结，半个月前行 X 线钡餐胃肠透视后钡剂干结未能排出。10 天前大便困难、腹痛、腹胀。灌肠后，由于排便时用力过大致肛门部剧痛，粪便表面带血迹，近 3~4 天症状仍明显，大便干硬。应考虑为
    A. 血栓性外痔
    B. 内痔
    C. 肛门周围脓肿
    D. 肛裂
    E. 直肠癌

【A3/A4 型题】

（11~12 题共用题干）

患者，男性，34 岁。肛门旁反复疼痛，红、肿、流脓 5 个月。查体：距肛门缘 3cm 的皮肤上可触及一直径 1cm 的硬结，挤压后有少量脓血样分泌物流出，沿硬结于皮下可触及一索条状物伸至肛管内约 3cm。

11. 该患者最可能的诊断是
    A. 肛瘘
    B. 外痔
    C. 肛裂
    D. 肛门周围癌

E. 皮脂腺囊肿

12. 应采取的最佳治疗措施是

A. 使用抗菌药物

B. 挂线疗法

C. Miles 手术

D. 硬化剂注射

E. 温水坐浴

【B1 型题】

（13~14 题共用备选答案）

A. Ⅰ度内痔

B. Ⅱ度内痔

C. Ⅲ度内痔

D. 混合痔

E. 血栓性外痔

13. 排便时痔核不脱出肛门，便后滴血，应考虑为

14. 肛门处剧痛，可见暗紫色圆形肿块，应考虑为

参考答案与解析

【参考答案】

1. D　2. D　3. B　4. E　5. B　6. C　7. E　8. A　9. C　10. D　11. A　12. B　13. A　14. E

【解析】

扫码查看
相关内容

第三十二章　门静脉高压症患者的护理

【A1 型题】

1. 门体静脉分流术的主要目的是
   A. 减少腹水
   B. 降低门静脉的压力
   C. 消除脾功能亢进
   D. 改善肝功能
   E. 阻断侧支循环
2. 成人门静脉高压症继发食管-胃底曲张静脉破裂大出血，最常见的并发症是
   A. 急性肝坏死
   B. 失血性休克
   C. 血氨增多，肝昏迷
   D. 应激性溃疡
   E. 急性弥漫性腹膜炎
3. 门静脉高压症患者行脾切除、脾肾静脉分流术后，不正确的护理措施是
   A. 平卧 48 小时
   B. 1 周内不下床活动
   C. 定期复查血小板计数
   D. 高蛋白、低脂饮食
   E. 避免使用止血药
4. 门静脉和腔静脉 4 个交通支中最重要的是
   A. 腹壁交通支
   B. 腹膜后交通支
   C. 门静脉和肝动脉支
   D. 胃底食管下段交通支
   E. 直肠下端肛管交通支
5. 下列哪项不是门静脉高压症的临床表现
   A. 食管-胃底静脉曲张
   B. 腹水
   C. 呕血
   D. 脾大
   E. 肝大
6. 关于门静脉高压症分流术后护理，下列错误的是
   A. 使用抗生素控制感染
   B. 禁用吗啡
   C. 低蛋白饮食
   D. 忌食过烫食物
   E. 早期起床活动
7. 国内肝窦门静脉高压的主要原因是
   A. 肝炎后肝硬化
   B. 巴德-基亚里综合征
   C. 缩窄性心包炎
   D. 肿瘤压迫
   E. 先天性畸形

【A2 型题】

8. 患者，男性，36 岁。诊断为肝炎后肝硬化门静脉高压症。1 年前曾因大呕血住院行内科治疗。1 个月前再次因呕血入院治疗，无黄疸，无腹水。若患者行分流手术，术后饮食护理正确的是
   A. 限制钠盐摄入
   B. 可饮食咖啡及辛辣食物
   C. 术后 12 小时恢复流质饮食
   D. 忌粗糙和过热的饮食
   E. 术后高热量、高蛋白饮食
9. 患者，女性，43 岁。门静脉高压症多年，拟行分流术，应于术前 3 天
   A. 静脉滴注抗生素
   B. 肌内注射抗生素
   C. 口服肠道抗生素
   D. 禁食 2 日
   E. 禁食 3 日

参考答案与解析

【参考答案】

1. B　2. B　3. D　4. D　5. E　6. E　7. A　8. D　9. C

【解析】

扫码查看
相关内容

第三十三章　肝脏疾病患者的护理

【A1 型题】

1. 以下与原发性肝癌发病无关的因素是
   A. 黄曲霉毒素
   B. 病毒性肝炎
   C. 肝硬化
   D. 肝脓肿
   E. 酗酒
2. 原发性肝癌早期诊断可依靠
   A. 癌胚抗原（CEA）测定
   B. 碱性磷酸酶测定
   C. 酸性磷酸酶测定
   D. 血清甲胎蛋白（AFP）测定
   E. 乙型肝炎病毒系列检查
3. 原发性肝癌的主要转移部位是
   A. 肺
   B. 肝内
   C. 脑
   D. 左锁骨上淋巴结
   E. 脊柱
4. 肝叶切除术后避免过早活动的目的是
   A. 保存体力
   B. 减少能量消耗
   C. 利于肝细胞再生
   D. 利于有效引流
   E. 避免肝断面出血
5. 细菌性肝脓肿最常见的病因是
   A. 败血症
   B. 胆道感染
   C. 膈下脓肿
   D. 肝脏开放性损伤
   E. 坏疽性阑尾炎

【A2 型题】

6. 患者，女性，40 岁。查体发现肝Ⅴ段靠近第一肝门处有一 7cm×8cm 囊性占位病变，临床确诊为原发性肝癌。拟行肝切除术，完善的术前检查不包括
   A. 肝三维评估
   B. 肝瞬时弹性成像
   C. 功能储备实验
   D. 肝穿刺活检
   E. 肝增强磁共振成像
7. 患者，男性，40 岁。10 年前曾患乙型病毒性肝炎，肝功能一直不稳定。最近 3 周来，右上腹胀痛明显，巩膜黄染，未处理。今上午突然剧烈腹痛、出冷汗而急诊来院。此时的护理应重点观察
   A. 肝性脑病的先兆表现
   B. 癌结节破裂出血引起的休克
   C. 腹水的情况
   D. 有无血行转移征象
   E. 肝功能进展如何
8. 患者，男性，60 岁。诊断为原发性肝癌，行肝叶切除术后第 3 天，出现嗜睡、烦躁不安、黄疸、少尿等症状。应考虑
   A. 胆汁性腹膜炎
   B. 膈下脓肿
   C. 内出血
   D. 肝性脑病
   E. 休克

【A3/A4 型题】

（9～10 题共用题干）

患者，男性，35 岁。近日来寒战发热，右上腹痛伴恶心、呕吐，乏力。查体：肝肋下可及，质中，右下胸第 9～10 肋间隙饱满，压痛。血常规：白细胞 20×10^9/L，中性粒细胞 0.80。胸部 X 线片示右膈肌升高，活动受限。

9. 该患者诊断为
   A. 阿米巴性肝脓肿
   B. 细菌性肝脓肿
   C. 肝包虫囊肿并感染
   D. 肝癌
   E. 胆道感染
10. 下列对确诊有帮助的检查是
   A. B 超

B. CT
C. 肝核素扫描
D. 腹部 X 线
E. 肝穿刺

参考答案与解析

【参考答案】

1. D　2. D　3. B　4. E　5. B　6. D　7. B　8. D　9. B　10. E

【解析】

扫码查看
相关内容

第三十四章　胆道疾病患者的护理

【A1 型题】

1. 形成胆色素结石的主要原因是
   A. 反复胆道感染
   B. 代谢异常
   C. 致石基因
   D. 环境因素
   E. 胆囊功能异常
2. 对急性梗阻性化脓性胆管炎最重要的治疗是
   A. 营养支持
   B. 胆道减压手术
   C. 输液、输血
   D. 静脉滴注大量抗生素
   E. 纠正酸中毒
3. 最适宜胆总管下端病变的安全、无损、准确的检查是
   A. B 超
   B. CT
   C. 腹部平片
   D. 经皮穿刺肝胆道成像（PTC）
   E. 经内镜逆行胰胆管成像（ERCP）
4. 胆总管内放置 T 形管的目的是
   A. 减少毒素吸收
   B. 减少胆汁分泌
   C. 减轻腹胀
   D. 引流胆汁进入肠道或分流至体外
   E. 镇痛
5. 急性梗阻性化脓性胆管炎最常见的梗阻因素是
   A. 胆道肿瘤
   B. 胆管结石
   C. 胆道蛔虫
   D. 胆管扭转
   E. 胆管狭窄
6. 胆道 T 形管引流与腹腔引流管的护理措施不同的是
   A. 保持引流管通畅
   B. 每天更换引流袋
   C. 观察引流量和性状
   D. 拔管前夹管观察 1~2 天
   E. 引流袋不得高于引流出口
7. 急性胆囊炎、胆囊结石患者急诊手术的指征不包括
   A. 并发胆囊穿孔
   B. 并发弥漫性腹膜炎
   C. 经补液抗感染治疗后症状无缓解
   D. 发病在 72 小时以上
   E. 并发急性化脓性胆管炎
8. 查科三联征发生的顺序是
   A. 黄疸、寒战高热、腹痛
   B. 腹痛、寒战高热、黄疸
   C. 寒战高热、黄疸、腹痛
   D. 黄疸、腹痛、寒战高热
   E. 腹痛、黄疸、寒战高热
9. 关于急性胆囊炎的临床特点的描述，错误的是
   A. 进油腻饮食后，容易发病
   B. 右上腹持续性疼痛，阵发性加重
   C. 疼痛常放射至右肩或右背部
   D. 墨菲征阳性
   E. 多数患者伴有黄疸

【A2 型题】

10. 最适合经腹腔镜手术切除胆囊的是
    A. 慢性胆囊炎急性发作
    B. 急性胰腺炎伴胆囊结石
    C. 胆管结石
    D. 胆囊结石
    E. 急性化脓性胆囊炎
11. 患者，男性，54 岁。右上腹刀割样绞痛、发热、黄疸，间歇性反复发作。最恰当的诊断是
    A. 胰头癌
    B. 急性传染性肝炎
    C. 肝癌
    D. 阿米巴肝脓肿
    E. 胆总管结石
12. 患者，女性，44 岁。阵发性剑突下偏右腹痛 6 小时，发作时辗转不安，缓解时症状消失。查体：体温 37.5℃，脉搏 85 次/分，腹软，剑突下及右侧轻压痛，为明确诊断首选的检查是
    A. 胆囊 B 超
    B. 腹部平片
    C. PTC
    D. CT 检查
    E. 血淀粉酶测定

【A3/A4 型题】

（13~15 题共用题干）

患者，男性，60 岁。以右上腹痛 10 余小时主诉入院。查体：右上腹压痛不明显，墨菲征（+），未见肠型及蠕动波，未及肿块，肝浊音界正常。初诊为急性胆囊炎，胆囊结石。

13. 为确定诊断，首选检查是
A. B 超
B. PTC
C. ERCP
D. MRI
E. 核素显像

14. 若行手术治疗，首选方式是
A. 胆囊造瘘术
B. 胆囊切除术
C. 胆总管探查术，T 形管引流术
D. 胆囊切除+胆总管探查术
E. 胆囊切除+胃造瘘术

15. 下列有关术后具体的护理措施，应除外
A. 饮食护理，给予低脂、易消化食物
B. 静脉输液
C. 应用抗生素
D. 清洁灌肠
E. 保肝治疗

【B1 型题】

（16~17 题共用备选答案）
A. 出血倾向
B. 急性肾衰竭
C. 右上腹发作性钻顶样绞痛
D. 寒战、高热
E. 腹壁柔韧感

16. 胆道蛔虫病常引起
17. 急性胆管炎常有

参考答案与解析

【参考答案】

1. A 2. B 3. B 4. D 5. B 6. D 7. D 8. B 9. E 10. D 11. E 12. A 13. A 14. B 15. D 16. C 17. D

【解析】

扫码查看
相关内容

第三十五章　胰腺疾病患者的护理

【A1 型题】

1. 急性胰腺炎最常见的病因是
   A. 酒精中毒
   B. 暴饮暴食
   C. 梗阻因素
   D. 高脂血症
   E. 高钙血症
2. 胰腺癌最常见的部位是
   A. 胰头
   B. 胰体
   C. 胰尾
   D. 胰颈
   E. 各部位概率相近
3. 胰头癌的典型表现是
   A. 腹绞痛
   B. 腹胀痛
   C. 呕血
   D. 进行性黄疸
   E. 便血
4. 胰腺癌首发症状是
   A. 上腹疼痛、不适
   B. 恶病质
   C. 黄疸
   D. 腹膜刺激征
   E. 消化道症状
5. 胰腺癌有明显黄疸的患者术前必须补充的维生素是
   A. 维生素 A
   B. B 族维生素
   C. 维生素 C
   D. 维生素 D
   E. 维生素 K
6. 对急性胰腺炎有诊断价值的检查是
   A. 胆碱酯酶活力测定
   B. 碳氧血红蛋白测定
   C. 心肌酶测定
   D. 碱性磷酸酶测定
   E. 血淀粉酶测定
7. 急性胰腺炎患者不可单独使用的镇痛药是
   A. 吗啡
   B. 东莨菪碱
   C. 山莨菪碱
   D. 阿托品
   E. 哌替啶

【A2 型题】

8. 患者，男性，40 岁。主诉腹痛近 1 个月，面容消瘦，可见明显黄疸。黄疸呈进行性加重，皮肤瘙痒，大便呈陶土色。该患者最可能的诊断是
   A. 胆总管结石
   B. 胆道蛔虫病
   C. 肝癌
   D. 胆囊结石
   E. 壶腹部周围癌
9. 患者，男性，60 岁。因胰头癌行胰、十二指肠切除术，术后第 5 天突然出现发热、上腹疼痛，T 形管引流量突然减少，沿腹腔引流管溢出胆汁样液体。考虑患者最可能出现
   A. 胆瘘
   B. 胆囊穿孔
   C. 嵌顿性内疝
   D. 膈下脓肿
   E. 急性腹膜炎
10. 患者，女性，54 岁。胆源性胰腺炎发作数次，对预防其胰腺炎再次发作最有意义的措施是
    A. 注意饮食卫生
    B. 服用抗菌药物
    C. 经常服用消化酶
    D. 治疗胆道疾病
    E. 控制血糖
11. 患者，男性，49 岁。既往有胆石症病史，晚餐后突然出现中上腹痛，阵发性加剧，频繁呕吐，呕吐物含胆汁，呕吐后腹痛未减轻。化验血淀粉酶为 2500U/L，于今日住院治疗。饮食方面应注意
    A. 低纤维饮食
    B. 少食多餐
    C. 高脂饮食
    D. 低蛋白饮食
    E. 禁食

【A3/A4 型题】

（12~15 题共用题干）

患者，女性，45 岁。家庭聚餐暴食后 1 小时突发上腹部剧痛，伴发热、恶心、呕吐 2 小时来急诊。查体腹部压痛及腹肌紧张。患者既往体健，无溃疡与胆石症病史。

12. 此时确诊有价值的辅助检查是
 A. 血、尿常规
 B. 血、尿淀粉酶
 C. X 线检查
 D. 腹部 B 超
 E. 腹腔穿刺

13. 此时下列护理措施，正确的是
 A. 少量清淡流质
 B. 热敷
 C. 理疗
 D. 输血
 E. 给予抗生素

14. 患者就诊 8 小时后出现呼吸急促 32 次/分，吸氧 7L/min 时血氧饱和度仍低于 90%，大汗淋漓，焦急不安。最可能的原因是
 A. 休克
 B. 急性肾衰竭
 C. 急性心功能衰竭
 D. 急性呼吸功能衰竭
 E. DIC

15. 患者于 1 周前行全胰切除术，术后恢复顺利，康复出院前应进行的健康教育是
 A. 宜吃含糖量高的水果
 B. 低盐饮食
 C. 高蛋白、高脂肪、高维生素饮食
 D. 一日三餐，不宜过多
 E. 控制主食摄入量

参考答案与解析

【参考答案】

1. C 2. A 3. D 4. A 5. E 6. E 7. A 8. E 9. A 10. D 11. E 12. B 13. E 14. D 15. E

【解析】

扫码查看
相关内容

第三十六章 急腹症患者的护理

【A1 型题】

1. 急腹症患者未明确诊断前应禁用
   A. 阿托品
   B. 安眠药
   C. 手术治疗
   D. 哌替啶
   E. 镇静药
2. 急腹症最突出的表现为
   A. 腹痛
   B. 败血症
   C. 休克
   D. 恶心、呕吐
   E. 腹泻
3. 最常见的外科急腹症是
   A. 急性胆囊炎
   B. 急性胰腺炎
   C. 急性胃、十二指肠穿孔
   D. 急性肠梗阻
   E. 急性阑尾炎
4. 有关腹痛程度的描述，错误的是
   A. 通常腹痛加重提示病情加重
   B. 腹痛减轻即表示患者好转
   C. 炎症性刺激引起的疼痛较轻
   D. 化学性刺激产生疼痛较重
   E. 肾结石引起的疼痛剧烈
5. 对胃肠道破裂有重要意义的检查是
   A. 腹部叩诊鼓音
   B. 腹腔穿刺抽出血性液体
   C. 腹膜刺激征较轻
   D. X 线透视膈下游离气体
   E. 腹膜刺激征明显
6. 急腹症患者行直肠指检时，如指套染有血性黏液，首先考虑为
   A. 消化道出血
   B. 消化道穿孔
   C. 肠绞窄
   D. 急性胰腺炎
   E. 急性阑尾炎
7. 治疗上不必使用胃肠减压的疾病是
   A. 胃肠道大手术
   B. 急性胃肠炎
   C. 急性胃穿孔
   D. 肠梗阻
   E. 急性弥漫性腹膜炎

【A2 型题】

8. 患者，男性，32 岁。右上腹部被撞击，出现腹痛、面色苍白，脉搏 110 次/分，血压 80/60mmHg，腹腔穿刺抽出不凝血液。此患者腹腔内积血不凝的主要原因是
   A. 出血量大
   B. 凝血酶原降低
   C. 凝血因子被破坏
   D. 腹膜去纤维作用
   E. 血液被腹膜渗液稀释

【B1 型题】

（9~10 题共用备选答案）
A. 腹腔穿刺抽出不凝血液
B. 腹腔穿刺抽出血液很快凝固
C. 腹腔穿刺抽出稀脓性有臭味液体
D. 腹腔穿刺抽出血性含淀粉酶增高的液体
E. 腹腔穿刺抽出含有食物残渣的液体

9. 阑尾炎穿孔腹腔穿刺可能出现的是
10. 脾破裂腹腔穿刺可能出现的是

参考答案与解析

【参考答案】

1. D　2. A　3. E　4. B　5. D　6. C　7. B　8. D　9. C　10. A

【解析】

扫码查看
相关内容

第三十七章　周围血管疾病患者的护理

【A1 型题】

1. 血栓闭塞性脉管炎营养障碍期最主要的临床表现是
   A. 肢端发黑、干性坏疽
   B. 间歇性跛行
   C. 持续性静息痛
   D. 游走性静脉炎
   E. 患肢末端溃疡经久不愈
2. 下肢静脉曲张患者术后早期活动主要是为了预防
   A. 关节僵硬
   B. 患肢水肿
   C. 血管痉挛
   D. 肌肉萎缩
   E. 深静脉血栓
3. 病变以深部静脉为主的疾病是
   A. 血栓闭塞性脉管炎
   B. 闭塞性动脉硬化症
   C. 末端动脉痉挛症
   D. 静脉血栓形成
   E. 下肢静脉曲张
4. 下肢深静脉血栓形成最严重的并发症是
   A. 下肢溃疡
   B. 肺动脉栓塞
   C. 下肢静脉曲张
   D. 下肢严重水肿
   E. 肢体坏疽
5. 关于血栓闭塞性脉管炎的治疗，正确的是
   A. 严禁吸烟
   B. 防止受冷，可以使用热疗
   C. 患肢制动
   D. 疼痛时不应使用镇痛药，以免掩盖病情
   E. 只能用药物治疗，不可采用手术治疗
6. 有关血栓闭塞性脉管炎，说法错误的是
   A. 好发于青壮年男性
   B. 为慢性、闭塞性疾病
   C. 主要侵及大动脉
   D. 可有间歇性跛行
   E. 病变多发生于下肢血管

【A3/A4 型题】

（7~8 题共用题干）

患者，男性，34 岁。吸烟 16 年，3 年前开始出现右足发凉，足背部动脉搏动减弱等表现，被诊为血栓闭塞性脉管炎。近 1 年来病情逐渐加重，夜间常屈膝抱足而坐，难以入眠。

7. 患者夜间常屈膝抱足而坐的主要原因是
   A. 静息痛
   B. 肢体感觉迟钝
   C. 下肢发凉
   D. 肢端麻木
   E. 肌肉痉挛
8. 为了促进侧支循环的建立，护士应指导该患者
   A. 戒烟
   B. 防潮
   C. 保暖
   D. 防外伤
   E. 进行 Buerger 运动

【B1 型题】

（9~10 题共用备选答案）

A. 下肢静息痛
B. 下肢象皮肿
C. 下肢静脉迂曲隆起，久站后下肢酸胀沉重感
D. 将足背屈牵拉，使腓肠肌和比目鱼肌迅速伸长，可导致小腿剧痛
E. 遇冷或情绪刺激后，出现肢端皮肤由苍白转青紫，再转潮红，最后恢复正常

9. 下肢深静脉血栓形成患者，可能出现的典型表现是
10. 血栓闭塞性脉管炎患者，可能出现的典型表现是

参考答案与解析

【参考答案】

1. C　2. E　3. D　4. B　5. A　6. C　7. A　8. E　9. D　10. A

【解析】

扫码查看
相关内容

第三十八章　颅内压增高患者的护理

【A1 型题】

1. 颅内压增高引起的头痛特点是
   A. 突发性头痛
   B. 持续性头痛
   C. 间断性头痛
   D. 夜间、清晨加重
   E. 闪电样头痛
2. 颅内压增高的主要表现为
   A. 头痛、抽搐、偏瘫
   B. 头痛、呕吐、感觉障碍
   C. 头痛、恶心、食欲缺乏
   D. 头痛、呕吐、视盘水肿
   E. 头痛、抽搐、血压增高
3. 脑疝形成的机制是
   A. 颅腔内容物体积增大
   B. 颅内血容量增加
   C. 颅内脑脊液增加
   D. 颅内压力分布不均
   E. 颅内占位性病变
4. 成人颅内压的正常范围是
   A. 70~200mmH_2O
   B. 50~60mmH_2O
   C. 260~300mmH_2O
   D. 310~400mmH_2O
   E. 210~250mmH_2O
5. 颅内压增高患者取床头抬高卧位的目的是
   A. 减轻颅内出血
   B. 减轻脑水肿
   C. 减轻头痛
   D. 防止呕吐误吸
   E. 改善呼吸状态
6. 患者，男性，41 岁。脑占位行开颅切除术，术后行脑室引流，下列护理措施不恰当的是
   A. 每日引流不超过 500ml
   B. 引流管内液面随呼吸上下波动，说明引流通畅
   C. 妥善固定并确保通畅
   D. 拔管前应夹管，观察有无颅内压增高现象
   E. 引流管开口低于侧脑室 10~15cm
7. 颅内压增高的早期生命体征表现为
   A. 体温高、呼吸快、血压升高
   B. 呼吸快、脉搏快、血压降低
   C. 呼吸困难、脉搏快、脉压缩小
   D. 体温高、脉搏快、血压升高
   E. 呼吸慢、脉搏慢、血压升高

【A3/A4 型题】

（8~10 题共用题干）

患者，男性，45 岁。3 天前车祸伤及头部，头痛、呕吐逐渐加重。15 分钟前用力咳嗽后突然不省人事，查体见患者呈昏迷状态，左侧瞳孔散大，对光反应消失，眼底视神经乳头水肿，右侧肢体瘫痪，呼吸、血压不稳。

8. 患者最可能出现了
   A. 枕骨大孔疝
   B. 右侧颞叶沟回疝
   C. 左侧颞叶沟回疝
   D. 大脑镰下疝
   E. 原发性脑干损伤
9. 应立即采取的急救措施为
   A. 立即开颅减压
   B. 立即行脑脊液体外引流
   C. 脑脊液分流术
   D. 静脉输注高渗性利尿药
   E. 冬眠低温疗法
10. 禁忌的治疗措施是
   A. 腰椎穿刺，降低颅内压
   B. 开颅探查
   C. 应用激素
   D. 大剂量 20% 甘露醇静脉滴注
   E. 脑室体外引流，降低颅内压

参考答案与解析

【参考答案】

1. D　2. D　3. D　4. A　5. B　6. E　7. E　8. C　9. D　10. A

【解析】

扫码查看
相关内容

第三十九章　颅脑损伤患者的护理

【A1 型题】

1. 颅中窝骨折出现脑脊液耳漏的处理原则是
   A. 卧床休息，头低位
   B. 使用脱水药减少脑脊液外漏
   C. 给予镇静镇痛药
   D. 用棉球堵塞外耳道以减少脑脊液外漏
   E. 用生理盐水棉球清洁外耳道
2. 急性硬脑膜外血肿患者意识障碍的典型表现是
   A. 短暂昏迷
   B. 中间清醒期
   C. 持续昏迷
   D. 昏迷程度时重时轻
   E. 昏迷进行性加重
3. 单纯闭合性颅盖骨线形骨折的治疗原则是
   A. 仅做外固定
   B. 手术钢丝固定
   C. 加压包扎
   D. 手术复位
   E. 无须特殊处理
4. 颅底骨折诊断的最可靠依据是
   A. 脑脊液耳、鼻漏
   B. 颅底 X 线片
   C. 颅底骨质凹陷
   D. 颅神经损伤
   E. 头颅皮下出血
5. 应立即手术的颅脑损伤是
   A. 脑震荡
   B. 脑挫裂伤
   C. 硬脑膜外血肿
   D. 蛛网膜下腔出血
   E. 颅底骨折伴脑脊液漏

【A2 型题】

6. 患者，男性，42 岁。从汽车上坠下，左枕部着地，进行性意识障碍，出现右侧瞳孔散大，左侧肢体瘫痪。手术时应重点探查
   A. 右侧急性硬脑膜外血肿
   B. 右侧顶枕部脑挫裂伤
   C. 右侧额、颞部脑内或硬脑膜下血肿
   D. 左侧硬脑膜外血肿
   E. 左侧硬脑膜下血肿

【A3/A4 型题】

（7~9 题共用题干）

患者，男性，34 岁。因坠落伤后 2 小时来诊。查体：意识清楚，前额血肿，左眼眶周围瘀斑，鼻孔持续性流出淡红色液体，嗅觉障碍。诊断为颅前窝骨折收住院。

7. 诊断颅前窝骨折的主要依据是
   A. 高处坠落史
   B. 头皮血肿
   C. 脑脊液鼻漏
   D. 皮下瘀斑
   E. 嗅觉障碍
8. 护理诊断有颅内感染的危险，其主要相关因素是
   A. 抵抗力降低
   B. 脑脊液鼻漏
   C. 呼吸不通畅
   D. 营养失调
   E. 治疗不及时
9. 对该患者的护理措施，错误的是
   A. 去枕平卧位
   B. 勿冲洗鼻腔
   C. 勿腰椎穿刺
   D. 勿擤鼻涕
   E. 预防性使用抗生素

（10~12 题共用题干）

患者，男性，34 岁。因高空作业时不慎从 5 米多高处坠落，当即昏迷，约 20 分钟后清醒，主诉头痛、恶心，呕吐 2 次，右侧外耳道有血性液体流出，双侧瞳孔等大，对光反射存在，除右上肢因骨折制动外肢体活动尚可，约 2 小时后，头痛、恶心、呕吐加重，进而昏迷，右侧瞳孔散大，对光反射差，左侧肢体瘫痪、腱反射亢进，巴宾斯基征阳性，试分析该患者病情并回答下列问题。

10. 该患者的主要病变是
    A. 脑震荡及颅底骨折、脑脊液耳漏
    B. 颅底骨折及硬脑膜外血肿
    C. 脑挫裂伤、颅内高压
    D. 颅内高压并发脑疝
    E. 脑干损伤及颅内高压

11. 对该患者应采取的主要救治措施应是
A. 保持呼吸道通畅
B. 脱水疗法
C. 正确处理脑脊液漏
D. 严密观察瞳孔及生命体征变化
E. 紧急手术

12. 对该患者施行的下列护理措施中，错误的是
A. 注意观察瞳孔及生命体征变化
B. 预防感染并注射 TAT
C. 禁食并常规补液量
D. 取头高位
E. 昏迷常规护理

（13~15 题共用题干）

患者，女性，34 岁。被车撞伤头部，伤后查体：患者神志清楚，球结膜下出血，鼻孔出血且有脑脊液流出。

13. 考虑该患者最可能受伤的部位是
A. 颅中窝骨折
B. 颅后窝骨折
C. 颅前窝骨折
D. 鼻骨骨折
E. 颅盖骨骨折

14. 该部位骨折最易受伤的神经是
A. 滑车神经
B. 展神经
C. 三叉神经
D. 嗅神经
E. 面神经

15. 目前该患者适宜的体位为
A. 平卧位
B. 头高脚低位
C. 头低脚高位
D. 半坐卧位
E. 俯卧位

参考答案与解析

【参考答案】

1. E 2. B 3. E 4. A 5. C 6. C 7. C 8. B 9. A 10. B 11. E 12. C 13. C 14. D 15. D

【解析】

扫码查看
相关内容

第四十章　常见颅脑疾病患者的护理

【A1 型题】

1. 开颅手术最危险的并发症是
   A. 颅内感染
   B. 颅内出血
   C. 中枢性高热
   D. 尿崩症
   E. 癫痫发作
2. 治疗颅内肿瘤首选的方法是
   A. 手术治疗
   B. 化学治疗
   C. 放射治疗
   D. 免疫治疗
   E. 脱水治疗
3. 颅脑手术后留置脑室引流，通常情况下每日引流量不宜超过
   A. 200ml
   B. 300ml
   C. 400ml
   D. 500ml
   E. 600ml
4. 诊断颅内动脉瘤最重要的检查是
   A. X 线检查
   B. CT
   C. MRI
   D. 脑脊液检查
   E. 数字减影血管造影
5. 脑室引流术后患者引流管护理方法，不妥的是
   A. 引流管开口高于侧脑室平面 15cm
   B. 妥善固定引流管
   C. 每日引流量以不超过 500ml
   D. 定时无菌生理盐水冲洗
   E. 观察并记录引流液的量、性状

【A3/A4 型题】

（6~7 题共用题干）

患者，男性，78 岁。高血压 30 余年，因与他人争吵，突然出现头痛、呕吐、言语不清，跌倒在地，之后神志不清，大小便失禁。查体：昏迷，左侧瞳孔 8mm，右侧 3mm，血压 180/100mmHg，呼吸 16 次/分，脉搏 54 次/分。头颅 CT 示一侧基底节内囊区高密度影。

6. 考虑患者出现上述病症的原因是
   A. 脑出血
   B. 脑梗死
   C. 短暂性脑缺血发作
   D. 蛛网膜下腔出血
   E. 脑肿瘤破裂
7. 目前首先应采取的措施是
   A. 使用药物降血压
   B. 使用止血药
   C. 脱水降颅内压
   D. 立即手术
   E. 行脑室穿刺

参考答案与解析

【参考答案】

1. B　2. A　3. D　4. E　5. D　6. A　7. C

【解析】

扫码查看
相关内容

第四十一章　胸部损伤患者的护理

【A1 型题】

1. 导致血胸最常见的原因是
   A. 胸壁及肋间血管破裂
   B. 肺组织破裂
   C. 肺动静脉出血
   D. 上腔静脉出血
   E. 心脏破裂
2. 严重多根多处肋骨骨折的紧急处理是
   A. 气管插管辅助呼吸
   B. 手术切开内固定
   C. 加压包扎固定软化的胸壁
   D. 输血、输液
   E. 充分给氧
3. 胸腔闭式引流管的长玻璃管应插入水面
   A. 1~2cm
   B. 3~4cm
   C. 4~6cm
   D. 7~8cm
   E. 9~10cm
4. 肋骨骨折多发生于
   A. 第 2~5 肋
   B. 第 3~6 肋
   C. 第 4~7 肋
   D. 第 5~8 肋
   E. 第 6~9 肋
5. 张力性气胸的特点是
   A. 呼吸时空气经伤口自由出入
   B. 呼吸时气体从胸膜只出不入
   C. 患侧胸膜腔压力进行性增加
   D. 一般不挤压对侧胸膜腔和肺
   E. 纵隔不会移位
6. 外伤性血气胸最简便可靠的诊断依据是
   A. 胸腔穿刺抽出血液和气体
   B. 患者出现呼吸困难
   C. 胸部 X 线片见有液气面
   D. 胸部超声探查见有液平面
   E. 气管向一侧移位
7. 胸腔闭式引流管脱落时的应急处理是
   A. 一旦发生胸腔引流管脱落，立即用手捏住胸壁伤口处皮肤，消毒处理后，以凡士林纱布封闭伤口
   B. 立即通知医生，供给氧气吸入，观察缺氧情况
   C. 安慰患者，守护在患者床旁
   D. 医生到场后，协助医生进行检查，为医生提供信息，配合重新插入胸腔引流管
   E. 记录胸腔闭式引流管脱落经过及抢救过程
8. 可造成纵隔扑动的疾病是
   A. 闭合式气胸
   B. 张力性气胸
   C. 开放性气胸
   D. 血气胸
   E. 闭合性肋骨骨折
9. 反常呼吸运动可见于
   A. 单根单处肋骨骨折
   B. 单根多处肋骨骨折
   C. 多根多处肋骨骨折
   D. 血气胸
   E. 胸壁软组织损伤
10. 肋骨骨折的特殊性体征是
    A. 局部疼痛
    B. 局部血肿
    C. 局部瘀斑
    D. 按压肋骨有骨擦感
    E. 咳嗽、呼吸时疼痛加剧

【A2 型题】

11. 患者，男性，36 岁。右前胸被刀刺伤，出现烦躁不安、呼吸困难、口唇发绀，呼吸时胸壁伤口有“嘶嘶”响声，气管向左侧移位，右侧胸部叩诊鼓声。该患者的病理生理变化不包括
    A. 左肺受压
    B. 右肺完全萎陷
    C. 纵隔扑动
    D. 回心血量减少
    E. 胸膜腔压力高于大气压
12. 患者，男性，41 岁。因车祸致血胸，行胸腔闭式引流的部位是
    A. 锁骨中线第 2 肋间
    B. 腋前线第 3~4 肋间
    C. 腋中线第 4~5 肋间
    D. 腋后线第 6~7 肋间

E. 肩胛下角线第 6~7 肋间

13. 患者，男性，30 岁。检查发现气管向左侧移位，右侧胸廓饱满，触觉语颤减弱，叩诊浊音。应考虑最可能的原因是

A. 肺气肿

B. 气胸

C. 胸腔积液

D. 肺炎

E. 肺脓肿

【A3/A4 型题】

（14~18 题共用题干）

患者，男性，28 岁。胸部外伤致右侧第 5 肋骨骨折并发气胸，呼吸极度困难，发绀，出冷汗。查体：血压 80/60mmHg，气管向左侧移位，右侧胸廓饱满，叩诊呈鼓音，呼吸音消失，颈胸部有广泛皮下气肿等。采用闭式胸腔引流治疗。

14. 造成患者极度呼吸困难、发绀的主要原因是

A. 健侧肺受压迫

B. 纵隔向健侧移位

C. 静脉血液回流受阻

D. 伤侧胸腔压力不断升高

E. 广泛皮下气肿

15. 护士在巡视病房时，发现引流管衔接处脱节，应立即做出的处理是

A. 更换胸腔引流管

B. 引流管重新连接

C. 钳闭引流管近端

D. 拔除胸腔引流管

E. 通知医师，等待处理

16. 判断胸腔引流管是否通畅的最简单方法是

A. 检查患者的呼吸音是否正常

B. 检查引流管是否扭曲

C. 检查引流瓶中是否有引流液

D. 看引流管是否有液体引出

E. 观察水封瓶中长管内水柱的波动

17. 搬动此患者时应

A. 保持引流通畅

B. 保持引流瓶直立

C. 用两把止血钳夹闭引流管

D. 嘱患者屏住呼吸

E. 注意观察引流液排出情况

18. 该患者目前最适宜的体位是

A. 侧卧位

B. 半卧位

C. 平卧位

D. 头低脚高位

E. 仰卧中凹位

【B1 型题】

（19~20 题共用备选答案）

A. 开放性气胸

B. 闭合性气胸

C. 张力性气胸

D. 损伤性血胸

E. 多根多处肋骨骨折

19. 患侧叩诊呈浊音，考虑为

20. 出现反常呼吸运动，考虑为

参考答案与解析

【参考答案】

1. A 2. C 3. B 4. C 5. C 6. A 7. A 8. C 9. C 10. D 11. E 12. D 13. C 14. D 15. C 16. E 17. C 18. B 19. D 20. E

【解析】

扫码查看
相关内容

第四十二章　脓胸患者的护理

【A1 型题】

1. 急性脓胸患者最根本的治疗措施是
   A. 应用抗生素
   B. 排出脓液
   C. 纠正水电解质失衡
   D. 消除病因
   E. 营养支持
2. 慢性脓胸患者突出的临床表现是
   A. 高热
   B. 消瘦、贫血
   C. 脉速
   D. 全身乏力
   E. 呼吸急促
3. 急性脓胸最常见的致病菌是
   A. 链球菌
   B. 厌氧菌
   C. 大肠埃希菌
   D. 金黄色葡萄球菌
   E. 肺炎链球菌
4. 脓胸患者并发支气管胸膜瘘宜采用
   A. 健侧卧位
   B. 患侧卧位
   C. 仰卧位
   D. 俯卧位
   E. 半卧位

【A3/A4 型题】

（5～6 题共用题干）

患者，男性，28 岁。因咳嗽、胸痛、发热入院。X 线检查示有胸腔积液。

5. 为确诊是否为脓胸应进行
   A. 胸腔穿刺抽脓液
   B. 试用抗生素
   C. 血液检查是否有白细胞计数增多
   D. CT 检查
   E. 肺血管造影
6. 对脓胸的治疗下面不妥的是
   A. 加强营养
   B. 服用抗生素
   C. 立即手术治疗
   D. 应用胸腔闭式引流
   E. 治疗原发疾病

参考答案与解析

【参考答案】

1. B　2. B　3. D　4. B　5. A　6. C

【解析】

扫码查看
相关内容

第四十三章　肺部疾病外科治疗患者的护理

【A1 型题】

1. 发现肺癌最常用和首选的方法是
   A. 胸部 X 线检查
   B. 痰脱落细胞检查
   C. 放射性核素扫描
   D. 癌胚抗原检测
   E. 纤维支气管镜检查
2. 以下关于肺结核治疗的描述错误的是
   A. 抗结核治疗是必不可少的部分
   B. 应加强营养支持
   C. 手术主要用于内科治疗后长期排菌者
   D. 手术主要用于肺结核活动期的患者
   E. 胸廓成形术应分次进行
3. 肺癌的首发症状通常为
   A. 胸闷、气促
   B. 刺激性咳嗽
   C. 声音嘶哑
   D. 胸腔积液
   E. 大量咯血
4. 全肺切除的患者输液速度宜控制在
   A. 15~20 滴/分
   B. 20~25 滴/分
   C. 20~30 滴/分
   D. 35~40 滴/分
   E. 40~45 滴/分
5. 肺癌最常见的转移途径是
   A. 沿支气管壁
   B. 直接扩散
   C. 淋巴转移
   D. 血行转移
   E. 胸腔种植
6. 首选化疗的肺癌类型是
   A. 鳞状细胞癌
   B. 小细胞癌
   C. 大细胞癌
   D. 腺癌
   E. 支气管肺泡癌
7. 确诊肺结核的主要依据是
   A. 胸部 X 线检查
   B. 结核菌素试验
   C. 痰结核分枝菌检查
   D. 临床检查
   E. 胸腔积液为渗出液

【A3/A4 型题】

（8~10 题共用题干）

患者，男性，58 岁。胸痛、痰中带血丝 3 个月余。胸部 X 线片示右肺上叶有一不规则肿块阴影。既往有结核病史。拟诊肺癌。

8. 为明确诊断的简便有效的检查是
   A. CT
   B. MRI
   C. 痰细胞学检查
   D. 纤维支气管镜
   E. 癌相关抗原检查
9. 入院后 1 周在全身麻醉下行右上肺叶切除术，术后第 1 天患者最适宜的体位是
   A. 平卧位
   B. 左侧卧位
   C. 右侧卧位
   D. 头低脚高卧位
   E. 半坐卧位
10. 术后 24 小时内最常见的并发症是
   A. 肺炎
   B. 肺不张
   C. 出血
   D. 心脏并发症
   E. 支气管胸膜瘘

【B1 型题】

（11~12 题共用备选答案）

A. 伴哮鸣音的呼气性呼吸困难
B. 带喉音的咳嗽
C. 咳嗽、咳大量脓臭痰
D. 刺激性干咳、咯血
E. 长期晨间咳嗽

11. 肺癌早期可出现
12. 肺脓肿常出现

参考答案与解析

【参考答案】

1. A 2. D 3. B 4. C 5. C 6. B 7. C 8. C 9. E 10. C 11. D 12. C

【解析】

扫码查看
相关内容

第四十四章　食管癌患者的护理

【A1 型题】

1. 食管癌患者的典型临床表现为
   A. 进食哽噎感
   B. 胸骨后针刺样痛
   C. 胸痛，声音嘶哑
   D. 进行性吞咽困难
   E. 营养不良
2. 食管癌术后易发生吻合口瘘的原因不包括
   A. 营养不良
   B. 感染
   C. 吻合口张力大
   D. 食管切除过多
   E. 食管本身的解剖特点
3. 食管癌切除术后并发乳糜胸是因为术中可能损伤了
   A. 奇静脉
   B. 胸导管
   C. 迷走神经
   D. 支气管
   E. 心包
4. 我国食管恶性肿瘤多数为
   A. 鳞状细胞癌
   B. 腺癌
   C. 小细胞癌
   D. 腺鳞癌
   E. 未分化癌
5. 食管癌最常见的病理分型是
   A. 髓质型
   B. 蕈伞型
   C. 溃疡型
   D. 缩窄型
   E. 腔内型
6. 对已有临床症状或怀疑而又未能明确诊断的食管癌患者应早做
   A. 食管吞钡 X 线双重对比造影
   B. 脱落细胞学检查
   C. 纤维食管镜检查
   D. CT
   E. 超声内镜检查
7. 食管癌术后并发吻合口瘘伴胸腔感染，引流液的颜色常为
   A. 红色
   B. 淡红色
   C. 乳白色
   D. 混浊
   E. 清亮
8. 食管癌手术患者的护理过程中，错误的一项是
   A. 注意口腔卫生
   B. 术前做胃肠道准备
   C. 术后保持胃肠减压通畅
   D. 术后胃肠蠕动恢复后即可进食
   E. 注意并发吻合口瘘

【A2 型题】

9. 患者，女性，49 岁。吞咽困难 2 个月，现可进面汤、稀饭，锁骨上未触及淋巴结。经食管吞钡 X 线造影可见胸中段食管约 2cm 狭窄，考虑主要的治疗措施是
   A. 手术切除
   B. 放射治疗
   C. 胃造瘘术
   D. 中医治疗
   E. 生物治疗
10. 患者，女性，40 岁。进食后胸骨后刺痛并有哽噎感 3 个月余，X 线钡餐检查显示中段食管黏膜皱襞增粗和断裂 3cm，怀疑为食管癌。为进一步确诊，首选的检查方法是
    A. 纤维食管镜检查
    B. CT 检查
    C. 磁共振成像
    D. B 超检查
    E. 食管脱落细胞学检查

【A3/A4 型题】

（11～14 题共用题干）

患者，男性，73 岁。因食管癌入院手术治疗。身高 1.75m，体重 50kg，HR 85 次/分，R 18 次/分，既往吸烟 50 年，有家族史，平时喜食腌制食品。

11. 食管癌典型的临床表现是
    A. 胸骨后烧灼感
    B. 胸骨后异物感

C. 食欲缺乏、呕吐
D. 消瘦、贫血
E. 进行性吞咽困难

12. 食管癌的好发部位是
A. 食管颈段
B. 食管上段
C. 食管中段
D. 食管下段
E. 食管腹段

13. 患者术后最严重的并发症是
A. 出血
B. 感染
C. 吻合口瘘
D. 乳糜胸
E. 反流性食管炎

14. 此患者出院后 1 个月又出现吞咽不畅，可能的原因是
A. 反流性食管炎
B. 幽门梗阻
C. 肠梗阻
D. 吻合口狭窄
E. 吻合口溃疡

参考答案与解析

【参考答案】

1. D　2. D　3. B　4. A　5. A　6. C　7. D　8. D　9. A　10. A　11. E　12. C　13. C　14. D

【解析】

扫码查看
相关内容

第四十五章　心脏疾病患者的护理

【A1 型题】

1. 心脏破裂最常见的部位是
   A. 右心房
   B. 左心房
   C. 右心室
   D. 心包内大血管
   E. 左心室
2. 不符合体外循环后低心排血量综合征的表现是
   A. 血压下降
   B. 脉压变小
   C. 中心静脉压降低
   D. 心率快
   E. 中枢性高热
3. 体外循环术后患者的护理，不正确的是
   A. 体外循环术后 48 小时内连续监测记录生命体征，每小时 1 次
   B. 麻醉未醒时取平卧位、头偏向一侧
   C. 麻醉清醒后，生命体征平稳者取半坐卧位
   D. 预防感染，遵医嘱给予抗生素
   E. 术后监测生命体征变化
4. 关于二尖瓣狭窄描述，错误的是
   A. 肺淤血导致呼吸困难
   B. 出现肺静脉高压可导致大量咯血
   C. 二尖瓣面容
   D. 可出现右心衰竭症状
   E. 心律失常多为室性心律失常
5. 下列关于主动脉瓣关闭不全病理生理变化的描述，错误的是
   A. 左心室扩大、肥厚
   B. 失代偿时左心排血量增加
   C. 舒张压降低
   D. 冠状动脉灌注减少
   E. 左心衰竭
6. 冠心病患者体外循环心内直视术术前应停用
   A. 阿司匹林
   B. 氯化钾
   C. 硝酸甘油
   D. 美托洛尔
   E. 硝苯地平

【A2 型题】

7. 患者，女性，35 岁。风湿性心脏病行二尖瓣瓣膜置换术术后 1 个月，凝血功能检查示凝血酶原时间（PT）为 20 秒，可告知患者
   A. 继续服用原剂量抗凝药
   B. 需要增加抗凝药用量
   C. 需要减少抗凝药用量
   D. 需要立即重新检查凝血功能
   E. 使用量适当，不需要继续监测
8. 患者，女性，29 岁。因风湿性心脏病行二尖瓣瓣膜置换术。术后服用华法林，对其健康教育中最重要的是
   A. 定期检查凝血功能
   B. 适量运动
   C. 每日摄入足量蛋白质
   D. 预防感染
   E. 保持心情愉快
9. 患者，男性，35 岁。患风心病，近 2 日出现咳嗽、端坐呼吸。查体：两肺闻及湿啰音，心尖区舒张中期隆隆样杂音，第一心音亢进。考虑诊断为
   A. 二尖瓣狭窄，急性肺水肿
   B. 二尖瓣狭窄，右心衰竭
   C. 二尖瓣关闭不全，急性肺水肿
   D. 二尖瓣关闭不全，右心衰竭
   E. 二尖瓣狭窄伴关闭不全
10. 患者，男性，78 岁。冠状动脉旁路移植术术后 2 小时，气管插管呼吸机辅助呼吸，T 37.7℃，P 87 次/分，R 18 次/分。护理措施错误的是
    A. 每小时吸痰 1 次
    B. 每小时测 1 次尿量
    C. 禁食水
    D. 保持心包引流通畅
    E. 半卧位，鼓励咳嗽

【A3/A4 型题】

（11～13 题共用题干）

患者，男性，21 岁。查体时发现心尖部舒张期

隆隆样杂音，左心房增大。

11. 该患者最可能的诊断是
  A. 二尖瓣狭窄
  B. 二尖瓣关闭不全
  C. 主动脉瓣狭窄
  D. 主动脉瓣关闭不全
  E. 二尖瓣狭窄并二尖瓣关闭不全

12. 该患者左心房失代偿期最严重的表现是
  A. 咯血
  B. 端坐呼吸
  C. 急性肺水肿
  D. 快速心房颤动
  E. 心绞痛

13. 该患者可出现的并发症，下列少见的是
  A. 栓塞
  B. 心力衰竭
  C. 急性肺水肿
  D. 感染性心内膜炎
  E. 心房颤动

【B1 型题】

（14~15 题共用备选答案）
  A. 阿司匹林
  B. 硝酸甘油
  C. 洋地黄
  D. 硝苯地平
  E. 普萘洛尔

14. 属于 β 受体阻断药的药物是
15. 属于钙通道阻滞药的药物是

参考答案与解析

【参考答案】

1. C 2. C 3. A 4. E 5. B 6. A 7. A 8. A 9. A 10. E 11. A 12. C 13. D 14. E 15. D

【解析】

扫码查看
相关内容

第四十六章　泌尿、男性生殖系统疾病的主要症状和检查

【A1 型题】

1. 终末血尿提示病变部位多在
   A. 后尿道
   B. 肾皮质
   C. 输尿管上段
   D. 肾髓质
   E. 输尿管下段
2. 尿细胞学阳性结果提示有
   A. 慢性尿路感染
   B. 泌尿系统移行细胞肿瘤
   C. 泌尿系统结核
   D. 急性前列腺炎
   E. 泌尿系统结石
3. 乳糜尿最常见的原因为
   A. 肿瘤
   B. 结石
   C. 结核
   D. 丝虫病
   E. 梗阻
4. 高度怀疑前列腺癌时，血清前列腺特异性抗原（PSA）的值应大于
   A. 1ng/ml
   B. 3ng/ml
   C. 5ng/ml
   D. 7ng/ml
   E. 10ng/ml
5. 常用于了解肾功能的影像学诊断手段是
   A. KUB 检查
   B. IVU 检查
   C. RPG 检查
   D. DSA 检查
   E. CT 检查
6. 静脉肾盂造影前的护理，不正确的是
   A. 检查前 1 日普食
   B. 检查前晚服缓泻药
   C. 检查 1 日前做碘过敏试验
   D. 检查日晨禁食并排便
   E. 检查前排空膀胱
7. 全程血尿提示病变部位多在
   A. 膀胱
   B. 输尿管
   C. 肾脏
   D. 后尿道
   E. 膀胱或其以上尿路
8. 判断膀胱破裂最简单的检查有
   A. 导尿及膀胱注水试验
   B. 膀胱造影
   C. 插入金属导尿管
   D. 耻骨上膀胱穿刺
   E. 腹腔穿刺
9. 能用于常规查体且能发现早期肾癌的简便方法是
   A. 排泄性尿路造影
   B. 逆行尿路造影
   C. B 超检查
   D. CT 检查
   E. MRI 检查

【A3/A4 型题】

（10～11 题共用题干）

患者，女性，30 岁。3 年前结婚后经常发生腰痛，尿急、尿频、尿痛，并有发热而就诊。

10. 首先应做的检查是
    A. 腰椎摄片
    B. 血白细胞测定
    C. 尿常规检查
    D. 膀胱镜检查
    E. 血红蛋白测定
11. 如由感染所致，最常见的病原菌是
    A. 军团菌
    B. 铜绿假单胞菌
    C. 葡萄球菌
    D. 肺炎链球菌
    E. 大肠埃希菌

参考答案与解析

【参考答案】

1. A　2. B　3. D　4. E　5. B　6. A　7. E　8. A　9. C　10. C　11. E

【解析】

扫码查看
相关内容

第四十七章　泌尿系统损伤患者的护理

【A1 型题】

1. 肾损伤最严重的是
   A. 肾挫伤
   B. 肾盂部分裂伤
   C. 肾皮质部分裂伤
   D. 肾全层裂伤
   E. 肾蒂损伤
2. 后尿道损伤最常见的原因是
   A. 骑跨伤
   B. 弹片
   C. 膀胱镜检查
   D. 骨盆骨折
   E. 尿道器械操作伤
3. 以下能说明膀胱损伤的是
   A. 排尿突然中断
   B. 膀胱刺激征
   C. 尿潴留
   D. 有尿意，但不能排尿而膀胱空虚
   E. 尿失禁
4. 尿道损伤后，预防尿道狭窄的主要措施是
   A. 应用抗生素
   B. 超短波理疗
   C. 留置尿管 7~10 天
   D. 多饮水
   E. 定期做尿道扩张
5. 大多数肾挫裂伤采取的治疗方法为
   A. 肾周引流术
   B. 非手术治疗
   C. 肾切除术
   D. 部分肾切除术
   E. 肾修补术
6. 尿瘘常见的原因不包括
   A. 放射治疗
   B. 剖宫产手术损伤
   C. 膀胱结核
   D. 阑尾炎手术损伤
   E. 长期安放子宫托

【A2 型题】

7. 患者，男性，25 岁。骑跨伤 8 小时。排尿困难，尿道口流血，排尿时会阴部疼痛加重。查体：阴囊明显肿大，有血尿外渗，尿管不能插入。其最佳的处理方法为
   A. 立即施行尿道修补
   B. 行尿道会师
   C. 以金属导尿管导尿
   D. 施行尿道修补和引流积血
   E. 耻骨上膀胱造瘘
8. 患者，男性，25 岁。下腹外伤 5 小时，出现腹痛伴排尿困难。试插导尿管可以顺利进入膀胱，注入 200ml 灭菌生理盐水后抽出不足 100ml。应首先考虑为
   A. 前尿道断裂
   B. 后尿道断裂
   C. 输尿管损伤
   D. 膀胱颈损伤
   E. 膀胱破裂

【A3/A4 型题】

（9~10 题共用题干）

患者，女性，40 岁。下腹部受到剧烈撞击后出现轻压痛，导尿有少量血尿，6 小时后尿量仅 100ml，呈血性，患者腹痛加重，并蔓延至全腹，移动性浊音阳性。

9. 应考虑该患者可能出现
   A. 肾挫伤
   B. 膀胱破裂
   C. 前尿道损伤
   D. 输尿管损伤
   E. 后尿道损伤
10. 为进一步确定患者的损伤类型，可做的检查为
   A. B 超
   B. X 线腹平片
   C. 静脉肾盂造影
   D. 注水试验
   E. CT

（11~12 题共用题干）

患者，男性，27 岁。右腰部被撞伤 2 小时来院急诊。右腰部疼痛、肿胀，有淡红色血尿排出，患者生命体征稳定，诊断为右肾挫伤，暂采取非手术治疗。

11. 该患者的护理，下列错误的是

A. 绝对卧床休息
B. 输液、使用止血药
C. 按医嘱应用抗生素
D. 血尿消失即可下床活动
E. 做好术前准备

12. 非手术治疗期间，出现下列哪种情况时，需及时手术治疗
A. 发热
B. 血尿 5 天内仍未消失
C. 排尿困难
D. 腰腹部疼痛
E. 腰部肿胀明显增大

【B1 型题】

（13～15 题共用备选答案）
A. 尿道完全断裂
B. 尿道全层裂伤
C. 尿道球部损伤
D. 尿道膜部损伤
E. 尿道前列腺部损伤

13. 骑跨伤多会造成
14. 骨盆骨折易造成
15. 能通畅留置导尿，一般不是

参考答案与解析

【参考答案】

1. E　2. D　3. D　4. E　5. B　6. D　7. D　8. E　9. B　10. D　11. D　12. E　13. C　14. D　15. A

【解析】

扫码查看
相关内容

第四十八章　泌尿系统结石患者的护理

【A1 型题】

1. 肾结石患者的主要症状是
A. 活动后镜下血尿
B. 排尿困难
C. 尿频、尿急
D. 尿失禁
E. 无痛性血尿
2. 上尿路结石最常见的类型是
A. 胱氨酸结石
B. 草酸钙结石
C. 磷酸镁铵结石
D. 尿酸结石
E. 碳酸钙结石
3. 结石引起肾绞痛时，应首先采用
A. 手术取石
B. 中西医排石治疗
C. 解痉、镇痛
D. 给予镇静药
E. 抗感染治疗
4. 膀胱结石的排尿特点是
A. 滴出尿液
B. 尿线变细
C. 尿射程变短
D. 尿线中断
E. 尿等待
5. 输尿管上尿路结石行体外冲击波碎石，其结石大小应
A. <0.6cm
B. ≤2.0cm
C. <2.5cm
D. >2.0cm
E. >2.5cm
6. 尿酸结石患者不宜食用
A. 菠菜
B. 马铃薯
C. 动物内脏
D. 蛋黄
E. 牛奶

【A2 型题】

7. 患者，男性，37 岁。因反复发作左腰部绞痛 2 年余来诊。既往多次尿中排出黄色光滑小结石。肾 B 超：肾盂内可见直径约 2cm 强光团，左肾盂轻度积水。肾、输尿管和膀胱（KUB）X 线片：双肾区未见结石影。最可能的结石成分是
A. 尿酸
B. 钙
C. 碳酸盐
D. 磷酸镁铵
E. 胱氨酸
8. 患者，女性，27 岁。因活动后突发右下腹疼痛伴恶心 1 小时来诊。1 个月前有类似发作史。查体：右肾区叩痛，腹软，右下腹深压痛，无肌紧张。实验室检查：尿白细胞 3~4 个/高倍视野，红细胞 20~30 个/高倍视野。肾、输尿管和膀胱（KUB）X 线片：右输尿管上段可见直径约 0.8cm 阴影。肾 B 超：右肾轻度积水。目前最佳的治疗方法是
A. 体外震波碎石
B. 输尿管切开取石
C. 肾镜取石
D. 解痉镇痛后体外震波碎石
E. 非手术排石
9. 患者，男性，22 岁。运动后发生肾绞痛，继而出现肉眼血尿。分诊护士应首先判断该患者最可能为
A. 肾损伤
B. 上尿路结石
C. 肾癌
D. 膀胱癌
E. 前列腺增生

【A3/A4 型题】

（10~11 题共用题干）

患者，男性，35 岁。骑自行车途中突发左腰部刀割样痛，向下腹部和外阴部放射。查体：肾区有叩击痛，尿常规检查可见镜下血尿。

10. 最可能的疾病是
A. 泌尿系统肿瘤
B. 肾损伤

C. 尿道损伤
D. 前列腺增生
E. 肾和输尿管结石

11. 本病首选的检查是
A. B 型超声波
B. 尿路平片
C. 静脉肾盂造影
D. 逆行肾盂造影
E. 膀胱镜检查

【B1 型题】

（12~13 题共用备选答案）
A. 膀胱刺激症状伴终末血尿、低热
B. 慢性尿潴留
C. 全程无痛性血尿
D. 腰部放射性绞痛伴血尿
E. 排尿时突然中断，改变体位后又能继续排尿

12. 膀胱结石的典型表现是
13. 膀胱结核的典型表现是

参考答案与解析

【参考答案】

1. A　2. B　3. C　4. D　5. B　6. C　7. A　8. D　9. B　10. E　11. B　12. E　13. A

【解析】

扫码查看
相关内容

第四十九章　泌尿、男性生殖系统结核患者的护理

【A1 型题】

1. 肾结核的感染途径多为
   A. 血行感染
   B. 上行感染
   C. 淋巴感染
   D. 直接扩散
   E. 接触感染
2. 肾结核最常见的症状是
   A. 肾区疼痛
   B. 全身中毒症状
   C. 血尿、脓尿
   D. 肾区肿块
   E. 进行性膀胱刺激征
3. 泌尿系统结核最早受到感染的是
   A. 单侧肾脏
   B. 双侧肾脏
   C. 输尿管
   D. 膀胱
   E. 尿道
4. 肾结核术后还需抗结核治疗的时间为
   A. 1 个月
   B. 2 个月
   C. 1～3 个月
   D. 3～6 个月
   E. 6 个月以上

【A2 型题】

5. 患者，男性，32 岁。顽固性膀胱刺激症状半年，低热、乏力，用抗生素后，症状略减轻，尿中有红细胞、白细胞，3 次尿培养均为阴性。该患者的诊断可能为
   A. 膀胱炎
   B. 肾盂肾炎
   C. 泌尿系统结石
   D. 泌尿系统结核
   E. 膀胱异物

【A3/A4 型题】

（6～8 题共用题干）

患者，男性，40 岁。尿频、尿急、尿痛 5 年，有时出现肉眼血尿。查体：贫血貌，血尿素氮 33mmol/L，肌酐 612μmol/L，尿常规脓细胞 20～30 个/高倍视野。B 超示膀胱容量小，每次排尿 50ml。

6. 最可能的诊断为
   A. 慢性膀胱炎
   B. 慢性肾盂肾炎
   C. 一侧肾结核，一侧肾积水
   D. 膀胱感染
   E. 双肾结核
7. 该病最有意义的诊断方法是
   A. 膀胱镜检查
   B. 膀胱测压
   C. 逆行肾盂造影
   D. 尿液检查
   E. CT 检查
8. 该病不宜检查的项目为
   A. 膀胱镜
   B. 尿结核分枝杆菌培养
   C. CT 检查
   D. 尿培养+药物敏感试验
   E. B 超

参考答案与解析

【参考答案】

1. A　2. E　3. B　4. E　5. D　6. C　7. D　8. A

【解析】

扫码查看
相关内容

第五十章　泌尿系统梗阻患者的护理

【A1 型题】

1. 老年男性进行性排尿困难，最可能的原因是
   A. 膀胱肿瘤
   B. 膀胱颈纤维化
   C. 神经源性膀胱
   D. 前列腺增生
   E. 尿道狭窄
2. 良性前列腺增生最初常见的症状是
   A. 尿潴留
   B. 排尿费力
   C. 贫血、乏力
   D. 血尿
   E. 尿频
3. 前列腺增生的患者，发生急性尿潴留应首先
   A. 导尿后拔除尿管
   B. 膀胱穿刺
   C. 金属导尿管导尿
   D. 急性膀胱造瘘术
   E. 导尿并留置导尿管
4. 前列腺增生排尿困难的程度主要决定于
   A. 前列腺的大小
   B. 患者年龄
   C. 增生的部位
   D. 是否癌变
   E. 是否钙化

【A2 型题】

5. 患者，男性，66 岁。因夜尿增多（3~4 次/夜）3 年，排尿困难、尿线变细 1 年来诊。诊断应首先考虑
   A. 慢性膀胱炎
   B. 慢性肾盂肾炎
   C. 良性前列腺增生
   D. 膀胱癌
   E. 尿道炎
6. 患者，男性，70 岁。因前列腺增生造成排尿困难、尿潴留，已 15 小时未排尿。目前正确的护理措施是
   A. 让患者坐起排尿
   B. 让患者听流水声
   C. 用温水冲洗会阴部
   D. 热敷下腹部
   E. 行导尿术
7. 患者，男性，70 岁。排尿困难 5 年，夜尿 5~6 次。直肠指检：前列腺Ⅲ度肿大。B 超：残余尿 220ml，双肾中度积水。血肌酐 360μmol/L。尿常规：白细胞 20~30 个/高倍视野。此患者目前最佳的治疗方法为
   A. 药物治疗
   B. 留置导尿
   C. 膀胱造瘘术
   D. 经膀胱前列腺切除术
   E. 经耻骨后前列腺切除术

【A3/A4 型题】

（8~10 题共用题干）

患者，男性，76 岁。因排尿困难造成急性尿潴留，已 15 小时未排尿，下腹胀痛。

8. 造成老年男性急性尿潴留最常见的原因是
   A. 膀胱结核
   B. 前列腺增生
   C. 膀胱肿瘤
   D. 尿道狭窄
   E. 膀胱结石
9. 下列急性尿潴留的病因中，不属于机械性梗阻的是
   A. 前列腺增生
   B. 尿道肿瘤
   C. 尿道断裂
   D. 尿路结石
   E. 外伤性高位截瘫
10. 为缓解患者症状，目前最首要的护理措施是
    A. 行导尿术
    B. 热敷下腹部
    C. 用温水冲洗会阴部
    D. 让患者坐起排尿
    E. 让患者听水声

参考答案与解析

【参考答案】

1. D　2. E　3. E　4. C　5. C　6. E　7. B　8. B　9. E　10. A

【解析】

扫码查看
相关内容

第五十一章　泌尿、男性生殖系统肿瘤患者的护理

【A1 型题】

1. 膀胱癌最常见的症状是
   A. 无痛性肉眼血尿
   B. 尿频、尿急、尿痛
   C. 排尿困难
   D. 尿潴留
   E. 下腹部包块
2. 膀胱癌的好发部位是
   A. 膀胱后壁
   B. 膀胱顶部
   C. 膀胱顶部与后壁
   D. 膀胱后壁和侧壁
   E. 膀胱出口
3. 诊断膀胱肿瘤最主要的方法是
   A. 尿细胞学检查
   B. 膀胱镜检查
   C. 膀胱造影
   D. B 超
   E. CT
4. 关于膀胱癌预后的因素中，最主要的是
   A. 肿瘤浸润深度
   B. 肿瘤组织类型
   C. 肿瘤的数目
   D. 肿瘤的大小
   E. 肿瘤的部位

【A2 型题】

5. 前列腺癌患者血中升高的肿瘤标志物是
   A. PSA
   B. AKP
   C. Hb
   D. AFP
   E. CEA
6. 患者，男性，56 岁。行肾癌根治术术后 4 小时，静脉输液量为 1500ml，尿量为 200ml，颜色为浅黄色。此时护士应首先
   A. 立即通知医师
   B. 查看尿管是否弯折、受压
   C. 抽取血进行生化检查
   D. 监测血压
   E. 尿常规检查
7. 患者，男性，60 岁。在接受前列腺癌根治术 2 年后发现股骨和腰椎骨转移性癌，已接受过雌激素治疗。患者出现疲倦、乏力、恶心、呕吐、头痛、口渴、多尿等情况。患者可能发生了
   A. 高渗性脱水
   B. 水过多
   C. 低钙血症
   D. 高钙血症
   E. 镁过多

【B1 型题】

（8~10 题共用备选答案）
A. 肾癌
B. 肾胚胎瘤
C. 膀胱癌
D. 肾囊肿
E. 肾盂癌

8. 无症状的腹部包块出现最早的是
9. 早期血尿伴条状血块可出现肾绞痛的是
10. 成人泌尿系统最常见的肿瘤是

参考答案与解析

【参考答案】

1. A　2. D　3. B　4. A　5. A　6. B　7. D　8. B　9. E　10. C

【解析】

扫码查看
相关内容

第五十二章　男性性功能障碍、节育者的护理

【A1 型题】

1. 关于男性生殖生理，下列描述哪项是错误的
   A. 男性生殖系统包括生殖腺、生殖管道、附属性腺及外生殖器
   B. 睾丸的功能是生产精子和分泌睾酮
   C. 睾丸的功能是受下丘脑-垂体-性腺轴控制，受垂体促性腺激素的刺激和调节
   D. 睾丸生精过程有明显次序，由精原细胞逐渐发育到精子
   E. 精子在女性生殖道内存在 4~6 天
2. 适用于各种类型的性功能障碍的治疗方法是
   A. 精神心理治疗
   B. 激素治疗
   C. 功能性电刺激
   D. 手术治疗
   E. 药物注射治疗
3. 阳痿属于勃起功能障碍的
   A. 轻度
   B. 较轻度
   C. 中度
   D. 较重度
   E. 重度

【B1 型题】

（4~5 题共用备选答案）
A. 输精管痛性结节
B. 附睾淤积
C. 输精管再通
D. 血肿
E. 出血

4. 在输精管结扎处出现 8mm×8mm 大小的结节，疼痛，扪之压痛。应考虑
5. 某患者输精管结扎术后 1 年半，女方再孕，精液中查到精子。应考虑

参考答案与解析

【参考答案】

1. E　2. A　3. E　4. A　5. C

【解析】

扫码查看
相关内容

第五十三章　肾上腺疾病外科治疗患者的护理

【A1 型题】

1. 嗜铬细胞瘤大多数发生在
   A. 肾上腺髓质
   B. 肾上腺皮质
   C. 胰腺
   D. 肾脏
   E. 腹膜后
2. 嗜铬细胞瘤主要分泌
   A. 甲状腺素
   B. 皮质醇
   C. 去甲肾上腺素
   D. 肾上腺素
   E. 皮质酮
3. 下列不属于儿茶酚胺增多症临床表现的是
   A. 头痛
   B. 面色潮红
   C. 四肢发冷
   D. 心悸
   E. 低血压
4. 原发性醛固酮增多症是由肾上腺或异位组织分泌过多的醛固酮，从而主要抑制下列哪种物质的分泌
   A. 皮质醇
   B. 肾上腺素
   C. 肾素
   D. 降钙素
   E. 甲状腺素
5. 儿茶酚胺增多症最有效的治疗方法是
   A. 手术切除肿瘤
   B. 药物治疗
   C. 放射治疗
   D. 中医治疗
   E. 免疫治疗
6. 嗜铬细胞瘤代谢特点为
   A. 低血压、低血糖、低代谢
   B. 高血压、低血糖、低代谢
   C. 高血压、低血糖、高代谢
   D. 高血压、高血糖、高代谢
   E. 低血压、高血糖、高代谢
7. 原发性醛固酮增多症出现的代谢紊乱为
   A. 高血钾
   B. 尿钾排出增加
   C. 血浆肾素水平高
   D. 低血压
   E. 血醛固酮水平降低

参考答案与解析

【参考答案】

1. A　2. C　3. E　4. C　5. A　6. D　7. B

【解析】

扫码查看
相关内容

第五十四章　骨科患者的一般护理

【A1 型题】

1. 牵引的主要作用不包括
   A. 肢体制动、减轻疾病
   B. 骨折和脱位的复位和固定
   C. 促进患肢血液供应
   D. 矫正和预防挛缩畸形的肢体
   E. 解除肌肉痉挛，防止畸形
2. 皮肤牵引的重量一般不超过
   A. 3kg
   B. 5kg
   C. 7kg
   D. 9kg
   E. 11kg
3. 适用于骨牵引的骨折是
   A. 锁骨骨折
   B. 肋骨骨折
   C. 指骨骨折
   D. 股骨干骨折
   E. 骨盆粉碎性骨折
4. 下肢牵引时抬高床尾的主要目的是
   A. 设置对抗力量
   B. 减轻患肢疼痛
   C. 促进患肢血液循环
   D. 便于观察肢端情况
   E. 使患者感到舒适
5. 保持牵引针孔处的清洁
   A. 每日滴乙醇（75%）消毒 2 次
   B. 每日滴聚维酮碘（0.5%）消毒 2 次
   C. 每日滴乙醇（95%）消毒 2 次
   D. 每日滴乙醇消毒 2 次
   E. 每日滴乙醇（35%）消毒 2 次
6. 骨折患者，功能锻炼的原则正确的是
   A. 伤后 1~2 周内以患肢肌肉的收缩运动为主
   B. 伤后 1~2 周内以骨折处远近侧关节运动为主
   C. 伤后 2~3 周后以重点关节为主的全身活动
   D. 伤后 2~3 周后以患肢肌肉的收缩运动为主
   E. 伤后 6~8 周后以骨折处远近侧关节运动为主

【A2 型题】

7. 患者，男性，40 岁。2 小时前不慎被倒塌的墙砸伤，四肢无力，X 线片示 C_5 椎体骨折伴脱位，此时最适宜采取的措施是
   A. 小夹板固定
   B. 颌枕带牵引
   C. 皮肤牵引
   D. 立即功能锻炼
   E. 颈部手法复位、推拿治疗

参考答案与解析

【参考答案】

1. C　2. B　3. D　4. A　5. A　6. A　7. B

【解析】

扫码查看
相关内容

第五十五章　骨与关节损伤患者的护理

【A1 型题】

1. 可确定骨折的是
   A. 疼痛
   B. 肿胀
   C. 骨擦感
   D. 压痛
   E. 功能障碍
2. 肱骨髁上骨折常见于以下哪些人
   A. 小儿
   B. 中年人
   C. 青壮年人
   D. 骨质疏松患者
   E. 老年女性
3. 断肢再植术后测量局部皮温，若突然下降 3℃ 以上，提示
   A. 局部肿胀和瘀斑
   B. 动脉痉挛
   C. 静脉栓塞
   D. 静脉危象
   E. 血管危象
4. 影响骨折愈合最主要的因素是
   A. 高龄
   B. 伤口感染
   C. 粉碎性骨折
   D. 血液供应不良
   E. 复位时过度牵引
5. 骨筋膜室综合征好发于小腿和以下哪个部位
   A. 上臂
   B. 前臂
   C. 大腿
   D. 膝关节
   E. 足部
6. 肘关节脱位最常见的类型是
   A. 前脱位
   B. 后脱位
   C. 内侧脱位
   D. 外侧脱位
   E. 中心型脱位
7. 骨折后容易发生股骨头无菌性坏死的骨折是
   A. 股骨颈骨折
   B. 股骨粗隆骨折
   C. 股骨基底部骨折
   D. 股骨头下骨折
   E. 不能确定
8. 出现“方肩”畸形的原因是
   A. 锁骨骨折
   B. 肩关节盂空虚
   C. 上臂明显肿胀
   D. 肱三头肌撕裂伤
   E. 肱骨外科颈骨折
9. 人工髋关节置换术后禁忌的体位是
   A. 内收外旋
   B. 外展中立
   C. 内收内旋
   D. 低半卧位
   E. 侧卧位
10. 脊柱骨折最易发生的部位是
    A. 胸腰段
    B. 骶段
    C. 颈胸段
    D. 腰段
    E. 腰骶段
11. 关于骨折现场急救措施，错误的是
    A. 外露骨端现场复位
    B. 迅速平稳地转送
    C. 妥善固定伤肢
    D. 脱离危险区域
    E. 先处理危及生命的伤情
12. 胸腰椎骨折者保守治疗期间体位为
    A. 平卧位
    B. 膝部垫枕
    C. 头颈部垫枕
    D. 腰背部垫枕
    E. 头部和臀部垫枕
13. 肱骨中段骨折最易引起损伤的神经是
    A. 正中神经
    B. 腋神经
    C. 桡神经
    D. 尺神经
    E. 肌皮神经
14. 骨筋膜室综合征多见于

A. 肱骨髁上骨折
B. 锁骨骨折
C. 尺骨、桡骨骨折
D. 股骨颈骨折
E. 股骨干骨折

15. 胫骨骨折常出现开放性骨折和粉碎性骨折，其主要原因是
A. 暴力多是直接的且局部软组织少
B. 胫骨的脆性较大
C. 暴力间接地通过腓骨传导
D. 因腓骨细小，缺乏对胫骨的支持
E. 胫骨在解剖上多有变异

16. 骨筋膜室综合征的处理方法正确的是
A. 彻底切开筋膜减压
B. 抬高患肢
C. 密切观察有无肾衰竭
D. 立即手术探查血管、神经
E. 去除外固定物

17. 科利斯骨折复位后应用石膏将患肢固定于
A. 屈腕、旋后位
B. 伸腕、尺偏、旋后位
C. 伸腕、中立位
D. 屈腕、中立位
E. 屈腕、尺偏、旋前位

18. 关节脱位复位后固定时间不可过长，以免引起关节僵硬，一般固定
A. 1~2 周
B. 2~3 周
C. 3~4 周
D. 3~5 周
E. 7~8 周

19. 关于股骨颈骨折叙述错误的是
A. 常发生于老年女性
B. 患者可有内收外旋畸形
C. 易发生股骨头缺血坏死
D. 叩足跟部时可有髋部疼痛
E. 股骨头置换术后应坐低矮沙发

20. 下列股骨颈骨折中容易发生股骨头缺血坏死的类型是
A. 头下型骨折
B. 基底部骨折
C. 内收型骨折
D. 外展型骨折
E. 不稳定骨折

【A2 型题】

21. 患者，男性，26 岁。右肩关节前脱位，经手法复位后，其肩关节固定的位置为
A. 肩关节置于内收内旋、伸肘位
B. 肩关节置于内收内旋位，屈肘 90°
C. 肩关节置于外展外旋位，屈肘 90°
D. 肩关节置于外展内旋位，屈肘 90°
E. 肩关节置于外展外旋位，伸肘位

22. 患者，男性，53 岁。右小腿被撞伤致右胫腓骨中下 1/3 横断骨折，经复位达到功能复位标准，夹板固定，3 个月后复查 X 线片，见骨痂少，骨折愈合不良。其原因为
A. 年纪大
B. 复位不理想
C. 周围软组织挫伤
D. 小夹板固定
E. 骨折断端血供不良

23. 患者，男性，34 岁。因交通事故致右大腿骨折，X 线片确认为右股骨中段横折。治疗方法是
A. 皮肤牵引
B. 持续骨牵引
C. 切开复位，内固定
D. 切开复位，内外固定
E. 手法复位，外固定

24. 患者，男性，65 岁。X 线片显示为股骨颈头下型骨折，有完全移位，身体情况可。治疗首选
A. 卧床静养
B. 牵引治疗
C. 内固定治疗
D. 髋关节置换术
E. 小夹板固定

【A3/A4 型题】

（25~27 题共用题干）

患儿，男，9 岁。玩耍时跌倒，手掌着地，伤后 15 小时就诊，查体：左前臂及左肘关节肿胀明显，压痛，半屈状畸形，手部皮肤苍白、发凉、麻木，桡动脉搏动消失，被动伸指疼痛剧烈。

25. X 线摄片前应首先考虑的是
A. 左尺桡骨双骨折合并前臂骨筋膜室综合征
B. 左肘关节脱位
C. 左肱骨干骨折合并软组织损伤
D. 左肱骨髁上骨折合并前臂骨筋膜室综合征
E. 左科利斯骨折合并神经损伤

26. 根据病程特点首选的处理是

A. 患肢石膏托外固定
B. 持续骨牵引
C. 静脉输入脱水、消炎药物
D. 手术切开复位
E. 切开减压+血管探查+骨折内固定术

27. 关于术后的护理重点，下列最恰当的是
A. 患者呼吸、脉搏
B. 患肢长短
C. 患肢活动性出血
D. 患肢桡动脉搏动及末梢血运、感觉、活动情况
E. 患肢血压

【B1 型题】

（28~30 题共用题干）
A. 前上方移位
B. 后上方移位
C. 内收外旋移位
D. 掌侧和尺侧移位
E. 背侧和桡侧移位

28. 屈曲型肱骨髁上骨折患者的骨折远端有
29. 科利斯骨折患者骨折远端有
30. 股骨颈骨折患者的骨折远端有

参考答案与解析

【参考答案】

1. C 2. A 3. C 4. D 5. B 6. B 7. A 8. B 9. A 10. A 11. A 12. D 13. C 14. C 15. A 16. A 17. E 18. B 19. E 20. A 21. B 22. E 23. B 24. D 25. D 26. E 27. D 28. A 29. E 30. C

【解析】

扫码查看
相关内容

第五十六章　骨与关节感染患者的护理

【A1 型题】

1. 骨与关节结核最多见于
   A. 肩关节
   B. 肘关节
   C. 脊柱
   D. 髋关节
   E. 膝关节
2. 化脓性关节炎病理发展中最早出现的变化是
   A. 白细胞渗出
   B. 体液漏出
   C. 脓性渗出
   D. 浆液性渗出
   E. 浆液纤维蛋白性渗出
3. 急性血源性化脓性骨髓炎的主要致病菌是
   A. 大肠埃希菌
   B. 厌氧菌
   C. 白色葡萄球菌
   D. 溶血性链球菌
   E. 金黄色葡萄球菌
4. 脊柱结核最多见的发生部位是
   A. 颈椎
   B. 胸椎
   C. 腰椎
   D. 骶椎
   E. 尾椎
5. 急性血源性骨髓炎的好发部位是
   A. 胸骨
   B. 脊椎骨
   C. 短骨骨干
   D. 长骨干骺端
   E. 指骨和掌骨
6. 关于化脓性关节炎浆液纤维素渗出期的叙述正确的是
   A. 合理治疗后关节功能可痊愈
   B. 关节软骨无明显改变
   C. 滑膜充血、水肿伴渗出
   D. 关节纤维性或骨性强直
   E. 纤维蛋白沉积引起关节粘连
7. 急性化脓性骨髓炎最可靠的诊断是
   A. X 线检查
   B. CT 检查
   C. 白细胞计数增多
   D. 局部分层穿刺
   E. 红细胞沉降率加快

【A2 型题】

8. 患者，男性，21 岁。右小腿中下 1/3 突出，有时从窦道掉碎骨块 12 年，近半个月发热，伤口红肿，流脓。X 线显示右胫骨中下 1/3 处增粗，有死骨，其周围有新生骨。在应用抗菌药物的同时宜采取下列哪些措施
   A. 死骨摘除术
   B. 换药观察
   C. 切开引流
   D. 刮除、植骨
   E. 穿刺抽脓
9. 患者，女性，20 岁。体质瘦弱，脊椎后凸畸形，弯腰动作受限，腹股沟区有肿物，行肿物穿刺抽出灰白色脓液。应考虑
   A. 骨肿瘤
   B. 脊柱结核
   C. 化脓性骨髓炎
   D. 腹股沟脓肿
   E. 髂窝脓肿

【A3/A4 型题】

（10～12 题共用题干）

患者，男性，35 岁。背部及季肋部疼痛 4 个月余，伴低热，体温 37.5～38.0℃，双下肢无力 20 天，近 3 天不能站立。检查：第 8 胸椎后凸，脐下皮肤痛觉消失，双下肢张力增高。血白细胞 7×10^9/L，中性粒细胞 0.62，红细胞沉降率 30mm/L。脊柱 X 线片：第 8～9 胸椎间隙变窄，椎体相邻缘有破坏，无明显骨质硬化，椎体旁有一梭形阴影。

10. 该患者最可能的诊断是
    A. 化脓性脊柱炎伴截瘫
    B. 脊髓前角灰质炎
    C. 第 8、9 胸椎间盘突出症
    D. 第 8、9 胸椎肿瘤
    E. 第 8、9 胸椎椎体结核
11. 下列检查、治疗措施中，错误的是
    A. 应用抗结核治疗

B. 注意休息，加强营养
C. 卧软床制动，减轻疼痛
D. 进一步做胸椎 MRI
E. 石膏背心固定

12. 经非手术治疗 6 周，截瘫不见好转，MRI 显示硬膜囊前方有压迫。下一步最宜采取的治疗措施是
A. 联合应用多种抗结核药物并加大剂量，调整给药方法
B. 完善术前检查，施行脊椎融合术
C. 完善术前检查，施行椎板切除减压术
D. 加用中药、针灸治疗
E. 完善术前检查，施行前外侧减压术

【B1 型题】

（13~14 题共用备选答案）
A. 颈椎结核
B. 胸椎结核
C. 胸腰段结核
D. 腰椎结核
E. 腰骶段结核

13. 表现为咽后壁脓肿的是
14. 表现为椎旁脓肿和腰大肌脓肿的是

参考答案与解析

【参考答案】

1. C 2. D 3. E 4. C 5. D 6. E 7. D 8. C 9. B 10. E 11. C 12. E 13. A 14. C

【解析】

扫码查看
相关内容

第五十七章　腰腿痛及颈肩痛患者的护理

【A1 型题】

1. 腰椎间盘突出症的最常见症状是
   A. 坐骨神经痛
   B. 马尾神经受压
   C. 腰痛
   D. 下肢触觉减退
   E. 腰椎侧突
2. 下列哪项不是椎-基底动脉系统血管闭塞引起的患者表现
   A. 共济失调
   B. 吞咽困难
   C. 发音困难
   D. 视觉障碍
   E. 交叉瘫痪
3. 腰椎管狭窄症最有意义的检查是
   A. 腰椎平片
   B. 腰椎穿刺
   C. 腰椎管造影
   D. 腰椎 CT
   E. 腰椎 MRI
4. 腰椎间盘突出症踝反射减弱或消失，受累的神经是
   A. L_5
   B. S_1
   C. S_2
   D. S_3
   E. S_4
5. 腰椎间盘突出症的基本病因是
   A. 妊娠
   B. 车祸撞伤腰椎
   C. 腰部急性损伤
   D. 椎间盘退行性变
   E. 长期反复弯腰扭转
6. 椎动脉型颈椎病的主要症状是
   A. 颈肩痛
   B. 颈项强直
   C. 视觉改变
   D. 眩晕
   E. 视力下降

【A2 型题】

7. 患者，男性，49 岁。腰腿痛 10 年。查体：$L_{4\sim5}$间压痛，并放射至小脚外侧，左侧直腿抬高试验（+）、加强试验（+），X 线检查见腰椎向右侧弯曲。该患者最可能的诊断是
   A. 腰棘突炎
   B. 腰棘上韧带炎
   C. 腰棘间韧带炎
   D. 腰椎间盘突出症
   E. 腰椎管狭窄症
8. 患者，男性，33 岁。因腰椎间盘突出症急性发作入院接受牵引治疗，护理措施正确的是
   A. 持续牵引 1～2 周
   B. 应采用骨盆带牵引
   C. 牵引总重量为 3～4kg
   D. 牵引位置固定后全身制动
   E. 牵引带全部在髂嵴以上的腰部

【A3/A4 型题】

（9～11 题共用题干）

患者，女性，35 岁。腰痛伴左下肢放射痛 3 个月，脊柱侧凸，左小腿肌肉萎缩，足背感觉下降，左直腿抬高试验（+），X 线平片示 $L_5\sim S_1$ 椎间隙稍狭窄。

9. 最可能的诊断是
   A. 腰椎管狭窄症
   B. 腰椎间盘突出症
   C. 慢性腰肌劳损
   D. 马尾肿瘤
   E. 腰椎肿瘤
10. 哪项治疗方法不合适
   A. 腰围固定
   B. 牵引
   C. 理疗、推拿、按摩
   D. 卧床休息
   E. 腰背肌锻炼
11. 下列有关该患者恢复期的护理指导，应除外
   A. 避免负重
   B. 适宜的锻炼

C. 勿做重体力工作

D. 坚持用腰围

E. 1年后复查

【B1 型题】

（12~14 题共用备选答案）

A. 托马斯征阳性

B. 搭肩试验阳性

C. 直腿抬高试验阳性

D. 压头试验阳性

E. 拾物试验阳性

12. 髋关节结核患者可出现

13. 颈椎病患者可出现

14. 腰椎间盘突出症患者可出现

参考答案与解析

【参考答案】

1. C　2. D　3. C　4. B　5. D　6. D　7. D　8. B　9. B　10. E　11. E　12. A　13. D　14. C

【解析】

扫码查看

相关内容

第五十八章　骨肿瘤患者的护理

【A1 型题】

1. 骨肿瘤的好发部位是
   A. 扁骨
   B. 脊椎骨
   C. 长管状骨骨干
   D. 长管状骨干骺端
   E. 短状骨干骺端
2. 青年人最常见的恶性骨瘤是
   A. 骨软骨瘤
   B. 骨肉瘤
   C. 骨髓瘤
   D. 尤因肉瘤
   E. 骨巨细胞瘤
3. 骨肉瘤患者最常见的肿瘤转移部位是
   A. 肺
   B. 肝
   C. 脑
   D. 肾
   E. 胰腺
4. 骨密度呈“肥皂泡”样改变的骨肿瘤是
   A. 骨软骨瘤
   B. 骨巨细胞瘤
   C. 骨肉瘤
   D. 尤因肉瘤
   E. 纤维肉瘤
5. 骨巨细胞瘤的好发年龄是
   A. 10 岁以下
   B. 10~20 岁
   C. 20~40 岁
   D. 40~60 岁
   E. 60 岁以上

【A2 型题】

6. 患者，女性，26 岁，农民。劳动中右膝扭伤，疼痛 2 个月不减轻，膝内侧肿胀压痛，关节活动不受限。X 线片示右股骨内髁“肥皂泡”样阴影，邻近骨皮质膨胀。初步诊断是
   A. 骨结核
   B. 局限性骨脓肿
   C. 骨巨细胞瘤
   D. 慢性骨髓炎
   E. 软骨瘤
7. 患者，女性，15 岁。患骨肉瘤，其最常见、最主要的症状是
   A. 病理性骨折和脱位
   B. 功能障碍和压迫症状
   C. 畸形和活动受限
   D. 进行性加重的疼痛
   E. 局部肿块

【A3/A4 型题】

（8~10 题共用题干）

患者，男性，28 岁。1 个月前偶然发现左肘关节外侧有一椭圆形硬性肿块，无压痛、不活动、边界清楚，左肘关节活动轻度受限。

8. 该患者可能的诊断是
   A. 骨巨细胞瘤
   B. 骨纤维肉瘤
   C. 骨肉瘤
   D. 骨软骨瘤
   E. 骨软骨肉瘤
9. 该肿瘤属于
   A. 骨质增生
   B. 骨结核
   C. 良性肿瘤
   D. 恶性肿瘤
   E. 骨瘤样病损
10. 最恰当的处置是
    A. 肿块切除
    B. 截肢术
    C. 病灶刮除+假体植入
    D. 放射治疗
    E. 无须治疗，观察

【B1 型题】

（11~12 题共用备选答案）

A. X 线片可见蒂状、鹿角状或杵状骨性凸起
B. X 线片可见日光射线现象
C. X 线片可见 Codman 三角
D. X 线片可见葱皮状骨膜反应
E. X 线片可见“肥皂泡”样骨质破坏阴影

11. 骨软骨瘤患者可能出现

12. 骨巨细胞瘤患者可能出现

参考答案与解析

【参考答案】

1. D　2. B　3. A　4. B　5. C　6. C　7. D　8. D　9. C　10. A　11. A　12. E

【解析】

扫码查看
相关内容

第三部分　妇产科护理学

第五十九章　女性生殖系统解剖生理

【A1 型题】

1. 由下丘脑分泌的激素是
   A. 人绒毛膜促性腺激素
   B. 卵泡刺激素
   C. 促性腺激素释放激素
   D. 黄体生成素
   E. 催乳素
2. 下列属于女性内生殖器的是
   A. 阴道
   B. 阴道口
   C. 处女膜
   D. 前庭
   E. 前庭大腺
3. 排卵后，由于孕激素的作用，基础体温可上升
   A. 0.1~0.2℃
   B. 0.3~0.5℃
   C. 0.6~0.8℃
   D. 1℃
   E. >1℃
4. 宫骶韧带起始于
   A. 子宫体下部后侧方
   B. 子宫颈后面的侧方
   C. 子宫颈前面的侧方
   D. 子宫颈后面的上侧方
   E. 子宫颈的后侧方
5. 关于骨产道的说法正确的是
   A. 骨盆由骶骨、耻骨、尾骨组成
   B. 真骨盆两侧为髂骨翼，后面为第 5 腰椎
   C. 骨盆出口平面是指骶尾关节，两侧坐骨棘，耻骨联合下缘，围绕的骨盆腔最低平面
   D. 骨盆入口平面为骶岬上缘、髂耻缘与耻骨联合上缘
   E. 中骨盆平面横径为坐骨结节间径
6. 成年妇女子宫形态特征正确的是
   A. 重约 150g
   B. 下部较上部宽
   C. 长度 7~8cm
   D. 宫体与宫颈之比为 1∶2
   E. 宫腔容量约 10ml
7. 关于妇女一生各阶段的生理变化，下列正确的说法是
   A. 卵巢激素减少至不能引起子宫内膜脱落出血，历时 1 年以上，最后一次经期过后称为绝经
   B. 第二性征的出现，标志着青春期开始
   C. 月经初潮标志着卵巢功能成熟，为性成熟的开始
   D. 绝经过渡期一般历时 3 年
   E. 幼年期儿童体格及内外生殖器同时发育
8. 子宫峡部的下端是
   A. 组织学上口
   B. 解剖学内口
   C. 组织学内口
   D. 解剖学外口
   E. 组织学外口
9. 关于阴道壁的描述，下列错误的是
   A. 阴道黏膜为复层鳞状上皮
   B. 阴道壁富有静脉丛，局部损伤易形成血肿
   C. 阴道上皮富有腺体，故妇女常有白带多的症状
   D. 阴道黏膜受卵巢激素影响有周期性变化
   E. 阴道壁有很多横纹皱襞并外覆有弹力纤维，故有很大的伸展力
10. 下列不是孕激素生理作用的是
    A. 促进水钠排泄
    B. 促进蛋白质合成
    C. 通过中枢神经有升温作用
    D. 使阴道上皮脱落加快
    E. 抑制子宫收缩
11. 卵巢表面覆盖的组织为
    A. 卵巢白膜

B. 腹膜
C. 卵巢皮质
D. 单层立方上皮
E. 结缔组织
12. 有关骨盆，下列陈述错误的是
A. 骨盆入口平面即真假骨盆分界面
B. 骨盆入口平面呈横椭圆形
C. 中骨盆平面为骨盆最小平面
D. 中骨盆横径大于前后径
E. 出口平面由 2 个不同平面的三角形组成
13. 雌激素和孕激素的协同作用是
A. 输尿管蠕动
B. 子宫颈黏液稀薄
C. 增生期子宫内膜
D. 子宫收缩
E. 乳房发育
14. 关于阴道的描述，下列正确的说法是
A. 上端包绕子宫颈，下端开口于阴道前庭部
B. 阴道壁仅由黏膜与弹力纤维构成
C. 黏膜由复层鳞状上皮细胞所覆盖，有腺体
D. 后壁短于前壁
E. 阴道后穹隆顶端与直肠子宫陷凹贴近，后者是腹腔的最低部分

【A2 型题】

15. 患者，女性，26 岁。宫颈黏液分泌减少，而且变得稠厚，此种变化受哪种激素影响
A. 人绒毛膜促性腺激素（hCG）
B. 催乳素
C. 雌激素
D. 孕激素
E. 雄激素
16. 患者，女性，28 岁。婚后 3 年不孕，为其做功能检查，连续 3 个月，每日清晨测得基础体温成一规则水平线。说明其
A. 有排卵
B. 无排卵
C. 黄体功能不全
D. 子宫发育不良
E. 子宫内膜脱落不全
17. 患者，女性，28 岁。平素月经规律，周期为 28 天，持续时间为 4 天，末次月经是 5 月 7 日，今天是 5 月 14 日。其子宫内膜变化处于
A. 月经期
B. 分泌期
C. 月经前期
D. 初潮期
E. 增生期
18. 患者，女性，30 岁。12 岁月经初潮，月经周期是 30 天，末次月经是 1 月 24 日。结婚 3 年有正常性生活，至今未孕。从理论推算，该患者下次排卵日期约在
A. 2 月 3 日
B. 2 月 7 日
C. 2 月 9 日
D. 2 月 14 日
E. 2 月 24 日

【A3/A4 型题】

（19~21 题共用题干）

患者，女性，25 岁。初孕妇，平素体健。进行查体时护士向其解释正常人的骨盆各径线值。

19. 骨盆入口平面横径值平均为
A. 11cm
B. 12cm
C. 13cm
D. 14cm
E. 15cm
20. 中骨盆平面横径平均值为
A. 10cm
B. 10. 5cm
C. 11cm
D. 11. 5cm
E. 12cm
21. 出口平面横径长平均为
A. 9cm
B. 9. 5cm
C. 10cm
D. 10. 5cm
E. 11cm

【B1 型题】

（22~23 题共用备选答案）
A. 子宫
B. 卵巢
C. 输卵管
D. 阴道
E. 阴蒂
22. 可以发生周期性变化，产生月经的器官是
23. 产生性激素的器官是

（24~26 题共用备选答案）
A. 子宫骶韧带

B. 子宫圆韧带
C. 子宫阔韧带
D. 子宫主韧带
E. 骨盆漏斗韧带

24. 使子宫保持前倾位置的主要韧带是
25. 固定宫颈于正常位置的韧带是
26. 自输卵管伞端延伸至盆壁的韧带是

参考答案与解析

【参考答案】

1. C　2. A　3. B　4. D　5. D　6. C　7. A　8. C　9. C　10. B　11. D　12. D　13. E　14. E　15. D　16. B　17. E　18. C　19. C　20. A　21. A　22. A　23. B　24. B　25. D　26. E

【解析】

扫码查看
相关内容

第六十章　妊娠期妇女的护理

【A1 型题】

1. 妊娠出现最早、最重要的症状是
   A. 尿频
   B. 呕吐
   C. 停经
   D. 乳头刺痛
   E. 乳房轻度胀痛
2. 早期妊娠是指
   A. 妊娠第 8 周末以前
   B. 妊娠第 10 周末以前
   C. 妊娠第 12 周末以前
   D. 妊娠第 13 周末以前
   E. 妊娠第 14 周末以前
3. 妊娠期正常孕妇血液循环系统的变化，正确的为
   A. 红细胞沉降率稍降低
   B. 血液相对浓缩
   C. 血液处于低凝状态
   D. 收缩压无明显变化
   E. 后期心率增加约 20 次/分
4. 胎盘由下列哪些组织构成
   A. 平滑绒毛膜、包蜕膜、羊膜
   B. 平滑绒毛膜、底蜕膜、真蜕膜
   C. 叶状绒毛膜、包蜕膜、真蜕膜
   D. 叶状绒毛膜、底蜕膜、羊膜
   E. 叶状绒毛膜、底蜕膜、真蜕膜
5. 关于早孕的诊断，正确的是
   A. 子宫增大变硬，呈球形
   B. 阴道及子宫颈充血，呈粉红色
   C. 黑加征阳性
   D. 连续 3 日肌内注射黄体酮，停药后出现阴道流血
   E. 氯米芬试验阳性
6. 子宫内膜最适于受精卵着床的时期是
   A. 分泌期
   B. 增生期
   C. 月经期
   D. 月经后期
   E. 月经前期
7. 下列症状中不是由于妊娠期间下腔静脉压增高引起的是
   A. 痔疮
   B. 外阴静脉曲张
   C. 右侧肾盂肾炎
   D. 仰卧位低血压综合征
   E. 下肢静脉曲张
8. 妊娠 24 周末，宫底高度低于
   A. 剑突下 3 横指
   B. 脐上 1 横指
   C. 脐水平
   D. 脐下 1 横指
   E. 剑突与脐连线的中间位置
9. 胎产式是指
   A. 胎儿先露部与母体纵轴的关系
   B. 胎儿纵轴与母体纵轴的关系
   C. 胎儿纵轴与母体骨盆的关系
   D. 胎儿在母体内的姿势
   E. 胎儿先露部与母体骨盆轴的关系
10. 妊娠期总血容量平均增加
    A. 20%~30%
    B. 15%~30%
    C. 20%~40%
    D. 30%~45%
    E. 10%~20%
11. 根据胎儿先露部的指示点与母体骨盆的关系可以判断胎方位，臀先露的指示点为
    A. 骶骨
    B. 额骨
    C. 髌骨
    D. 颌骨
    E. 枕骨
12. 正常妊娠时，人绒毛膜促性腺激素高峰出现的时间是在妊娠的第
    A. 6~8 周
    B. 8~10 周
    C. 10~12 周
    D. 12~14 周
    E. 14~16 周
13. 妊娠期母体体重增加的规律，下列错误的是
    A. 妊娠早期增加不明显
    B. 妊娠晚期每周增加不超过 0.5kg
    C. 妊娠全过程体重平均增加 12.5kg

D. 妊娠28周后增加明显
E. 妊娠13周后平均每周增加0.35kg

14. 能通过胎盘的免疫球蛋白是
A. IgA
B. IgM
C. IgD
D. IgE
E. IgG

15. 有关受精过程，正确的是
A. 卵子停留在输卵管峡部等待受精
B. 精子获能的主要部位是阴道
C. 精子与卵子相遇时发生顶体反应
D. 精子与卵子相遇，标志着受精开始
E. 精原核与卵原核接触，标志着受精过程即将完成

16. 关于羊水的描述正确的是
A. 足月时羊水无色透明
B. 羊水中的酶与母体血清中的含量相同
C. 妊娠中期胎儿尿液可能是羊水的重要来源
D. 羊水呈酸性
E. 妊娠早期羊水是由羊膜分泌的

17. 关于臀位四步触诊检查的说法，正确的是
A. 子宫呈横椭圆形
B. 胎体纵轴与母体纵轴不一致
C. 子宫底部可触到圆而软的胎臀
D. 第一步触诊时可触及浮球感
E. 触诊不能确定时，可进行肛查协助诊断

【A2型题】

18. 患者，女性，23岁。初孕妇。产科检查：宫底位于脐上3横指。估计妊娠时间为
A. 12周末
B. 16周末
C. 24周末
D. 28周末
E. 32周末

19. 患者，女性，28岁。既往月经规律，停经50天，近3天晨起呕吐，厌油食，伴有轻度尿频，仍可坚持工作，最可能的诊断是
A. 病毒性肝炎
B. 继发性闭经
C. 急性膀胱炎
D. 早期妊娠
E. 妊娠剧吐

20. 患者，女性，25岁。现孕36周。产检时行四步触诊发现宫底部胎儿部分硬且圆，腹部左侧平坦饱满，右侧高低不平，在耻骨联合上方可左右推动胎先露部分，骶骨位于母体骨盆的左前方。判断其胎方位是
A. LOA
B. ROA
C. LSA
D. ROT
E. RSP

21. 患者，女性，30岁。有停经史，末次月经记不清，腹部增大，怀疑妊娠就诊。以下确诊妊娠最不可靠的依据是
A. 平脐触及子宫底
B. 自觉胎动
C. 扪诊可触及四肢及胎背
D. 于脐下左侧听到规律胎心音
E. B超显示胎心搏动

22. 患者，女性，25岁，已婚。来门诊检查，主诉停经77天。下列哪项检查不恰当
A. 基础体温
B. 腹部X线摄片
C. 尿妊娠试验
D. 黄体酮试验
E. B超检查

【A3/A4型题】

（23~25题共用题干）

患者，女性，29岁。述说平素月经规律，28天1次，每次持续3~4天。其末次月经是3月16日，距今已有8周，现患者感觉疲乏，乳房触痛明显。

23. 为了进一步确诊其是否妊娠，下列可以提供确诊依据的检查是
A. 听筒听胎心
B. 胎动
C. 放射检查胎儿脊柱轮廓
D. B超显示胎心搏动
E. 检查血中激素水平

24. 除以上体征外，护士若考虑该妇女妊娠，其另外的可能体征是
A. 妊娠纹
B. 胎动感
C. 恶心
D. 妊娠斑
E. 听到胎心音

25. 化验报告提示尿妊娠反应（+），此化验的原理是查体内的
A. 缩宫素水平

B. 黄体酮水平
C. 雌激素水平
D. 人绒毛膜促性腺激素水平
E. 黄体生成素水平

【B1 型题】

（26~27 题共用备选答案）
A. LOA
B. ROA
C. LOT
D. ROP
E. LOP

26. 胎儿矢状缝位于骨盆入口右斜径上，小囟门在骨盆左前方，表明胎位为
27. 胎儿矢状缝位于骨盆入口横径上，小囟门在骨盆左侧，表明胎位为

（28~30 题共用备选答案）
A. 羊膜、叶状绒毛膜、底蜕膜
B. 初级绒毛、二级绒毛、三级绒毛
C. 绒毛膜、羊膜
D. 胎盘、胎膜、脐带、羊水
E. 真蜕膜、包蜕膜、底蜕膜

28. 胎膜的组成包括
29. 胎盘的组成包括
30. 胎儿附属物包括

参考答案与解析

【参考答案】

1. C 2. D 3. D 4. D 5. C 6. A 7. C 8. B 9. B 10. D 11. A 12. B 13. D 14. E 15. C 16. C 17. E 18. D 19. D 20. C 21. B 22. B 23. D 24. C 25. D 26. A 27. C 28. C 29. A 30. D

【解析】

扫码查看
相关内容

第六十一章　分娩期妇女的护理

【A1 型题】

1. 宫口开全后，开始保护会阴的时机应是
   A. 胎头拨露后不久
   B. 胎头开始拨露时
   C. 经阴道外口看到胎发时
   D. 胎头拨露阴唇后联合紧张时
   E. 胎头开始着冠时
2. 第一产程的时间，初产妇一般不超过
   A. 10 小时
   B. 12 小时
   C. 14 小时
   D. 18 小时
   E. 20 小时
3. 枕左前位胎头进入骨盆时，衔接的径线是
   A. 双顶径
   B. 双颞径
   C. 枕下前囟径
   D. 枕额径
   E. 枕颏径
4. 分娩时子宫收缩最强、最持久的部位是
   A. 子宫体
   B. 子宫底
   C. 子宫下段
   D. 子宫颈
   E. 子宫角
5. 关于产程分期，下列正确的是
   A. 从规律宫缩至胎儿娩出称总产程
   B. 第一产程初产妇一般不超过 14 小时
   C. 第一产程经产妇一般不超过 10 小时
   D. 第二产程未实施硬膜麻醉初产妇一般不超过 3 小时
   E. 第三产程约需 40 分钟
6. 贯穿于整个分娩过程中的最主要产力为
   A. 膈肌收缩力
   B. 腹肌收缩力
   C. 骨骼肌收缩力
   D. 子宫收缩力
   E. 肛提肌收缩力
7. 有关破膜的处理，错误的是
   A. 破膜后立即听胎心音
   B. 记录破膜时间
   C. 观察羊水性质
   D. 胎头高浮者，需抬高床尾
   E. 破膜超过 24 小时，需给予抗生素
8. 第三产程对胎盘、胎膜的检查，下列错误的是
   A. 平铺胎盘，看胎盘母体面小叶有无缺损
   B. 提起胎盘，看胎膜是否完整
   C. 胎儿面边缘有无断裂的血管
   D. 疑有少许小块胎膜残留，应手入宫腔取出
   E. 疑有副胎盘或部分胎盘残留可手入宫腔取出
9. 肛门检查了解临产后先露下降程度的标志是
   A. 耻骨弓
   B. 骶尾关节
   C. 坐骨结节水平
   D. 坐骨棘水平
   E. 骶骨岬

【A2 型题】

10. 患者，女性，27 岁。妊娠 10 个月，有临产预兆，急诊入院。产科检查：宫口开大 4cm。接诊护士应首先办理的是
    A. 帮助产妇办入院手续
    B. 指导产妇沐浴更衣后入病区
    C. 为产妇清洗会阴，观察产程
    D. 扶持产妇步行进入病区
    E. 平车送产妇进入产房待产
11. 患者，女性，26 岁。妊娠 40 周，规律宫缩 8 小时，宫口开大 3 指，胎心 136 次/分，宫缩每 3~4 分钟 1 次，每次持续 30 秒，产妇精神非常紧张不断叫嚷“活不成了。”护士对该产妇首先的护理是
    A. 严密观察产程
    B. 按时听胎心
    C. 做好心理调适
    D. 按时做肛查
    E. 鼓励进食
12. 患者，女性，30 岁。初孕妇，妊娠 32 周。有妊娠糖尿病，估计胎儿重 3500g。在门诊做 B 超检查。下列常用来估计胎儿大小的径线是
    A. 双颞径
    B. 双顶径

C. 枕颏径
D. 枕额径
E. 枕下前囟径

13. 患者，女性，25 岁。在胎儿娩出后，随即出现阴道大量出血，颜色鲜红。目前最佳的处理办法是
A. 立即徒手剥离
B. 立即应用宫缩药
C. 立即配血，做好输血准备
D. 检查软产道有无裂伤
E. 立即输液

【A3/A4 型题】

（14～16 题共用题干）

患者，女性，32 岁。初产妇，宫内妊娠 39 周。于昨天晚上感觉腹部一阵阵发紧，每半小时 1 次，每次持续 3～5 秒，今天早上孕妇感觉腹部疼痛，每 5～6 分钟 1 次，每次持续 45 秒左右。

14. 昨天晚上孕妇的情况属于
A. 出现规律宫缩
B. 属于孕妇紧张造成的宫缩，尚未临产
C. 属于临产先兆
D. 进入第一产程
E. 进入第二产程

15. 今天早上孕妇的情况属于
A. 出现规律宫缩
B. 属于孕妇紧张造成的宫缩，尚未临产
C. 属于临产先兆
D. 进入第二产程
E. 进入第三产程

16. 下午 3 点，该妇女经阴道分娩出一正常男婴，胎儿娩出后正确的立即处理应是
A. 娩出后立即擦去胎脂
B. 娩出后立即清理呼吸道
C. 娩出半小时后进行吸吮
D. 清洗后，打足印于新生儿病历上
E. 立即进行维生素 K 肌内注射

【B1 型题】

（17～19 题共用备选答案）
A. 双顶径
B. 枕额径
C. 枕下前囟径
D. 枕颏径
E. 大斜径

17. 临床上常用于估计胎儿大小的径线是
18. 分娩时，胎头通过产道的常用径线是
19. 妊娠晚期，胎头衔接的径线是

（20～21 题共用备选答案）
A. 内旋转
B. 外旋转
C. 下降
D. 俯屈
E. 衔接

20. 能使枕额径变为枕下前囟径的动作是
21. 使胎头的矢状缝和中骨盆前后径一致的动作是

参考答案与解析

【参考答案】

1. D　2. E　3. D　4. B　5. D　6. D　7. E　8. D　9. D　10. E　11. C　12. B　13. D　14. C　15. A　16. B　17. A　18. C　19. B　20. D　21. A

【解析】

扫码查看
相关内容

第六十二章　产褥期妇女的护理

【A1 型题】

1. 阴道分娩后，会阴轻度水肿消失的时间一般在产后
   A. 24 小时内
   B. 2~3 天
   C. 5~7 天
   D. 1~2 周
   E. 2~4 周
2. 产后第 3 天，双乳房胀痛，乳汁分泌不畅，最可能的原因是
   A. 产妇没有进食大量的流质
   B. 产妇活动较少
   C. 未让新生儿早吸吮、多吸吮
   D. 未及时按摩乳房
   E. 产妇体质虚弱
3. 初乳的特点，下列说法错误的是
   A. 初乳中含蛋白质较成熟乳多
   B. 初乳含 β-胡萝卜素，呈淡黄色，质稠
   C. 初乳是指产后 7 天内分泌的乳汁
   D. 初乳中脂肪和乳糖含量较成熟乳多
   E. 含分泌型 IGA 较成熟乳多
4. 产褥期浆液恶露的持续时间一般为
   A. 3 天左右
   B. 5 天左右
   C. 10 天左右
   D. 14 天左右
   E. 21 天左右
5. 产后产妇的心理调适中，依赖期多在产后
   A. 24 小时内
   B. 1~3 天
   C. 7 天内
   D. 3~14 天
   E. 2~4 周
6. 产褥期间，下列哪项是正确的
   A. 生殖器官完全复原，通常约需 4 周
   B. 子宫颈约于产后 3 天恢复原来形状
   C. 于产后 2 周，子宫颈恢复至正常大小
   D. 于产后 14 天左右，触诊腹部已扪不到子宫底
   E. 于产后 3 周时，除胎盘附着面外，子宫腔内均被新生内膜所覆盖

【A2 型题】

7. 患者，女性，25 岁。初产妇。分娩时进行会阴侧切。现发现伤口部位有硬结发生，则应为其进行
   A. 1∶2000 苯扎溴铵溶液擦洗
   B. 95%乙醇或 50%硫酸镁湿热敷
   C. 远红外灯照射
   D. 切开引流
   E. 大黄、芒硝外敷
8. 患者，女性，28 岁。分娩时行会阴侧切，分娩后用 25%硫酸镁湿敷。护士在操作过程中应特别注意的是
   A. 热敷局部皮肤，涂凡士林
   B. 保持合适的水温
   C. 敷料拧至不滴水为止
   D. 严格执行无菌操作
   E. 操作完毕后及时更换敷料
9. 患者，女性，30 岁。初产妇，顺产后 2 天会阴侧切口红肿。给予局部湿热敷，宜选择
   A. 1%乳酸溶液
   B. 5%聚维酮碘
   C. 2%碳酸氢钠溶液
   D. 50%硫酸镁溶液
   E. 1∶5000 高锰酸钾溶液
10. 患者，女性，32 岁。自然分娩后第 3 天，自感体温升高，乳房膨胀，测得体温 38.2℃。下列护理措施正确的是
    A. 给予广谱抗生素防治感染
    B. 取少量乳汁做细菌培养，药物敏感试验
    C. 物理降温，以防体温过高
    D. 观察 4~16 小时后再视情况处理
    E. 督促患者沐浴，清洁皮肤
11. 患者，女性，24 岁。初产妇。产后出现会阴部切

口疼痛剧烈，述有肛门坠胀感。应考虑到产妇可能发生了

A. 会阴部伤口水肿

B. 会阴部伤口血肿

C. 产后出血

D. 体位不妥

E. 胎盘残留

【A3/A4 型题】

（12~13 题共用题干）

患者，女性，26 岁。产后 3 天，测腋下体温 37.6℃。查体：子宫收缩好，无压痛，会阴切口愈合好，恶露无臭味。双乳房增大，发红，可触及硬结。

12. 发热原因最可能是

A. 会阴切口感染

B. 乳汁淤积

C. 产褥感染

D. 褥汗

E. 上呼吸道感染

13. 最好的护理方法是

A. 物理降温

B. 服用抗生素

C. 按需哺乳，促进乳腺通畅

D. 增加会阴护理次数

E. 冷敷乳房

【B1 型题】

（14~16 题共用以下选项）

A. 1 周

B. 10 日

C. 2 周

D. 4 周

E. 6 周

14. 产后子宫缩小至妊娠 12 周大小，需要时间为

15. 产后子宫降至骨盆腔内，腹部检查扪不到子宫底，需要时间为

16. 产后胎盘附着部子宫内膜完全恢复约需

参考答案与解析

【参考答案】

1. B 2. C 3. D 4. C 5. B 6. E 7. E 8. D 9. D 10. D 11. B 12. B 13. C 14. A 15. B 16. E

【解析】

扫码查看

相关内容

第六十三章　新生儿保健

【A1 型题】

1. 正常新生儿的呼吸特点是
   A. 胸式呼吸为主
   B. 张口呼吸
   C. 腹式呼吸为主
   D. 鼻式呼吸为主
   E. 呼吸节律深度正常为主
2. 新生儿病室的温度是
   A. 16～20℃
   B. 18～22℃
   C. 20～24℃
   D. 24～26℃
   E. 24～28℃
3. 小儿生长发育最快时期为
   A. 新生儿期
   B. 婴儿期
   C. 幼儿期
   D. 学龄前期
   E. 学龄期
4. 婴儿抚触可刺激释放
   A. 胰岛素
   B. 醛固酮
   C. 皮质醇
   D. 生长激素
   E. 甲状腺激素
5. 关于新生儿抚触，正确的叙述是
   A. 可在出生后 12 小时开始
   B. 可在新生儿沐浴过程中进行
   C. 每次抚触的时间一般为 20～30 分钟
   D. 抚触室温度应在 28℃以上
   E. 抚触部位是新生儿胸部和腹部，不包括头面部
6. 新生儿的特殊生理状态不包括
   A. 新生儿体温降低
   B. 口腔内改变
   C. 生理性黄疸
   D. 假月经
   E. 生理性乳腺增大
7. 以下有关预防新生儿红臀的措施，错误的是
   A. 勤换尿布
   B. 大便后用温水洗净臀部
   C. 包裹不可过松、过紧
   D. 若出现溃烂，避免清洗
   E. 尿布清洁、柔软
8. 正常新生儿生理特点下述哪项不正确
   A. 新生儿以腹式呼吸为主
   B. 新生儿耗氧量高，故以增加心搏次数补偿不足
   C. 心率为 120～140 次/分
   D. 体温易受外界环境影响而波动
   E. 新生儿黄疸大多 12～15 天消退

【A2 型题】

9. 患者，女性，30 岁。正常阴道分娩。查房时护士告知新生儿安静时呼吸的正常频率是
   A. 约 80 次/分
   B. 约 70 次/分
   C. 约 60 次/分
   D. 约 40 次/分
   E. 约 20 次/分

参考答案与解析

【参考答案】

1. C　2. D　3. B　4. A　5. D　6. A　7. D　8. E　9. D

【解析】

扫码查看
相关内容

第六十四章　高危妊娠妇女的护理

【A1 型题】

1. 子宫收缩出现病理性缩复环，常见于
   A. 羊水过多
   B. 胎膜早破
   C. 羊水栓塞
   D. 先兆子宫破裂
   E. 胎盘早期剥离
2. 高危妊娠指的是
   A. 对孕妇有高度危险
   B. 能危害母儿或导致难产
   C. 对新生儿有高度危险
   D. 对胎儿有高度危险
   E. 对产妇有高度危险
3. 胎儿成熟度的检查方法是
   A. 羊水中卵磷脂/鞘磷脂比值
   B. 孕妇的血肌酐值
   C. 羊水的颜色
   D. 羊水的密度
   E. 胎儿头皮血气测定
4. 无应激试验（NST）的目的是观察
   A. 胎心基线的变异
   B. 宫缩对胎心率的影响
   C. 子宫对胎动的反应
   D. 胎儿宫内的储备能力
   E. 子宫对缩宫素的敏感性
5. 新生儿轻度窒息的临床表现不包括
   A. 心率减慢
   B. 呼吸不规律
   C. 全身皮肤呈青紫色
   D. 肌张力降低
   E. 喉反射存在
6. 下述哪项不是急性胎儿窘迫的临床表现
   A. 胎心率 140 次/分
   B. 胎心率 100 次/分
   C. 胎动频繁
   D. 胎动减弱
   E. 胎心低弱而不规律
7. 产程中缩宫素引产的适应证不包括
   A. 过期妊娠，无阴道分娩禁忌证者
   B. 有潜伏期延长趋势，潜伏期>6 小时
   C. 活跃期继发性宫缩乏力
   D. 母亲合并症或并发症，需要终止妊娠，并具有阴道分娩条件者
   E. 胎膜早破>12 小时
8. 胎儿窘迫时，哪项临床表现有意义
   A. 臀位破水时，羊水中混有胎便
   B. 宫缩时胎心率 120 次/分
   C. 宫缩间歇时胎心率 120～160 次/分
   D. 胎心先快后慢，胎动频繁后减慢
   E. 仅 1 次胎心率在 120 次/分以下
9. 测孕妇血压时，下列数值提示异常的是
   A. 较基础血压高 22/15mmHg
   B. 较基础血压高 30/15mmHg
   C. 与基础血压一样
   D. 130/85mmHg
   E. 90/60mmHg
10. 雌三醇（E_3）测定的目的是了解
    A. 胎儿胎盘功能
    B. 胎儿宫内发育情况
    C. 胎儿肝脏成熟情况
    D. 胎儿皮肤成熟情况
    E. 胎儿肾脏成熟情况

【A2 型题】

11. 患者，女性，34 岁。妊娠 35 周，晚饭后散步时孕妇突感有较多液体自阴道流出，立即平卧急救车送院，检查胎心率 80～90 次/分，阴道检查有条索状物脱出宫颈 3cm。形成胎心异常的原因是
    A. 脐带绕颈
    B. 脐带脱垂
    C. 脐带打结
    D. 脐带过短
    E. 脐带过长
12. 患者，女性，26 岁。G_2P_0。妊娠 24 周，发热伴恶心、呕吐、下腹痛 10 小时而入院。入院后诊断为妊娠合并急性阑尾炎。对于该患者，首选的治疗方案是
    A. 立即手术治疗切除阑尾，术后抗感染、保胎治疗
    B. 首选广谱抗生素保守治疗，同时加用抑制宫缩的药物，尽可能不手术治疗

C. 首选广谱抗生素保守治疗，数天后切除阑尾，术后保胎治疗
D. 立即行引产术，然后行阑尾切除术
E. 立即行阑尾切除术，然后行引产术

13. 患者，女性，36 岁。G_1P_0。妊娠 40 周，自觉胎动减少 1 天来院就诊，行胎心监护 OCT 试验频发晚期减速，24 小时尿 $E_3<10mg$。则下一步处理是
A. 注意休息
B. 左侧卧位
C. 继续观察
D. 尽快终止妊娠
E. 加强营养

【A3/A4 型题】

（14～16 题共用题干）

患者，女性，31 岁。G_3P_0，孕 42^{+2} 周，诊断为“过期妊娠”。入院后给予缩宫素引产，宫缩过强，持续 56 秒，间隔 60 秒，胎心监护提示胎儿窘迫。

14. 应采取的首要急救护理措施是
A. 左侧卧位
B. 吸氧
C. 立即停滴缩宫素
D. 术前准备
E. 纠正酸中毒

15. 针对目前孕妇的心理状况，不妥的护理措施是
A. 告知孕妇夫妇目前胎儿的真实情况
B. 告知孕妇夫妇预期结果
C. 对孕妇夫妇的焦虑给予适当解释
D. 讲解相关知识，减轻孕妇紧张心理
E. 隐瞒胎儿危险实情，以减轻孕妇焦虑，取得配合

16. 有关新生儿窒息，下述哪项正确
A. 胎儿只有心搏无呼吸称新生儿窒息
B. 产时使用麻醉药不可能造成新生儿窒息
C. 青紫窒息为重度窒息
D. 苍白窒息为轻度窒息
E. 苍白窒息为全身皮肤苍白，仅口唇呈暗紫色

（17～18 题共用题干）

患者，女性，27 岁。初产妇，妊娠 39 周。13：00开始阵发性宫缩，15：00 胎膜破裂，至 19：00 肛门检查：宫口已开全，头先露，胎位 LOA，胎头颅骨最低点在坐骨棘平面以下 3cm，胎心率 100 次/分，羊水呈草绿色、黏稠。

17. 下列哪项诊断正确
A. 胎儿窘迫
B. 滞产
C. 胎膜早破
D. 宫缩乏力
E. 可疑头盆不称

18. 应选何种处理
A. 剖宫产
B. 等待自然分娩
C. 产钳术
D. 静脉滴注缩宫素
E. 加腹压

参考答案与解析

【参考答案】

1. D　2. B　3. A　4. A　5. D　6. A　7. B　8. D　9. B　10. A　11. B　12. A　13. D　14. C　15. E　16. E　17. A　18. C

【解析】

扫码查看
相关内容

第六十五章　妊娠期并发症妇女的护理

【A1 型题】

1. 边缘性前置胎盘阴道流血时间多出现在妊娠
   A. 14~18 周
   B. 18~24 周
   C. 24~28 周
   D. 28~36 周
   E. 37~40 周
2. 妊娠高血压综合征的基本病变是
   A. 肾小动脉缺氧
   B. 全身小动脉痉挛
   C. 全身毛细血管缺氧
   D. 全身动脉血管痉挛
   E. 周围小血管阻力增加
3. 治疗先兆子痫孕妇，首选药物应是
   A. 降压药
   B. 强镇静药
   C. 解痉药
   D. 利尿药
   E. 扩容药
4. 葡萄糖酸钙用于硫酸镁解毒时，10% 的葡萄糖酸钙 10ml 静脉推注，推注所用的时间必须在
   A. 2 分钟以内
   B. 2 分钟
   C. 3 分钟以内
   D. 3 分钟
   E. 3 分钟以上
5. 习惯性晚期流产最常见的原因是
   A. 孕卵发育异常
   B. 黄体功能不全
   C. 甲状腺功能不足
   D. 染色体异常
   E. 子宫颈内口松弛
6. 异位妊娠最主要的原因是
   A. 避孕失败
   B. 子宫肌瘤
   C. 输卵管手术史
   D. 输卵管发育不良
   E. 慢性输卵管炎
7. 下列不是羊水量过多病因的是
   A. 多胎妊娠
   B. 妊娠高血压综合征
   C. 胎儿消化道畸形
   D. 胎盘脐带病变
   E. 妊娠糖尿病
8. 前置胎盘患者，进行产科检查，错误的是
   A. 胎方位清楚
   B. 先露高浮
   C. 胎心正常
   D. 子宫大小与停经月份一致
   E. 宫颈抬举痛明显
9. 对于先兆早产的孕妇，首要的治疗措施是
   A. 抑制宫缩
   B. 控制感染
   C. 促胎肺成熟
   D. 做好接生准备
   E. 左侧卧位休息
10. 异位妊娠简单可靠的诊断方法是
   A. 超声
   B. 腹腔镜
   C. 输卵管造影
   D. 阴道后穹隆穿刺
   E. 子宫内膜病理检查
11. 导致自然流产的最主要原因是
   A. 宫颈松弛
   B. 染色体异常
   C. 母儿血型不合
   D. 内分泌功能失调
   E. 子宫畸形
12. 羊水过多是指羊水量超过
   A. 500ml
   B. 600ml
   C. 800ml
   D. 1000ml
   E. 2000ml
13. 早期先兆流产的最先征兆是
   A. 腹痛
   B. 流水
   C. 有组织物排出
   D. 少量阴道流血
   E. 腹胀
14. 关于前置胎盘的叙述，以下错误的是

A. 出血可反复发生
B. 主要症状为无痛性阴道流血
C. 多发生在妊娠晚期或临产时
D. 出血原因是前置胎盘自附着处剥离
E. 偶有发生于妊娠18周左右者

15. 异位妊娠最常见的着床部位是
A. 子宫颈
B. 腹腔
C. 输卵管
D. 卵巢
E. 子宫肌层

16. 胎盘早剥最主要的病因是
A. 胎膜早破
B. 妊娠高血压综合征
C. 羊水过多
D. 子宫肌瘤
E. 宫颈炎

17. 妊娠高血压综合征使用硫酸镁解痉时，应停用药物的情况是
A. 尿量700ml/h
B. 呼吸18次/分
C. 膝反射消失
D. 血压130/90mmHg
E. 自觉症状消失

【A2型题】

18. 患者，女性，24岁。妊娠35周，突然发生腹部持续性疼痛，伴有少量阴道流血，恶心、呕吐、面色苍白、脉搏细弱、血压下降，腹部检查有压痛、子宫硬。此患者最可能的诊断为
A. 胎盘早期剥离
B. 前置胎盘
C. 先兆早产
D. 早产
E. 先兆临产

19. 患者，女性，25岁。平素月经周期规律，目前宫内妊娠32周，单胎。查体：子宫大小与妊娠月份相符，胎心135～160次/分，宫缩20分钟4次，每次持续35～40秒。阴道检查发现有少量血性分泌物，宫口扩张达3cm，胎膜未破裂。对该孕妇的首要处理措施是
A. 人工破膜
B. 抑制宫缩
C. 灌肠
D. 尽快终止妊娠
E. 积极预防感染

20. 患者，女性，27岁。初孕妇，妊娠24周。在急诊室主诉夜间突然阴道流血1小时，如月经量，伴腹部轻微胀痛。查体：血压105/68mmHg，胎心率140次/分，胎位左枕前（LOA），头浮。子宫有不规则收缩，无压痛。最可能的诊断是
A. 先兆流产
B. 胎盘早剥
C. 胎盘边缘血窦破裂
D. 前置胎盘
E. 子宫颈息肉出血

21. 患者，女性，29岁。妊娠前基础血压为100/60mmHg，宫内妊娠28周始出现水肿，34周出现头痛。查体：血压150/110mmHg，水肿达脚踝部，24小时尿蛋白定量1.5g，最可能的诊断是
A. 妊娠高血压综合征
B. 子痫前期
C. 慢性高血压并发子痫前期
D. 妊娠合并慢性肾炎
E. 子痫

22. 患者，女性，30岁。初孕妇，妊娠34周。产前检查血压180/112mmHg，拒绝住院治疗。3小时前突然腹痛伴阴道流血，血压80/40mmHg，脉搏120次/分，宫底剑突下2指，板状腹，胎位不清，胎心音消失，宫颈未消失。最正确处理应是
A. 立即剖宫产终止妊娠
B. 抢救休克，滴注缩宫素引产
C. 人工破膜，滴注缩宫素引产
D. 抢救休克，因胎死宫内不急于引产
E. 抢救休克，尽快剖宫产，终止妊娠

23. 患者，女性，24岁。平素月经规律。现停经2个月，因腹痛伴阴道流血就诊。妇科检查见宫口未开，子宫如孕2个月大小。该患者最可能的诊断是
A. 葡萄胎
B. 异位妊娠
C. 先兆流产
D. 稽留流产
E. 难免流产

【A3/A4型题】

（24～25题共用题干）

某孕妇，27岁。妊娠13周，下腹阵痛伴阴道流血约15小时，晕倒，急诊入院。查体：血压80/55mmHg，脉搏120次/分。妇科检查：外阴大量血迹，阴道仍流血并有血块，宫颈口已开，其内可触及软性胚胎组织。

24. 最可能的诊断是
   A. 难免流产并休克
   B. 不全流产并休克
   C. 胎盘早剥并休克
   D. 前置胎盘并休克
   E. 先兆流产
25. 此时最佳的处理是
   A. 补充维生素 K
   B. 静脉注射保胎药
   C. 静脉注射缩宫素
   D. 抗休克同时清宫
   E. 无须特殊处理

（26~28 题共用题干）

患者，女性，26 岁。婚后 2 年同居未孕，月经规律，末次月经后 20 天出现阴道淋漓流血半个月余，止血治疗无效。今日突发下腹痛，测血压 90/60mmHg，脉搏 110 次/分。妇科检查：阴道后穹隆饱满下垂，子宫体水平位，略大，宫颈举痛（+）。

26. 此患者最可能的诊断是
   A. 月经失调
   B. 月经过多并发贫血
   C. 早孕，先兆流产
   D. 子宫内膜炎
   E. 异位妊娠
27. 此时最佳的检查方法是
   A. 检测尿 hCG
   B. B 超检查
   C. 诊断性刮宫
   D. 腹腔镜检查
   E. 阴道后穹隆穿刺
28. 最佳的处理方法是
   A. 补液、输血
   B. 吸氧
   C. 手术治疗
   D. 大剂量使用抗生素
   E. 使用止血药

【B1 型题】

（29~31 题共用以下选项）

A. 妊娠 28 周前，少量阴道流血，轻微下腹痛，宫颈口关闭，无妊娠物排出，子宫大小与妊娠周数相符
B. 连续发生 3 次以上自然流产，且每次流产发生在同一妊娠月份
C. 胚胎或胎儿已经死亡尚未自然排出，子宫不再随着妊娠周数而增大，hCG 阴性
D. hCG 阳性，阴道流血量多，小腹疼痛加剧，宫颈口扩张但无妊娠组织排出，子宫大小与妊娠周数相符或略小
E. hCG 阴性，阴道流血量少，无下腹疼痛，宫颈口关闭组织物完全排出，子宫正常大小

29. 先兆流产的表现是
30. 完全流产的表现是
31. 难免流产的表现是

参考答案与解析

【参考答案】

1. E　2. B　3. C　4. E　5. E　6. E　7. B　8. E　9. A　10. D　11. B　12. E　13. D　14. E　15. C　16. B　17. C　18. A　19. B　20. D　21. B　22. E　23. C　24. A　25. D　26. E　27. E　28. C　29. A　30. E　31. D

【解析】

扫码查看
相关内容

第六十六章　妊娠期合并症妇女的护理

【A1 型题】

1. 判断妊娠合并糖尿病孕妇治疗效果的依据是
   A. 血糖测定
   B. 尿糖定量测定
   C. 50g 葡萄糖筛查试验
   D. 75g 葡萄糖耐量试验
   E. 尿酮体定性测定
2. 贫血对孕妇及胎儿的影响不包括
   A. 孕妇可出现贫血性心脏病
   B. 胎盘早剥
   C. 产后出血
   D. 胎儿窘迫
   E. 死胎
3. 妊娠合并心脏病孕妇的护理，不正确的措施是
   A. 休息取左侧卧位
   B. 避免过度疲劳
   C. 清淡饮食，少量多餐
   D. 为防止便秘，必要时可使用缓泻剂
   E. 预防感染，临产遵医嘱给抗生素至产后 3 天
4. 为了减少妊娠合并贫血的发生，以下预防措施不正确的是
   A. 积极补充叶酸
   B. 积极预防肠道感染
   C. 积极治疗腹泻
   D. 多摄入瘦肉类食物
   E. 减少酸性物质摄入
5. 关于妊娠合并心脏病，下列哪项不正确
   A. 妊娠合并心脏病是孕产妇死亡的主要原因之一
   B. 妊娠 32～34 周血容量增加达高峰
   C. 分娩期第二产程比第一产程心脏负担重
   D. 分娩期第三产程心脏负担仍很重
   E. 产后 2～3 天心脏负担减轻
6. 诱发妊娠合并心脏病产妇心力衰竭的潜在因素不包括
   A. 上呼吸道感染
   B. 贫血
   C. 低盐低脂饮食
   D. 心律失常
   E. 妊娠期高血压疾病
7. 对于妊娠合并急性病毒性肝炎的描述，错误的是
   A. 肝炎患者原则上不宜妊娠
   B. 妊娠早期不宜终止妊娠，因可增加肝损害
   C. 妊娠晚期应预防妊娠高血压综合征
   D. 分娩期应预防产后出血
   E. 产褥期应用抗生素预防感染

【A2 型题】

8. 患者，女性，28 岁，妊娠 32 周。妊娠合并糖尿病，胰岛素治疗中。在清晨 5 时惊醒，心悸、出汗。此时应立即
   A. 试体温
   B. 测血糖
   C. 查尿糖及酮体
   D. 进食
   E. 开放静脉
9. 患者，女性，29 岁。初孕妇，妊娠 22 周。第一次来产前检查，主诉日常活动后感到乏力、心悸、气急。经检查确诊为妊娠合并风湿性心脏病、心功能Ⅱ级。根据该孕妇情况，为防止心力衰竭，妊娠期监测的时间应重点放在
   A. 22～24 周
   B. 25～26 周
   C. 27～28 周
   D. 29～31 周
   E. 32～34 周
10. 患者，女性，26 岁。患风湿性心脏病，前来咨询是否可以妊娠。护士告诉她可以妊娠的情况是
    A. 心功能Ⅰ～Ⅱ级者
    B. 有心房颤动者
    C. 心脏明显扩大者
    D. 风湿热活动期
    E. 心功能Ⅲ级或Ⅲ级以上者
11. 患者，女性，28 岁。妊娠 20 周后被诊断为缺铁性贫血，现需口服硫酸亚铁，补充铁剂，正确的服药时间是
    A. 餐前
    B. 餐后
    C. 晨起
    D. 睡前
    E. 空腹时

【A3/A4 型题】

（12～13 题共用题干）

某孕妇，27 岁。妊娠 37 周，2 周前出现皮肤瘙痒，恶心、呕吐，自觉疲乏无力，继之出现巩膜黄染，胎动正常。查体：血压 120/80mmHg，血胆红素 75μmol/L，丙氨酸转氨酶（ALT）、天冬氨酸转氨酶（AST）轻度升高，现已有规律宫缩，头浮，胎心 136 次/分。

12. 该患者最可能的诊断是
    A. 急性黄疸性肝炎
    B. 重症肝炎
    C. 妊娠期急性脂肪肝
    D. 妊娠期肝内胆汁淤积症
    E. 妊娠期高血压疾病肝损害
13. 最恰当的处理措施是
    A. 静脉滴注硫酸镁，抑制宫缩
    B. 严密观察产程，期待自然分娩
    C. 人工破膜，加速产程进展
    D. 静脉滴注缩宫素，加速产程
    E. 及时剖宫产终止妊娠

【B1 型题】

（14～15 题共用备选答案）

A. 血红蛋白 45g/L，面色苍白伴水肿
B. 血红蛋白 75g/L，黏膜苍白，乏力
C. 血红蛋白 105g/L，乏力，易脱发
D. 血红蛋白 120g/L，易疲倦，乏力
E. 血红蛋白 115g/L，易疲倦

根据世界卫生组织标准

14. 妊娠合并轻度贫血为
15. 妊娠合并重度贫血为

参考答案与解析

【参考答案】

1. A 2. B 3. E 4. E 5. E 6. C 7. B 8. D 9. E 10. A 11. B 12. D 13. E 14. C 15. A

【解析】

扫码查看
相关内容

第六十七章 异常分娩的护理

【A1 型题】

1. 协调性子宫收缩乏力表现为
   A. 子宫收缩无对称性
   B. 可分为原发性和继发性宫缩乏力
   C. 不宜静脉滴注缩宫素
   D. 产程常延长
   E. 不易发生产后出血
2. 下列不是臀位临床表现的是
   A. 宫底可触及胎臀
   B. 后出胎头困难
   C. 脐带脱垂
   D. 产程延长
   E. 宫缩乏力
3. 急产的定义是指从规律宫缩至胎儿胎盘娩出的时间短于
   A. 1.5 小时
   B. 2.0 小时
   C. 2.5 小时
   D. 3.0 小时
   E. 3.5 小时
4. 潜伏期延长是指初产妇第一产程潜伏期超过
   A. 6 小时
   B. 8 小时
   C. 14 小时
   D. 16 小时
   E. 20 小时
5. 持续性枕后位的主要原因是
   A. 中骨盆狭窄
   B. 胎头俯屈不良
   C. 胎儿相对过大
   D. 子宫收缩过弱
   E. 单纯扁平骨盆
6. 枕后位俯屈不良时，胎头的最低点是
   A. 颜面部
   B. 鼻根部
   C. 前额部
   D. 前颅部
   E. 后颅部

【A2 型题】

7. 患者，女性，27 岁。初产妇，妊娠足月规律宫缩 16 小时，肛查宫口开大 6cm，宫缩转弱，每 5~6 分钟 1 次。每次持续 25~30 秒。1 小时后，肛查宫口仍开大 6cm，胎头在坐骨棘上 0.5cm。此种异常情况，最可能的原因是
   A. 扁平骨盆
   B. 均小骨盆
   C. 中骨盆狭窄
   D. 宫颈水肿
   E. 宫颈肌瘤
8. 初产妇，29 岁。临产后 4 小时，胎头仍未入盆，此时最有价值的检查为测量骨盆的
   A. 坐骨棘间径
   B. 坐骨结节间径
   C. 骶耻内径
   D. 骶耻外径
   E. 髂棘间径
9. 患者，女性，28 岁。初产妇，足月妊娠，临产 12 小时，产妇烦躁不安，呼痛不已，检查子宫收缩强，间歇时不放松，宫高 33cm，腹围 100cm，胎心率 140 次/分，宫口开 1cm，S=0。应首选以下哪项处理
   A. 肥皂水灌肠
   B. 人工破膜
   C. 静脉滴注小剂量缩宫素
   D. 肌内注射哌替啶
   E. 立即剖宫产

【A3/A4 型题】

（10~12 题共用题干）

患者，女性，29 岁。妊娠 40 周。规律宫缩 17 小时，宫口开大 3cm，胎心 150 次/分，产妇一般情况良好，宫缩较初期间歇时间长，约 10 分钟 1 次，持续时间 30 秒，宫缩时子宫不硬。

10. 该产妇除有宫缩乏力外，还应诊断为
    A. 第二产程延长
    B. 潜伏期延长
    C. 活跃期延长
    D. 第三产程延长

E. 潜伏期缩短

11. 正确的处理是

A. 剖宫产术

B. 胎头吸引术

C. 待其自然分娩

D. 使用产钳

E. 静脉滴注缩宫素

12. 护理中不正确的是

A. 安慰患者，消除紧张情绪

B. 定时听胎心，至少每 4 小时 1 次

C. 严密观察产程

D. 指导其每 4 小时左右排尿 1 次

E. 鼓励其进食

参考答案与解析

【参考答案】

1. D 2. A 3. D 4. E 5. A 6. D 7. C 8. C 9. D 10. B 11. E 12. B

【解析】

扫码查看

相关内容

第六十八章　分娩期并发症妇女的护理

【A1 型题】

1. 产后出血是指胎儿娩出后 24 小时内自然分娩产妇阴道流血量超过
   A. 200ml
   B. 300ml
   C. 400ml
   D. 500ml
   E. 600ml
2. 关于产后宫缩乏力性出血的描述，正确的是
   A. 血液的颜色是鲜红色
   B. 表现为持续性出血
   C. 手摸子宫时软时硬
   D. 子宫底轮廓清、质硬
   E. 胎盘、胎膜不完整
3. 关于先兆子宫破裂，以下正确的是
   A. 胎心多正常
   B. 可见病理性缩复环
   C. 迅速出现贫血
   D. 宫缩由强转弱
   E. 宫体部肌肉菲薄
4. 胎膜早破是指
   A. 胎膜在第二产程破裂
   B. 胎膜在临产前破裂
   C. 胎膜在宫缩开始破裂
   D. 胎膜在第一产程破裂
   E. 胎膜在胎儿娩出中破裂
5. 最常见的导致产后出血的原因是
   A. 宫缩乏力
   B. 胎盘胎膜残留
   C. 胎盘植入
   D. 软产道损伤
   E. 凝血功能障碍
6. 关于胎膜早破的护理，下列哪项是错误的
   A. 破膜后立即听胎心
   B. 卧床休息，防止脐带脱垂
   C. 保持会阴清洁
   D. 可下地活动
   E. 破膜后注意体温、脉搏及呼吸变化
7. 关于羊水栓塞的常见病因，下列叙述错误的是
   A. 胎膜早破
   B. 子宫颈裂伤
   C. 前置胎盘
   D. 胎盘早剥
   E. 子宫收缩乏力
8. 胎膜早破发生在孕 35 周以前时，为促胎肺成熟应用的药物是
   A. 地塞米松
   B. 维生素 C
   C. 维生素 K_1
   D. 葡萄糖酸钙
   E. 氢化可的松

【A2 型题】

9. 患者，女性，35 岁。G_4P_1，妊娠 40 周。人工流产 3 次，产程进展顺利，胎儿娩出后 30 分钟，胎盘未娩出，亦无剥离征象，阴道无出血，最可能的原因是
   A. 胎盘剥离后滞留
   B. 胎盘剥离不全
   C. 胎盘部分性植入
   D. 胎盘完全粘连
   E. 胎盘嵌顿
10. 患者，女性，23 岁。妊娠 38 周，头位，估计胎儿 4.1kg，临产 16 小时，宫口开 1cm，静脉输注缩宫素，4 小时宫口开 9cm，产妇烦躁不安，疼痛难忍，见脐下 1 指处呈环状凹陷，有压痛，胎心 132 次/分。此时最适宜的处理是
    A. 停止静脉输注缩宫素，待宫口开全后阴道助产
    B. 立即行产钳助产术
    C. 立即行胎头吸引术
    D. 停止静脉输注缩宫素，立即行剖宫产术
    E. 肌内注射哌替啶

【A3/A4 型题】

（11～13 题共用题干）

患者，女性，30 岁。初产妇，妊娠 40 周。产程进展 24 小时，宫口开大 4cm，静脉滴注缩宫素 1.0 单位，宫缩持续不缓解，胎心 100 次/分，耻骨上有压痛，腹部有一环状凹陷。

11. 此时应首先考虑的诊断为
A. 胎盘早剥
B. 先兆子宫破裂
C. 高张性宫缩乏力
D. 子宫收缩过强
E. 痉挛性子宫

12. 入院行查体时，最有早期诊断意义的症状体征是
A. 宫缩持续不缓解，产妇疼痛难忍，呼叫
B. 腹部有一环状凹陷
C. 胎心率 100 次/分
D. 肉眼血尿
E. 宫口开大 4cm

13. 最佳处理方法是
A. 立即给予镇静药
B. 抗休克治疗
C. 立即停用缩宫素，抑制宫缩，剖宫产
D. 吸氧
E. 静脉开放

（14~16 题共用题干）

患者，女性，24 岁。G_1P_0，妊娠 40 周。胎膜早破 14 小时，有规律宫缩 10 小时，胎儿手脱出阴道口来院。检查：产妇神志清，痛苦面容。腹痛拒按，烦躁不安。脉搏、呼吸快，胎心不清，胎心率约 160 次/分。

14. 此时应首先考虑的诊断是
A. 胎盘早剥
B. 前置胎盘
C. 先兆子宫破裂
D. 不完全子宫破裂
E. 完全子宫破裂

15. 最有早期诊断意义的症状、体征是
A. 产妇疼痛难忍，呼叫
B. 出现病理性缩复环
C. 子宫轮廓不清
D. 导尿见肉眼血尿
E. 清楚触及胎体

16. 对该孕妇的最佳处理措施是
A. 抑制宫缩同时做剖宫产术前准备
B. 乙醚麻醉下行内倒转术
C. 抗休克治疗
D. 剖宫产术
E. 消毒胎儿手后送回阴道内

【B1 型题】

（17~19 题共用备选答案）
A. 产钳术
B. 胎头吸引术
C. 肌内注射哌替啶+剖宫产术
D. 腹膜外剖宫产术
E. 子宫切除术

17. 足月临产伴宫腔感染者，宜采取的治疗措施为
18. 子宫破裂伴凝血功能障碍者，可采取的治疗措施为
19. 先兆子宫破裂者，应采取的治疗措施为

参考答案与解析

【参考答案】

1. D 2. C 3. B 4. B 5. A 6. D 7. E 8. A 9. D 10. D 11. B 12. B 13. C 14. C 15. B 16. A 17. D 18. E 19. C

【解析】

扫码查看
相关内容

第六十九章　产后并发症妇女的护理

【A1 型题】

1. 有关产褥感染的处理原则，错误的是
   A. 会阴侧切伤口健侧卧位
   B. 可采取半卧位或抬高床头
   C. 选用有效的抗生素
   D. 盆腔脓肿可切开排脓
   E. 禁用缩宫素，避免感染扩散
2. 产褥感染的诱因不包括
   A. 凝血机制障碍
   B. 无菌操作不严格
   C. 产后大出血
   D. 产道损伤
   E. 产前性交
3. 产褥期是指
   A. 从胎儿娩出到生殖器官恢复正常的一段时间
   B. 从胎盘娩出到产妇除乳腺外全身各器官恢复正常的一段时间
   C. 从第二产程到生殖器官恢复正常的一段时间
   D. 从胎儿娩出到全身恢复正常的一段时间
   E. 从胎儿娩出到恶露干净这段时间
4. 关于产后抑郁症，错误的说法是
   A. 产后抑郁症可由多方面因素造成
   B. 孕期发生不良生活事件越多，患者发生产后抑郁的可能性越大
   C. 有抑郁症家族史的产妇，发病风险高
   D. 是一组精神病性的抑郁综合征
   E. 可表现出自责、自我伤害的行为
5. 晚期产后出血发生的时间一般是在产后
   A. 7~8 周
   B. 5~6 周
   C. 3~4 周
   D. 2~3 周
   E. 1~2 周
6. 下列哪项情况不能说明患者有产褥感染
   A. 产后 3 天，会阴伤口红肿，有脓性分泌物
   B. 产后 5 天，持续低热，恶露增多有臭味，下腹疼痛，有压痛感
   C. 产后 7 天，宫底脐下 2 指
   D. 产后 1 天，宫缩痛，哺乳时疼痛明显
   E. 产后 9 天，出现弛张热，下肢持续性疼痛，伴水肿，皮肤发白
7. 下列疾病属于产褥感染的是
   A. 急性腹泻
   B. 急性膀胱炎
   C. 急性乳腺炎
   D. 上呼吸道感染
   E. 急性子宫内膜炎
8. 关于晚期产后出血的治疗原则，不正确的是
   A. 应用抗生素预防感染
   B. 出血量少时，给予子宫收缩药
   C. 怀疑胎膜残留时，应行刮宫术
   D. 出血量较多时，应行刮宫术止血
   E. 剖宫产术后大量阴道流血，刮宫术应慎重
9. 产妇若发生肾盂肾炎，其症状通常出现在产后
   A. 12 小时内
   B. 1~2 天
   C. 2~3 天
   D. 3~4 天
   E. 4~5 天

【A2 型题】

10. 患者，女性，29 岁。足月产后 4 天出现高热、寒战，下腹压痛，恶露增多有臭味，子宫复旧差，实验室检查示血白细胞增多，该患者最可能的诊断是
    A. 子宫肌炎
    B. 上呼吸道感染
    C. 宫颈炎
    D. 外阴炎
    E. 尿路感染
11. 患者，女性，26 岁。产后第 2 天，有尿急、尿痛症状，排尿时有烧灼感，体温 38.2℃。对该产妇的护理措施，正确的是
    A. 嘱产妇多活动，少进食流质，以免增加排尿次数而刺激尿道
    B. 遵医嘱给予产妇敏感有效的抗生素，以控制感染
    C. 禁止给予抗痉挛、镇痛药，以免掩盖症状，延误治疗
    D. 产褥期的正常反应，应继续观察病情
    E. 如患者排尿困难，应立即留置导尿管

【A3/A4 型题】

（12～14 题共用题干）

患者，女性，32 岁。初孕妇，足月妊娠，胎膜早破住院，因第二产程延长产钳助产，产后第一天出血约 300ml。产后第 3 天时，体温 38℃，下腹痛，恶露血性、有臭味。腹部检查宫底平脐，宫旁压痛，白细胞 21×10^9/L。

12. 该患者，最可能的诊断是
  A. 急性子宫颈炎
  B. 急性子宫内膜炎及子宫肌炎
  C. 急性输卵管炎
  D. 急性卵巢炎
  E. 急性盆腔腹膜炎
13. 以下护理措施，不正确的是
  A. 预防产后出血
  B. 助产后仔细检查软产道
  C. 入院后臀下放置无菌垫，保持外阴清洁
  D. 多次行阴道检查，了解子宫复旧情况
  E. 产后使用广谱抗生素
14. 该患者应采取的体位最好是
  A. 去枕平卧位
  B. 半卧位
  C. 左侧卧位
  D. 右侧卧位
  E. 低枕平卧位

【B1 型题】

（15～17 题共用备选答案）

A. 会阴裂伤
B. 宫颈裂伤
C. 胎盘滞留
D. 胎膜残留
E. 胎盘小叶缺损

15. 宫口未开全，阴道助产娩出胎儿，易致
16. 脐静脉注入牛乳，可见牛乳自胎盘母体面溢出，考虑
17. 行产钳术时未行适度的会阴侧切，可导致

参考答案与解析

【参考答案】

1. E　2. A　3. B　4. D　5. E　6. D　7. E　8. D　9. C　10. A　11. B　12. B　13. D　14. B　15. B　16. E　17. A

【解析】

扫码查看
相关内容

第七十章　遗传咨询与产前诊断

【A1 型题】

1. 不需要进行遗传咨询的是
   A. 三代内近亲婚配史的夫妇
   B. 得过病毒性肝炎的夫妇
   C. 放射性物质接触史的夫妇
   D. 38 岁的高龄孕妇
   E. 亲属中有生过先天性畸形儿的待婚青年
2. 孕妇及乳母每天需碘量应为
   A. 50~100μg
   B. 100~150μg
   C. 150~200μg
   D. 200~250μg
   E. 250~300μg
3. 绒毛穿刺取样在妊娠多少周进行
   A. 7~10 周
   B. 10~13^{+6}周
   C. 13~16 周
   D. 14~20 周
   E. 20~24 周
4. 一般来讲，高氟区的界定是饮水中氟的含量超过
   A. 0.5mg/L
   B. 1.0mg/L
   C. 1.5mg/L
   D. 2.0mg/L
   E. 2.5mg/L
5. 小儿染色体病中最常见的一种是
   A. 色盲
   B. 猫叫综合征
   C. 先天性心脏病
   D. 唐氏综合征
   E. 脆性 X 染色体综合征
6. 可损害子代生殖系统并影响生育能力的磁场是
   A. 极低频电磁场
   B. 低频电磁场
   C. 中频电磁场
   D. 高频电磁场
   E. 极高频电磁场
7. 35 岁以上孕妇其子代发生唐氏综合征的概率高，妊娠时应做的检查是
   A. 基因检测
   B. 夫妻双方染色体检查
   C. 孕妇周围血染色体检查
   D. 羊水穿刺检查
   E. 胎儿 B 超

参考答案与解析

【参考答案】

1. B　2. C　3. B　4. B　5. D　6. A　7. D

【解析】

扫码查看
相关内容

第七十一章　妇科护理病历

【A1 型题】

1. 妇科病史中“生活状况和自理程度”属于病史中的
   A. 现病史
   B. 主诉
   C. 个人史
   D. 一般资料
   E. 既往史
2. 对疑有盆腔内病变而腹壁肥厚者可以
   A. 行超声检查
   B. 剖腹探查
   C. 腹腔镜检查
   D. 不再做盆腔检查
   E. 使用镇静药后再做盆腔检查
3. 妇科盆腔检查常采用的体位是
   A. 平卧位
   B. 膀胱截石位
   C. 膝胸卧位
   D. 臀高头低位
   E. 自由体位
4. 足月产 2 次，流产 0 次，早产 1 次，现存子女 3 人，应缩写为
   A. 0-1-2-3
   B. 0-2-1-3
   C. 1-3-2-0
   D. 1-2-3-0
   E. 2-1-0-3

【A2 型题】

5. 患者，女性，30 岁。因白带增多、外阴瘙痒 1 周来诊。为明确诊断，首选的妇科检查是
   A. 外阴部视触诊
   B. 阴道窥器检查
   C. 双合诊
   D. 三合诊
   E. 直肠-腹部诊
6. 患者，女性，20 岁。未婚，运动时突发下腹痛，自己触及腹部包块。就诊后正确的妇科检查方法是
   A. 直肠-腹部诊
   B. 腹部触诊
   C. 三合诊
   D. 双合诊
   E. 肛查

【A3/A4 型题】

（7~9 题共用题干）

患者，女性，29 岁。其月经史可以被记录为 $13\frac{3\sim5}{29}$天，末次月经是在 2019 年 11 月 30 日。

7. 该患者的月经周期是
   A. 3~5 天
   B. 13 天
   C. 24~26 天
   D. 29 天
   E. 30 天
8. 该患者的初潮年龄是
   A. 3~5 岁
   B. 13 岁
   C. 24 岁
   D. 29 岁
   E. 30 岁
9. 该患者的经期是
   A. 3~5 天
   B. 13 天
   C. 11 天
   D. 29 天
   E. 30 天

参考答案与解析

【参考答案】

1. C 2. E 3. B 4. E 5. B 6. A 7. D 8. B 9. A

【解析】

扫码查看
相关内容

第七十二章 女性生殖系统炎症患者的护理

【A1 型题】

1. 滴虫阴道炎的传染方式不包括
   A. 性交传播
   B. 公共浴池传播
   C. 宫内传播
   D. 游泳池传播
   E. 不洁器械传播
2. 为外阴阴道假丝酵母菌病患者做阴道灌洗，宜选择的药液是
   A. 生理盐水
   B. 1∶5000 高锰酸钾
   C. 0.5%醋酸
   D. 1%乳酸
   E. 2%~4%碳酸氢钠
3. 关于女性生殖系统的自然防御功能，错误的是
   A. 两侧大阴唇自然合拢
   B. 阴道维持酸性环境
   C. 子宫颈内口紧闭
   D. 宫颈管黏液栓
   E. 输卵管黏膜的纤毛向伞端摆动
4. 关于外阴阴道假丝酵母菌病，叙述错误的是
   A. 外阴痒，灼痛，坐卧不安
   B. 白带呈白色稠厚豆渣样
   C. 小阴唇内侧黏膜附着膜状物
   D. 悬滴法下见孢子及假菌丝
   E. 首选药物为青霉素及甲硝唑
5. 顽固的萎缩性阴道炎除了局部用药，还可口服
   A. 制霉菌素
   B. 甲硝唑
   C. 尼尔雌醇
   D. 红霉素
   E. 维生素 B_2
6. 对尖锐湿疣患者的健康教育，错误的是
   A. 提高防病意识，到正规医院治疗
   B. 治疗期间避免性生活
   C. 妊娠者应终止妊娠，以防新生儿畸形
   D. 治愈标准为疣体消失
   E. 污染衣裤和生活用品及时消毒
7. 梅毒的重要传播途径是
   A. 粪-口传播
   B. 血液传播
   C. 性接触传播
   D. 飞沫传播
   E. 虫媒传播
8. 外阴阴道假丝酵母菌病的诱因中，错误的是
   A. 长期使用激素类药物
   B. 糖尿病
   C. 妊娠
   D. 长期使用抗生素
   E. 月经来临
9. 盆腔炎性疾病的主要治疗原则是
   A. 中药治疗
   B. 手术治疗
   C. 局部治疗
   D. 针灸治疗
   E. 抗生素治疗
10. 诊断盆腔脓肿最可靠的方法是
    A. 直肠前壁穿刺抽出脓液
    B. 膀胱刺激征
    C. 全身轻度中毒
    D. 体温增高
    E. 直肠刺激征
11. 慢性子宫颈炎的典型临床表现是
    A. 外阴瘙痒
    B. 白带增多
    C. 外阴疼痛
    D. 外阴灼热感
    E. 外阴湿疹
12. 关于滴虫阴道炎，下列说法正确的是
    A. 不影响受孕
    B. 病原体最适宜 pH 为 4.2~5.6
    C. 典型症状为稀薄泡沫状白带
    D. 病原体比多核粒细胞小
    E. 主要传播途径是血行传播
13. 宫颈活检病理为鳞状上皮化生，提示宫颈为
    A. 癌前病变
    B. 非典型增生
    C. 炎症愈合过程
    D. 雌激素水平过高
    E. 宫颈原位癌
14. 关于萎缩性阴道炎的临床表现，下列说法错误

的是
A. 阴道分泌物增多
B. 可出现血样脓性白带
C. 外阴瘙痒
D. 阴道黏膜菲薄充血
E. 阴道黏膜上可见白色膜状物

15. 外阴炎患者，局部治疗使用高锰酸钾溶液坐浴适宜的水温为
A. 20℃左右
B. 30℃左右
C. 40℃左右
D. 50℃左右
E. 60℃左右

16. 月经干净后复查滴虫阴道炎治愈的标准是
A. 复查滴虫为阴性
B. 连续 2 次复查滴虫为阴性
C. 连续 3 次复查滴虫为阴性
D. 连续 4 次复查滴虫为阴性
E. 连续 5 次复查滴虫为阴性

17. 滴虫阴道炎患者应选用的阴道冲洗液是
A. 0.5%乳酸
B. 2%~4%碳酸氢钠
C. 0.5%聚维酮碘
D. 1：2000 苯扎溴铵
E. 0.5%醋酸

【A2 型题】

18. 患者，女性，41 岁。近半年阴道分泌物增多，呈白色黏液状，伴腰骶部疼痛，下坠感。妇科检查：宫颈柱状上皮异位占宫颈面积 1/3，子宫及双侧附件未见异常。下一步最应该采取的检查是
A. 阴道镜
B. 宫腔镜
C. 腹腔镜
D. 宫颈刮片检查
E. 诊断性宫颈锥切

19. 患者，女性，45 岁。因胆道感染入院，应用抗生素 10 天。近 1 周外阴奇痒，坐卧不宁。妇科检查：阴道黏膜红肿，附着白色膜状物，擦除露出红肿黏膜面。最可能的诊断是
A. 滴虫阴道炎
B. 萎缩性阴道炎
C. 外阴瘙痒症
D. 外阴阴道假丝酵母菌病
E. 细菌性阴道病

20. 患者，女性，32 岁。因重度慢性子宫颈炎行物理治疗，术后禁止性生活和盆浴的时间是
A. 2 周
B. 4 周
C. 6 周
D. 8 周
E. 10 周

21. 患者，女性，28 岁。近 1 周感觉白带多，外阴奇痒，夜不能寐，异常痛苦，白带检查确诊为外阴阴道假丝酵母菌病。正确处理是
A. 10%碳酸氢钠液阴道灌洗每日 1 次×10 天
B. 灌洗后甲硝唑药片塞入阴道
C. 口服伊曲康唑 200mg，每日 1 次×3 天
D. 应用雌激素对症止痒
E. 用 5%甲紫涂阴道壁

【A3/A4 型题】

（22~24 题共用题干）

患者，女性，35 岁。妇科门诊就诊，根据主诉症状和查体，初步印象是“慢性子宫颈炎”。

22. 慢性子宫颈炎主要症状和治疗要点的陈述，正确的是
A. 治疗前排除子宫颈癌
B. 患者常主诉外阴瘙痒
C. 口服抗生素是常用的给药途径
D. 大多数患者，感觉下腹疼痛
E. 重症者并发尿频、尿急

23. 慢性子宫颈炎的病理表现是
A. 宫颈上皮内瘤变
B. 宫颈瘢痕
C. 宫颈水肿
D. 宫颈管黏膜炎
E. 宫颈囊腺瘤

24. 患者急切地想了解治疗方案。门诊护士向她讲解治疗和护理措施，但不包括
A. 子宫颈切除术
B. 用腐蚀性药物去除糜烂面
C. 宫颈局部用药
D. 电熨疗法
E. 激光疗法

（25~27 题共用题干）

患者，女性，42 岁。因阴道分泌物增多伴外阴奇痒 1 周就诊。既往糖尿病 2 年，近 1 年内 4 次反复出现上述症状。妇科检查：外阴红斑、水肿，可见抓痕，阴道黏膜充血，阴道内大量豆渣样分泌物。

25. 该患者可能的诊断为

A. 滴虫阴道炎
B. 细菌性阴道病
C. 淋病
D. 外阴阴道假丝酵母菌病
E. 外阴炎

26. 为进一步确诊，取该患者的阴道分泌物行悬滴检查，宜选用的悬液为
A. 4%碳酸氢钠溶液
B. 10%氢氧化钾溶液
C. 3%过氧化氢溶液
D. 蒸馏水
E. 1%乳酸溶液

27. 悬滴检查结果确诊后，对该患者进行治疗，其中不恰当的是
A. 积极控制血糖
B. 以全身用药为主
C. 应用广谱抗生素
D. 于月经前复查阴道分泌物
E. 性伴侣有症状需同时治疗

【B1 型题】

（28~30 题共用备选答案）
A. 外阴炎
B. 滴虫阴道炎
C. 外阴阴道假丝酵母菌病
D. 前庭大腺囊肿
E. 慢性子宫颈炎

28. 阴道稀薄的泡沫状分泌物见于
29. 阴道稠厚豆渣样分泌物见于
20. 需要夫妇双方同时治疗的是

参考答案与解析

【参考答案】

1. C 2. E 3. E 4. E 5. C 6. C 7. C 8. E 9. E 10. A 11. B 12. C 13. C 14. E 15. C 16. C 17. E 18. D 19. D 20. D 21. C 22. A 23. D 24. A 25. D 26. B 27. C 28. B 29. C 30. B

【解析】

扫码查看
相关内容

第七十三章　月经失调患者的护理

【A1 型题】

1. 围绝经期综合征患者的临床表现是
   A. 约半数的妇女在围绝经期会发生明显症状
   B. 卵巢功能不健全，月经紊乱伴血性白带
   C. 外阴萎缩、阴道充血、内膜变薄，分泌物增多
   D. 阵发性潮热、潮红，多于凌晨、黄昏时发作
   E. 甲状腺功能减退，基础代谢率降低
2. 反映卵巢有排卵功能的检查为
   A. 基础体温单相形
   B. 阴道脱落细胞反映为轻度雌激素影响
   C. 宫颈黏液有羊齿状结晶
   D. 子宫内膜有增殖期变化
   E. 子宫内膜有分泌期变化
3. 月经频发是指月经周期小于
   A. 30 天
   B. 28 天
   C. 25 天
   D. 21 天
   E. 18 天
4. 下列有关痛经的描述中，错误的是
   A. 行经前后或经期出现下腹痛或其他不适，以致影响生活和工作质量称为痛经
   B. 痛经分为原发性痛经和继发性痛经
   C. 原发性痛经指生殖器官无器质性病变者发生的痛经
   D. 继发性痛经指生殖器官有器质性病变者发生的痛经
   E. 原发性痛经者应接受前列腺素治疗
5. 下列对采用雌激素替代疗法的绝经期女性的护理措施不妥的是
   A. 向患者和家属讲解围绝经期的常识
   B. 指导患者进行自我情绪调整
   C. 指导患者摄入富含蛋白质、铁和钙的食物
   D. 告知患者雌激素非常安全，可放心使用，以解除不必要的思想顾虑
   E. 指导患者坚持进行适度体育锻炼
6. 剧烈运动后引起的闭经属于
   A. 子宫性闭经
   B. 卵巢性闭经
   C. 垂体性闭经
   D. 下丘脑性闭经
   E. 肾上腺性闭经
7. 无排卵性异常子宫出血的主要临床特点是
   A. 阴道少量流血
   B. 阴道多量流血
   C. 不规则子宫出血
   D. 绝经后出血
   E. 接触性出血
8. 下列有关持续的雌激素作用而无孕激素拮抗，可能会导致的子宫内膜病理改变，应除外
   A. 子宫内膜简单型增生过长
   B. 子宫内膜复杂型增生过长
   C. 子宫内膜不典型增生过长
   D. 增生期子宫内膜
   E. 子宫内膜分泌不良

【A2 型题】

9. 患者，女性，46 岁。近半年月经紊乱，周期超过 40 天，有阵发性潮热现象，近期情绪低落，不能自我控制。有可能是
   A. 月经紊乱
   B. 继发性闭经
   C. 围绝经期综合征
   D. 黄体发育不健
   E. 精神因素导致月经周期延长
10. 患者，女性，46 岁。近 1 年来月经不规律，现停经 48 天，发生阴道大出血。妇科检查：子宫饱满，稍软。首选的止血方法是
    A. 雄激素
    B. 孕激素
    C. 雌激素
    D. 刮宫术
    E. 止血+补血药

【A3/A4 型题】

（11～13 题共用题干）

患者，女性，44 岁。因异常子宫出血急诊收治入院。

11. 护士向患者讲解更年期无排卵性异常子宫出血的治疗原则是
    A. 止血、随访

B. 调整周期、减少经量
C. 全子宫切除
D. 放疗照射卵巢
E. 止血、调整周期、促排卵

12. 患者想进一步了解减少经量的具体措施，护士告知是
A. 长期中药调理
B. 静脉输入凝血因子
C. 性激素、刮宫和药物止血
D. 手术切除子宫
E. 促排卵调整周期

13. 护士向患者介绍雄激素止血时的自我护理时，重点强调
A. 不随意增加剂量
B. 不随意停药
C. 饭后、睡前服药
D. 不能提前减量
E. 观察男性化症状

参考答案与解析

【参考答案】

1. D　2. E　3. D　4. E　5. D　6. D　7. C　8. E　9. C　10. D　11. B　12. C　13. E

【解析】

扫码查看
相关内容

第七十四章　妊娠滋养细胞疾病患者的护理

【A1 型题】

1. 绒毛膜癌最常见的死亡原因是
   A. 肺转移
   B. 阴道转移
   C. 胸腔转移
   D. 胃肠道转移
   E. 脑转移
2. 可确诊葡萄胎的临床表现是
   A. 停经阴道流血
   B. 腹痛
   C. 妊娠早期出现较严重的呕吐并有妊娠高血压综合征
   D. 子宫增大如 5 个月妊娠大小，尚摸不到胎体，听不到胎心
   E. 阴道排出物中见到水泡状组织
3. 侵蚀性葡萄胎最常见的转移部位是
   A. 脑
   B. 肝
   C. 肺
   D. 阴道
   E. 盆腔
4. 葡萄胎最常见的症状是
   A. 子宫异常增大
   B. 妊娠高血压综合征
   C. 腹痛
   D. 妊娠呕吐
   E. 停经后阴道流血
5. 葡萄胎患者术后避孕首选
   A. 口服避孕药
   B. 针剂避孕药
   C. 皮下埋植
   D. 阴茎套
   E. 宫内节育器
6. 葡萄胎确诊后错误的措施是
   A. 第一次吸刮后 1 周行第二次刮宫
   B. 尽快采用吸刮术，迅速排空宫腔
   C. 术前不应用缩宫素，防止肺栓塞或转移
   D. 术中静脉滴注缩宫素，但需在宫口扩大后
   E. 为减少出血及子宫穿孔，手术前静脉滴注缩宫素

【A2 型题】

7. 患者，女性，39 岁。停经 2.5 个月，阴道流血 3 天。妇科检查：子宫为妊娠 12 周大小，且质软，双侧附件有直径 3cm 囊性肿物。此时急需进行的检查是
   A. 血 CA125 测定
   B. 血 hCG 测定
   C. 血卵泡刺激素（FSH）测定
   D. 血黄体生成素（LH）测定
   E. 血 AFP 测定
8. 患者，女性，28 岁。已婚，停经 2 个月余，阴道不规则出血 2 周，无妊娠史。妇科检查：宫颈蓝色，子宫增大如孕 3 个月，附件（-），尿妊娠试验（+），经刮宫确诊为葡萄胎。有关葡萄胎的描述，下列错误的是
   A. 需行清宫术
   B. 每次清宫，清出物均送病理
   C. 应行子宫全切术
   D. 清宫术后应定期检查血 hCG 变化
   E. 葡萄胎刮宫术后 8 周血 hCG 仍高提示侵蚀性葡萄胎

【A3/A4 型题】

（9～11 题共用题干）

患者，女性，23 岁。停经 10 周，阴道不规则流血 10 多天，量不多，暗红色，血中伴有小水泡物。血压 140/90mmHg。妇科检查：子宫前倾，如妊娠 4 个月大，两侧附件可触到鹅卵大、囊性、活动良好、表面光滑的肿物。

9. 本病例最可能的诊断是
   A. 双胎妊娠
   B. 妊娠合并子宫肌瘤
   C. 妊娠合并卵巢囊肿
   D. 先兆流产
   E. 葡萄胎
10. 患者经治疗后即将出院，护士应告知其避孕时间为
   A. 1 年
   B. 2 年
   C. 3 年
   D. 4 年
   E. 5 年

11. 下列不属于此患者定期随访观察项目的是
  A. 阴道脱落细胞涂片检查
  B. 询问有无咯血及阴道流血
  C. 必要时进行脑部 CT 检查
  D. 测尿中的 hCG 值
  E. 必要时行胸部 X 线检查

【B1 型题】

（12~14 题共用备选答案）
  A. 滋养细胞不同程度增生，绒毛间质水肿呈“水泡”样
  B. 滋养细胞极度不规则增生，绒毛结构消失
  C. 滋养细胞显著增生，有明显出血及坏死，可见变性的或完好的绒毛结构
  D. 滋养细胞没有发现，内膜呈增生期变化
  E. 滋养细胞侵入子宫内膜层，间质没有发现水肿

12. 葡萄胎镜下病理表现为
13. 侵蚀性葡萄胎镜下病理表现为
14. 绒毛膜癌镜下病理表现为

参考答案与解析

【参考答案】

1. E 2. E 3. C 4. E 5. D 6. E 7. B 8. C 9. E 10. A 11. A 12. A 13. C 14. B

【解析】

扫码查看
相关内容

第七十五章　妇科恶性肿瘤化疗患者的护理

【A1 型题】

1. 化疗药物长春新碱的性质属于
   A. 烷化剂类药物
   B. 抗代谢类药物
   C. 抗生素类药物
   D. 激素类药物
   E. 抗肿瘤植物类药物
2. 氟尿嘧啶常用于治疗
   A. 绒毛膜癌脑转移
   B. 绒毛膜癌肺转移
   C. 葡萄胎
   D. 部分性葡萄胎
   E. 完全性葡萄胎
3. 环磷酰胺主要的毒副反应为
   A. 消化道症状
   B. 骨髓抑制和出血性膀胱炎
   C. 免疫力下降
   D. 出血
   E. 转氨酶增高
4. 长春新碱的副作用为
   A. 出血性膀胱炎
   B. 肺纤维化
   C. 末梢神经炎
   D. 心肌损害
   E. 肝功能损害

【A3/A4 型题】

（5~7 题共用题干）

患者，女性，44 岁。因侵蚀性葡萄胎收入院治疗。查体：血压 100/60mmHg，心率 18 次/分，脉搏 92 次/分，双合诊检查提示子宫丰满、质软，血 hCG 明显高于正常值。

5. 该病例首选的治疗方案是
   A. 子宫切除术
   B. 放疗
   C. 化疗
   D. 同位素治疗
   E. 清宫术
6. 应用化疗第 3 天，患者出现恶心、呕吐反应，正确的处理措施是
   A. 嘱患者禁食
   B. 停用化疗药物
   C. 提供患者喜欢的可口饮食
   D. 可选择流食
   E. 减少化疗药用量
7. 患者用药第 5 天后出现口腔溃疡，以下做法不正确的是
   A. 进食清凉、质软饮食
   B. 进餐前用丁卡因溶液局部镇痛
   C. 进餐前局部涂冰硼散
   D. 选择软毛牙刷刷牙
   E. 生理盐水漱口

参考答案与解析

【参考答案】

1. E　2. B　3. B　4. C　5. C　6. C　7. C

【解析】

扫码查看
相关内容

第七十六章　妇科腹部手术患者的护理

【A1 型题】

1. 子宫内膜异位最常见的部位是
   A. 阴道
   B. 直肠子宫陷凹
   C. 输卵管
   D. 子宫韧带
   E. 卵巢
2. 子宫内膜癌最典型的临床症状为
   A. 绝经后阴道流血
   B. 接触性出血
   C. 不规则阴道流血
   D. 月经量过多
   E. 血性白带
3. 关于子宫颈癌的早期发现与预防，下列错误的措施是
   A. 普及防癌知识，提倡晚婚晚育，开展性教育
   B. 积极治疗宫颈疾病
   C. 定期开展宫颈普查和普治，每 3~5 年普查 1 次
   D. 绝经后出血者应及早就医
   E. 重视子宫颈癌的早期症状，如白带多、接触性出血等
4. 梅格斯综合征见于哪种类型的卵巢肿瘤
   A. 颗粒型细胞瘤
   B. 卵泡膜细胞瘤
   C. 纤维瘤
   D. 无性细胞瘤
   E. 内胚窦瘤
5. 下列有关妇科腹部手术患者出院后的注意事项，应除外
   A. 保持良好心态，适当参加体育锻炼，避免受凉感冒
   B. 子宫全切除术后 7~14 天，患者阴道可有少量粉红色分泌物，是正常现象
   C. 子宫全切除术后 3 个月内，患者禁止性生活和盆浴
   D. 异位妊娠手术后 2 个月内，患者禁止性生活和盆浴
   E. 妇科腹部手术患者出院后，应在 1 个月至 1 个半月去医院复查
6. 子宫颈癌的好发部位是
   A. 宫颈阴道部鳞状上皮
   B. 宫颈管柱状上皮
   C. 宫颈鳞-柱上皮交界处
   D. 宫颈管腺上皮
   E. 宫颈鳞状上皮增生区
7. 子宫颈癌最常见的病理类型是
   A. 鳞状细胞癌
   B. 腺癌
   C. 腺鳞癌
   D. 透明细胞癌
   E. 黏液腺癌
8. 最常见的女性生殖器官良性肿瘤是
   A. 子宫颈肌瘤
   B. 子宫肌瘤
   C. 成熟畸胎瘤
   D. 浆液性囊腺瘤
   E. 卵巢纤维瘤
9. 下列有关妇科腹部手术后患者的护理内容，应除外
   A. 术后疼痛会影响患者各器官的正常功能，应有效地镇痛
   B. 协助患者术后早期下地活动，可以预防或减轻腹胀
   C. 患者术后 1 天可进半流食
   D. 进行胃肠减压的患者应该禁食
   E. 指导患者增加蛋白质及维生素的摄入量
10. 子宫内膜癌首选的治疗方法是
   A. 化疗
   B. 手术治疗
   C. 放射治疗
   D. 内分泌治疗
   E. 免疫治疗
11. 子宫内膜癌高危因素不包括下列哪项
   A. 未婚
   B. 糖尿病
   C. 绝经延迟
   D. 肥胖
   E. 多育
12. 最常见的子宫肌瘤是
   A. 子宫颈息肉
   B. 子宫颈肌瘤

C. 肌壁间肌瘤
D. 浆膜下肌瘤
E. 黏膜下肌瘤

13. 最常见的女性生殖系统恶性肿瘤是
A. 卵巢癌
B. 子宫内膜癌
C. 子宫颈癌
D. 外阴癌
E. 输卵管癌

14. 筛查早期子宫颈癌最常用的方法是
A. 碘实验
B. 阴道镜检查
C. 宫腔镜检查
D. 宫颈刮片细胞学检查
E. 宫颈活体组织检查

【A2 型题】

15. 患者，女性，45 岁。慢性宫颈炎患者，宫颈糜烂样改变占宫颈面积的 2/3，最有效的治疗方法是
A. 物理治疗
B. 宫颈切除
C. 口服抗生素
D. 局部用抗炎药
E. 阴道灌洗

16. 患者，女性，35 岁。已婚，结婚 4 年未孕。妇科检查：子宫后位，正常大小，子宫骶韧带处扪及数个小硬结节，双侧附件无明显异常。临床初步诊断为子宫内膜异位症。下列不是子宫内膜异位症的临床表现是
A. 不孕症
B. 继发性痛经
C. 月经失调
D. 原发性痛经
E. 盆腔扪及结节

17. 患者，女性，26 岁，已婚未育。患单个子宫肌壁间肌瘤（7.5cm×8.0cm），伴经量过多，血红蛋白 80g/L。最恰当的处置是
A. 随访观察
B. 口服甲睾酮数月
C. 经腹肌瘤切除术
D. 经腹子宫次全切除术
E. 经腹子宫全切除术

18. 患者，女性，58 岁。绝经 5 年，阴道浆液血性分泌物伴臭味 4 个月。查宫颈正常大、光滑，子宫稍大稍软。为明确诊断首选辅助检查方法是
A. 阴道分泌物细胞学检查
B. 宫颈刮片检查
C. 宫颈锥切术行组织活检
D. 碘试验后行阴道镜检查
E. 分段刮宫活组织检查

19. 患者，女性，30 岁。3 个月前体检时发现右下腹有一囊性肿块，诊断为畸胎瘤，今晨起突感右下腹剧痛，自感肿块增大。最可能的诊断是
A. 卵巢肿瘤破裂
B. 卵巢肿瘤出血
C. 卵巢肿瘤恶变
D. 盆腔感染
E. 卵巢肿瘤蒂扭转

【A3/A4 型题】

（20～22 题共用题干）

患者，女性，65 岁。糖尿病史 15 年，现空腹血糖 12mmol/L，血压 140/90mmHg，阴道流血 1 年余。妇科检查：阴道黏膜萎缩，宫颈光滑，子宫如 50 天妊娠大小，质韧，双卵巢均 3cm×2cm×1cm 大小。盆部超声检查：子宫内膜增厚不规则，内膜回声不均。

20. 最可能的诊断是
A. 子宫内膜癌
B. 子宫腺肌病
C. 子宫颈癌
D. 外阴癌
E. 卵巢癌

21. 如果术中病理诊断为浆液性乳头状腺癌，适宜的手术方式是
A. 筋膜外子宫全切术+双附件切除术+大网膜切除术+阑尾切除术+盆腔和主动脉旁淋巴结切除术
B. 筋膜外子宫全切术+双附件切除术+大网膜切除术+阑尾切除术+盆腔淋巴结活检术
C. 筋膜外子宫全切术+双附件切除术+大网膜切除术+阑尾切除术
D. 筋膜外子宫全切术+双附件切除术
E. 筋膜外子宫全切术+双附件切除术+大网膜切除术

22. 该患者术后治疗护理不当的是
A. 术后卧床休息，尽量减少下床活动
B. 化学药物治疗
C. 血糖监测
D. 抗菌药物抗感染
E. 注意腹胀的观察与护理

（23～25 题共用题干）

患者，女性，57 岁，化工厂退休职工，肥胖。

绝经 5 年，高血压史 20 余年。因出现阴道流血两次，来社区卫生站咨询是否需进一步诊治。医师建议其去中心医院明确诊断。

23. 医师考虑需排除子宫内膜癌的原因，但不包括
  A. 绝经后阴道流血
  B. 接触化学物质
  C. 体形肥胖
  D. 50 岁以上
  E. 高血压患者

24. 中心医院建议该患者，做的辅助检查项目是
  A. 阴道脱落细胞检查
  B. 宫颈活体组织检查
  C. 阴道后穹隆穿刺术
  D. 诊断性刮宫
  E. 阴道分泌物悬滴检查

25. 该患者被诊断为子宫内膜癌，没有发现转移病灶。该病首选治疗方案是
  A. 放疗
  B. 高效孕激素
  C. 化疗
  D. 手术
  E. 中药加化疗

（26～28 题共用题干）

患者，女性，38 岁。既往月经规律，已婚，育有一孩。因停经 42 天就诊。1 年前查体发现子宫前壁肌瘤 2.0cm×1.5cm×1.0cm 大小，6 个月前超声复查子宫肌瘤无明显增大。平素月经规律，量中等，采取安全期避孕。妇科检查：子宫如妊娠 60 天大小。

26. 最可能的诊断是
  A. 子宫肌瘤肉瘤变
  B. 子宫肌瘤合并妊娠
  C. 子宫腺肌症
  D. 卵巢肿瘤
  E. 子宫内膜癌

27. 为明确诊断，下一步首选的化验检查是
  A. 血常规
  B. 尿常规
  C. 肝功能
  D. 血清 CA125
  E. 血清 hCG

28. 若患者因身体原因选择终止妊娠，首选措施是
  A. 吸宫术
  B. 钳刮术
  C. 药物流产
  D. 引产术
  E. 阴道镜清宫术

【B1 型题】

（29～32 题共用备选答案）
  A. 宫颈刮片细胞学检查
  B. 分段诊断性刮宫
  C. 接触性出血
  D. 月经量增多
  E. 绝经后阴道不规则流血

29. 子宫颈癌的典型临床表现是
30. 子宫颈癌首选的普查方法是
31. 子宫肌瘤的临床表现是
32. 诊断子宫内膜癌的常用方法是

参考答案与解析

【参考答案】

1. E　2. A　3. C　4. C　5. D　6. C　7. A　8. B　9. C　10. B　11. E　12. C　13. C　14. D　15. A　16. D　17. C　18. E　19. E　20. A　21. A　22. A　23. B　24. D　25. D　26. B　27. E　28. C　29. C　30. A　31. D　32. B

【解析】

扫码查看
相关内容

第七十七章　外阴、阴道手术患者的护理

【A1 型题】

1. 尿瘘发生的主要原因是
   A. 产伤
   B. 挤压伤
   C. 妇科手术损伤
   D. 腐蚀性灼伤
   E. 肿瘤浸润
2. 外阴鳞状细胞癌的主要症状为
   A. 疼痛
   B. 溃疡
   C. 出血
   D. 尿频
   E. 外阴瘙痒
3. 尿瘘修补术后患者，留置尿管的时间为
   A. 2~3 天
   B. 4~5 天
   C. 6~7 天
   D. 10~14 天
   E. 15~18 天
4. 子宫脱垂的主要原因是
   A. 营养不良
   B. 产伤
   C. 长期咳嗽
   D. 久蹲
   E. 产后过早负重劳动
5. 以下外阴癌的临床表现错误的是
   A. 外阴充血
   B. 疼痛
   C. 渗血
   D. 出血
   E. 外阴溃疡
6. 关于接受外阴、阴道手术的术后患者，出院指导中错误的是
   A. 避免增加腹压
   B. 逐渐增加活动量
   C. 保持外阴清洁
   D. 若有切口异常应及时就诊
   E. 出院 1 个月后可恢复性生活
7. 人工阴道成形术羊膜留取时间最好在术前
   A. 24 小时
   B. 36 小时
   C. 48 小时
   D. 60 小时
   E. 72 小时
8. 关于阴道手术后，下列哪项护理措施是错误的
   A. 术后 24 小时下床活动
   B. 阴道修补术后取半卧位
   C. 保持外阴清洁
   D. 记录尿量
   E. 24 小时内取出阴道纱条
9. 关于尿瘘患者的术前准备内容，错误的是
   A. 术前 1 天开始采用消毒液坐浴
   B. 按医嘱使用抗生素
   C. 术前 3 天开始阴道冲洗
   D. 老年妇女术前需加用雌激素
   E. 外阴局部有湿疹者可行红外线照射

【A2 型题】

10. 患者，女性，59 岁。G_5P_4，阴道脱出一物已 4 年。妇科查体：宫颈及宫体全部脱出至阴道口外，阴道前后壁有小溃疡。最有效的治疗方法是
    A. 子宫托
    B. 曼氏手术
    C. 阴式子宫全切术
    D. 阴道前后壁修补术
    E. 经阴道全子宫切除+阴道前后壁修补术

【A3/A4 型题】

（11~14 题共用题干）

患者，女性，26 岁。农村妇女，G_1P_0，妊娠 40 周。宫口开全 24 小时，在当地试产 2 天失败，急诊入院，诊断为先兆子宫破裂、滞产。入院后行剖宫产术，由于胎头入盆较深，术中取胎头时子宫沿切口向右撕裂，术中修补子宫撕裂口，术后 24 小时去除尿管后，患者诉说在自行排尿的同时阴道流水，清亮。

11. 根据患者出现阴道流水症状应考虑为
    A. 尿瘘的症状

B. 张力性尿失禁
C. 术后正常反应
D. 阴道炎
E. 产后子宫复旧不良

12. 为进一步确诊，应做的辅助检查不包括
A. 盆腔超声
B. 膀胱镜
C. 肾图
D. 亚甲蓝试验
E. 排泄性尿路造影

13. 若亚甲蓝试验见阴道流出液清亮，靛胭脂试验流出蓝色液体，则应诊断为
A. 膀胱阴道瘘
B. 尿道阴道瘘
C. 膀胱尿道阴道瘘
D. 膀胱宫颈阴道瘘
E. 输尿管阴道瘘

14. 此病例发生的主要原因是
A. 试产时间过长，产道软组织受压过久
B. 合并感染
C. 术后留置尿管时间短
D. 在当地试产时，接生员操作不当
E. 剖宫产术中取胎头时发生损伤所致

【B1 型题】

（15～17 题共用备选答案）
A. 子宫脱垂Ⅰ度轻型
B. 子宫脱垂Ⅰ度重型
C. 子宫脱垂Ⅱ度轻型
D. 子宫脱垂Ⅱ度重型
E. 子宫脱垂Ⅲ度

15. 患者，女性，35 岁。既往产 1 女婴。产后第 7 天即下地劳动，自觉下坠感 5 年有余。妇科检查显示阴道口糜烂，宫颈脱出，宫体在阴道内。诊断为

16. 患者，女性，45 岁。自觉阴道肿物脱出多年。妇科检查显示子宫和宫颈全部脱出至阴道外。诊断为

17. 患者，女性，30 岁。G_2P_1，在家分娩。妇科检查在阴道口可见宫颈，未超出处女膜缘。诊断为

参考答案与解析

【参考答案】

1. A　2. E　3. D　4. B　5. A　6. E　7. A　8. B　9. A　10. E　11. A　12. C　13. E　14. E　15. C　16. E　17. B

【解析】

扫码查看
相关内容

第七十八章　不孕症妇女的护理

【A1 型题】

1. 下列属于治疗不孕症关键项目的是
   A. 男方体健，不必检查，只需女方诊治
   B. 男方只做 1 次精液常规，正常者只需检查女方
   C. 女方只需监测有无排卵并治疗
   D. 女方只需了解输卵管是否通畅，并对因治疗
   E. 男、女双方同时全面检查，对因治疗
2. 有关女性不孕症患者的处理措施，不正确的是
   A. 积极治疗生殖器官及其他内科疾病
   B. 促进排卵
   C. 改变子宫内环境
   D. 纠正吸烟、酗酒等不良行为
   E. 避免去人群集聚的场所
3. 导致女性不孕最常见的因素是
   A. 子宫因素
   B. 子宫颈因素
   C. 输卵管因素
   D. 外阴、阴道因素
   E. 排卵因素
4. 原发性不孕的定义以下正确的是
   A. 夫妇婚后未避孕，性生活正常，同居 3 年而未妊娠者
   B. 夫妇婚后未避孕，性生活正常，第一次生育后同居 1 年而未妊娠者
   C. 夫妇婚后未避孕，性生活正常，同居 1 年而未妊娠者
   D. 夫妇婚后未避孕，性生活正常，第 1 次生育后同居 2 年而未妊娠者
   E. 夫妇婚后同居 1 年而未妊娠，一方有无法纠正的解剖生理缺陷者

【A2 型题】

5. 患者，女性，25 岁。月经正常，婚后 2 年不孕，女性激素测定未见异常，输卵管亦通畅。首选的检查项目是
   A. 卵巢功能检查
   B. 输卵管通畅试验
   C. 性交后试验
   D. 宫颈黏液、精液相和试验
   E. 腹腔镜检查
6. 患者，女性，31 岁。婚后 2 年未孕，男方全面检查均正常，女方诊疗中错误的项目是
   A. 先试验性服用促排卵药
   B. 先从病史中了解月经史、既往史、家族史，然后全面检查
   C. 检查同时增强体质，增进健康
   D. 必须戒烟，不酗酒
   E. 积极治疗内科疾病
7. 患者，女性，30 岁。婚后 5 年未孕，夫妇双方生殖器形态学检查未见异常。为监测有无排卵，不宜采用的项目是
   A. 基础体温测定
   B. 宫颈黏液结晶检查
   C. 超声波检查
   D. 经前诊断性刮宫
   E. 腹腔镜检查
8. 某夫妇，结婚 5 年未孕。经检查男方精液正常，女方输卵管堵塞，经常规治疗仍无法妊娠。该夫妇要求试用辅助生殖技术解决生育问题，在现行的辅助生殖技术中宜选用
   A. 丈夫精液人工授精
   B. 供精者精液人工授精
   C. 体外受精-胚胎移植
   D. 胞浆内单精子注射
   E. 配子输卵管内移植

【A3/A4 型题】

（9~11 题共用题干）

患者，女性，30 岁。第二性征发育良好，婚后 2 年未孕，经检查基础体温双相，子宫内膜病理为分泌期改变。男方精液检查常规为正常。

9. 该患者需要做的进一步检查是
   A. 阴道镜检查
   B. 女性激素测定
   C. 输卵管通畅检查
   D. 腹腔镜检查
   E. B 超监测卵泡发育
10. 上述检查发现有异常，应采用的治疗方案是
   A. 异常部位活检送病理
   B. 氯米芬促排卵
   C. 抗感染治疗

D. 输卵管通液治疗

E. 服己烯雌酚

11. 若上述检查未发现异常，建议继续进行的检查项目是

A. 宫腔镜检查

B. 性交后精子穿透力试验

C. 阴道脱落细胞涂片检查

D. 宫颈刮片

E. 子宫输卵管碘油造影

参考答案与解析

【参考答案】

1. E　2. E　3. C　4. C　5. C　6. A　7. E　8. C　9. C　10. D　11. E

【解析】

扫码查看
相关内容

第七十九章　计划生育妇女的护理

【A1 型题】

1. 有关复方短效口服避孕药的作用机制，不正确的是
   A. 抑制排卵
   B. 改变宫颈黏液性状
   C. 产生宫腔内无菌性炎症反应
   D. 改变子宫内膜形态
   E. 改变子宫内膜功能
2. 放置宫内节育器后出现腰酸腹胀的原因是
   A. 节育器与宫腔大小或形态不符
   B. 宫腔感染
   C. 肠痉挛
   D. 节育器嵌顿
   E. 节育器异位
3. 实施输卵管结扎术的最佳时间是
   A. 月经来潮之前 3~7 天
   B. 月经来潮第 3~7 天
   C. 月经干净后 3~4 天
   D. 人工流产术后 3~7 天
   E. 正常分娩后 3~7 天
4. 对于自然分娩后 4 个月的哺乳期女性，首选的长期避孕方法是
   A. 紧急避孕药
   B. 宫内节育器（IUD）
   C. 复方短效口服避孕药
   D. 长效复方避孕注射剂
   E. 安全期避孕
5. 下列可以放置宫内节育器的情况是
   A. 重度子宫脱垂
   B. 经量过多
   C. 慢性子宫颈炎
   D. 复发性流产
   E. 宫颈口松弛
6. 关于工具避孕方法的避孕原理，不正确的是
   A. 阻止精卵结合
   B. 阻止精子进入宫腔
   C. 抑制排卵
   D. 改变输卵管蠕动
   E. 子宫内膜无菌性炎症
7. 有关负压吸宫流产术后患者的护理，不正确的是
   A. 嘱受术者保持外阴清洁，禁止性生活及盆浴 1 个月
   B. 受术者术后应在观察室卧床休息 1~2 小时
   C. 注意观察腹痛及阴道流血情况
   D. 卧床休息 1 周
   E. 指导受术者采用安全可靠的避孕措施
8. 下列避孕方法中，失败率较高的是
   A. 放置宫内节育器
   B. 按期口服短效避孕药
   C. 使用避孕套
   D. 避孕针
   E. 安全期避孕
9. 下列可行药物流产的情况是
   A. 妊娠 7 周内的健康妇女
   B. 带环受孕的妇女
   C. 怀疑异位妊娠的妇女
   D. 青光眼患者
   E. 妊娠 10 周的患者
10. 下列属于放置宫内节育器副作用的是
    A. 感染
    B. 白带增多
    C. 节育器异位
    D. 阴道流血
    E. 带器妊娠
11. 下列有关口服避孕药的禁忌证，应除外
    A. 急、慢性肝炎
    B. 血栓性疾病
    C. 哺乳期
    D. 慢性子宫颈炎
    E. 乳腺癌术后

【A2 型题】

12. 患者，女性，30 岁。钳刮术时烦躁不安，寒战、呕吐、心律不齐、血压下降、面色苍白、头晕、胸闷、大汗淋漓，继之出现昏厥和抽搐等迷走神经兴奋症状。诊断为
    A. 吸宫不全
    B. 子宫穿孔
    C. 羊水栓塞
    D. 术后感染
    E. 人工流产综合征

13. 患者，女性，32 岁。习惯性痛经多年，平时经量多，要求避孕。护士建议她采用的方法是
    A. 安全期避孕
    B. 口服短效避孕药
    C. 使用避孕套
    D. 放置宫内节育器
    E. 经腹输卵管结扎术
14. 自月经周期第 5 天起，每晚服 1 片，连服 22 天不间断，若漏服必须于次晨补服。这种服用方法适用于
    A. 探亲避孕片 1 号
    B. C53 号抗孕片
    C. 长效避孕片 1 号
    D. 左炔诺孕酮三相片
    E. 避孕片 2 号

【A3/A4 型题】

（15～16 题共用题干）

患者，女性，28 岁。哺乳期，剖宫产后 4 个月，月经未复潮，要求避孕。妇科检查：子宫正常大小，无压痛，活动，双附件（-）。

15. 下列避孕方法中，该妇女不宜选用
    A. 外用避孕药
    B. 宫内节育器
    C. 阴道隔膜
    D. 阴茎套
    E. 体外排精
16. 该产妇如选择宫内节育器避孕，放置时间应安排在剖宫产术后
    A. 2 个月
    B. 3 个月
    C. 4 个月
    D. 5 个月
    E. 6 个月

【B1 型题】

（17～19 题共用备选答案）

A. 吸宫不全
B. 子宫穿孔
C. 人工流产综合征
D. 术后感染
E. 羊水栓塞

17. 吸宫术中，受术者感到下腹部疼痛，术者探测宫腔有“无底”感觉，应考虑
18. 吸宫术中，受术者出现面色苍白、出汗、心率缓慢，应考虑
19. 人工流产吸宫术后 2 周，受术者仍有阴道流血，量较多，应考虑

参考答案与解析

【参考答案】

1. C 2. A 3. C 4. B 5. D 6. C 7. D 8. E 9. A 10. B 11. D 12. E 13. B 14. E 15. B 16. E 17. B 18. C 19. A

【解析】

扫码查看
相关内容

第八十章　妇女保健

【A1 型题】

1. 下列有关青春期保健工作中的一级预防内容，应除外
   A. 经期卫生保健指导
   B. 乳房保健指导
   C. 青春期心理卫生
   D. 性知识教育
   E. 定期体格检查
2. 产后需要禁止性生活的时间是
   A. 产后 10 天
   B. 产后 4 周
   C. 产褥期最初 3 天之内
   D. 产后 4~6 周
   E. 产后 6 周
3. 产后访视开始于产妇出院后
   A. 3 天内，产后 14 天和 28 天
   B. 3 天后，产后 14 天和 28 天
   C. 5 天内，产后 15 天和 28 天
   D. 5 天后，产后 15 天和 28 天
   E. 7 天内，产后 20 天和 28 天
4. 妇女劳动保护中，妇女月经期不得从事连续负重，下列对连续负重描述正确的是
   A. 每小时负重次数>6 次，单项负重超过 20kg
   B. 每小时负重次数>5 次，单项负重超过 25kg
   C. 每小时负重次数>4 次，单项负重超过 30kg
   D. 每小时负重次数>3 次，单项负重超过 15kg
   E. 每小时负重次数>2 次，单项负重超过 40kg
5. 关于孕产期保健，以下正确的是
   A. 产褥期是产妇分娩后生殖器官恢复功能的时期
   B. 围生期保健是对母体进行监护的医学
   C. 科学接生可提高产科质量
   D. 妊娠期检查从妊娠 28 周开始
   E. 分娩属于病理过程
6. 有关妇女保健工作的意义，正确的描述是
   A. 重点保护妇女、儿童的健康
   B. 各机构都应该定期开展妇女普查工作
   C. 是我国的基本国策
   D. 有利于中、老年妇女健康
   E. 降低孕产妇及围生儿死亡率
7. 围绝经期保健的主要目的是
   A. 维护和促进围绝经期妇女的健康
   B. 保护围绝经期妇女的合法权益
   C. 提高围绝经期妇女的自我保健意识和生活质量
   D. 促进我国卫生事业的发展
   E. 提高围绝经期妇女的身体素质

参考答案与解析

【参考答案】

1. E　2. E　3. A　4. A　5. C　6. E　7. C

【解析】

扫码查看
相关内容

第八十一章 妇产科常用护理技术

【A1 型题】

1. 配制冲洗一次的阴道灌洗液量为
   A. 100~200ml
   B. 300~400ml
   C. 500~1000ml
   D. 1100~1200ml
   E. 1300~1500ml
2. 有关每次进行会阴局部热敷的时间，下列正确的是
   A. 3~5 分钟
   B. 6~10 分钟
   C. 10~20 分钟
   D. 15~30 分钟
   E. >30 分钟
3. 有关会阴湿热敷溶液的温度及药液浓度，下列正确的是
   A. 30~40℃，50%硫酸镁
   B. 41~46℃，50%硫酸镁
   C. 30~40℃，25%硫酸镁
   D. 41~48℃，25%硫酸镁
   E. 41~48℃，10%硫酸镁
4. 会阴湿热敷的面积，正确的应该是病损面积的
   A. 1 倍
   B. 1.5 倍
   C. 2 倍
   D. 2.5 倍
   E. 3 倍
5. 下列不宜阴道灌洗的情况是
   A. 萎缩性阴道炎患者
   B. 外阴阴道假丝酵母菌病患者
   C. 产褥期妇女
   D. 滴虫阴道炎患者
   E. 慢性子宫颈炎局部治疗前

【A2 型题】

6. 患者，女性，36 岁。在妇科门诊，经阴道用喷洒法进行宫颈上药后，置于宫颈部的棉球取出的时间为
   A. 1~2 小时
   B. 8~10 小时
   C. 12~24 小时
   D. 26~48 小时
   E. 50~72 小时

【A3/A4 型题】

（7~9 题共用题干）

患者，女性，28 岁。子痫患者，G_2P_1。今日产后 2 天，外阴水肿仍未消退。

7. 应实施的局部治疗措施是
   A. 坐浴
   B. 会阴冷敷
   C. 会阴湿热敷
   D. 阴道灌洗
   E. 刺破水肿加用抗生素
8. 操作时不需要准备的用具是
   A. 纱布垫
   B. 有盖搪瓷罐沸水
   C. 凡士林
   D. 橡皮管
   E. 一次性垫单
9. 治疗时使用的溶液是
   A. 50%硫酸镁
   B. 75%乙醇
   C. 1%乳酸液
   D. 1∶5000 高锰酸钾
   E. 4%碳酸氢钠

【B1 型题】

（10~11 题共用备选答案）

A. 会阴擦洗
B. 阴道灌洗
C. 阴道上药
D. 会阴湿热敷
E. 坐浴

10. 妇科术后留置导尿管者需要
11. 子宫全切术后出现阴道残端炎的患者需要

参考答案与解析

【参考答案】

1. C　2. D　3. B　4. C　5. C　6. C　7. C　8. D　9. A　10. A　11. C

【解析】

扫码查看
相关内容

第八十二章　妇产科诊疗及手术患者护理

【A1 型题】

1. 使用胎头吸引术助产不应超过
   A. 1 次
   B. 2 次
   C. 3 次
   D. 4 次
   E. 5 次
2. 不宜进行腹腔镜检查的情况是
   A. 腹腔脏器严重粘连者
   B. 不明原因的腹痛
   C. 行绝育术
   D. 子宫内膜异位症
   E. 不孕症
3. 剖宫产术的禁忌证是
   A. 胎盘早剥
   B. 部分性前置胎盘
   C. 头盆不称
   D. 死胎
   E. 胎儿窘迫
4. 目前临床上最常用的剖宫产术是
   A. 子宫体剖宫产术
   B. 腹膜外剖宫产术
   C. 剖宫产子宫切除术
   D. 古典式剖宫产术
   E. 子宫下段剖宫产术
5. 下列不是诊断性刮宫适应证的是
   A. 子宫异常出血，原因不明者
   B. 了解卵巢的排卵情况
   C. 排除子宫内膜结核
   D. 诊断宫内节育器的位置
   E. 怀疑流产不全者
6. 下列哪项不是接受腹腔镜检查患者的护理内容
   A. 术前向患者简明介绍手术方法及麻醉方式
   B. 按腹部手术患者的要求，为患者进行皮肤准备
   C. 进行检查前，患者需排空膀胱
   D. 手术前 1 天留置导尿管
   E. 进行检查时，患者臀部需要抬高 15°
7. 对于无排卵性异常子宫出血妇女，刮取子宫内膜应在月经来潮
   A. 12 小时内
   B. 14 小时内
   C. 18 小时内
   D. 6 小时内
   E. 16 小时内
8. 不能采用诊断性刮宫作为辅助检查的情况是
   A. 不孕症
   B. 月经失调
   C. 子宫异常出血
   D. 宫颈息肉
   E. 子宫内膜癌
9. 有关胎头吸引术的护理内容，正确的是
   A. 胎头娩出阴道口时应解除负压取下吸引器
   B. 吸引的时间不应超过 30 分钟
   C. 牵引过程如果脱落，应该增加负压
   D. 牵引失败，可以重新放置直至胎头完全娩出
   E. 牵引失败者，只能行剖宫产术
10. 行会阴切开缝合术的产妇，若伤口肿胀、疼痛，可以用来局部湿敷的是
    A. 生理盐水
    B. 75%乙醇
    C. 75%硫酸镁
    D. 50%硫酸镁
    E. 25%硫酸镁

【A2 型题】

11. 患者，女性，27 岁。产时行会阴切开缝合术，术后宜采取的体位是
    A. 平卧位
    B. 半卧位
    C. 健侧卧位
    D. 自由体位
    E. 俯卧位
12. 患者，32 岁。下腹痛伴发热就诊。体温 39.4℃，有寒战、脉快。妇科检查：阴道黏膜充血，有宫颈举痛。为了能够尽快确诊，应做的检查是
    A. 阴道分泌物培养
    B. 阴道分泌物悬滴检查
    C. 三合诊检查
    D. 血培养
    E. 阴道后穹隆穿刺
13. 患者，女性，27 岁。已婚未育，既往月经规律。

近3个月经期延长，持续10天左右，无腹痛。妇科检查：子宫前倾位，大小正常，附件无异常。为进一步明确诊断，需要做的检查是

A. 宫颈细胞学检查
B. 一般诊断性刮宫
C. HPV DNA 检测
D. 分段诊断性刮宫
E. 宫颈锥切术

【A3/A4 型题】

（14～17 题共用题干）

患者，女性，33岁。1年前行人工流产后出现月经失调，拟诊为黄体萎缩不全。

14. 为支持诊断，下一步首先应行
A. 阴道宫颈细胞学检查
B. 宫颈活检
C. 诊断性刮宫
D. 输卵管畅通术
E. 宫腔镜检查

15. 为患者预约检查的时间为
A. 月经周期中任何一天
B. 月经前3天
C. 月经的第1天
D. 月经周期的第5天
E. 月经后10天

16. 若患者行宫腔镜检查，护士的术后指导为
A. 遵医嘱使用抗生素7天
B. 检查后1周内出现阴道血性分泌物应就诊
C. 检查后1周内禁性交
D. 检查后1周内禁盆浴
E. 检查后如出现发热应就诊

17. 若患者行诊断性刮宫，则
A. 重点刮取两侧子宫角部组织
B. 不要将内膜全部刮干净以免引起出血
C. 嘱患者术前3天禁止性生活
D. 主要并发症是出血、穿孔和感染
E. 术后观察20分钟方可让患者离院

【B1 型题】

（18～21 题共用备选答案）

A. 阴道涂片
B. 宫颈刮片
C. 腹腔镜检查
D. 诊断性刮宫
E. 子宫颈活体组织检查

18. 用于早期子宫颈癌普查的是
19. 用于子宫异常出血诊断的是
20. 宫颈刮片巴氏Ⅲ级应进行
21. 诊断不清的盆腔包块应进行

参考答案与解析

【参考答案】

1. B 2. A 3. D 4. E 5. D 6. D 7. D 8. D 9. A 10. D 11. C 12. E 13. B 14. C 15. D 16. E 17. D 18. B 19. D 20. E 21. C

【解析】

扫码查看
相关内容

第四部分　儿科护理学

第八十三章　儿科护理学绪论

【A1 型题】

1. 儿科护理学研究的内容不包括小儿
   A. 生长发育规律
   B. 营养和喂养
   C. 预防保健
   D. 智力开发
   E. 疾病护理
2. 以下哪项不是儿科护理学的任务
   A. 小儿疾病的护理
   B. 青少年教育心理学
   C. 优生优育
   D. 增强儿童体质
   E. 促进儿童身心健康
3. 儿科护理工作的中心是
   A. 儿童及其家庭
   B. 患儿家属
   C. 患儿
   D. 心理卫生
   E. 疾病
4. 对于患病小儿，护理的任务主要是
   A. 及时怀抱哭闹小儿
   B. 促进疾病痊愈
   C. 快速完成各项操作
   D. 协调与其他专业人员关系
   E. 纠正小儿的不良行为
5. 不属于儿科护士角色的是
   A. 护理活动执行者
   B. 健康教育者
   C. 护理研究者
   D. 患儿代言人
   E. 疾病诊断者

参考答案与解析

【参考答案】

1. D　2. B　3. A　4. B　5. E

【解析】

扫码查看
相关内容

第八十四章　生长发育

【A1 型题】

1. 反映儿童体格生长，尤其是测量营养状况的敏感指标是
   A. 体重
   B. 身高
   C. 头围
   D. 坐高
   E. 胸围
2. 小儿各系统发育最早的是
   A. 生殖系统
   B. 消化系统
   C. 神经系统
   D. 呼吸系统
   E. 淋巴系统
3. 小儿生长发育最迅速的时期是
   A. 新生儿期
   B. 婴儿期
   C. 幼儿期
   D. 学龄前期
   E. 青春期
4. 小儿前囟闭合的时间为
   A. 3~4 月
   B. 6~8 周
   C. 2~3 岁
   D. 2.0~2.5 岁
   E. 1.0~1.5 岁
5. 下列符合 4 个月大的婴儿发育水平的是
   A. 只有在 15~20cm 范围内视觉最清晰
   B. 头可随物体水平移动 180°
   C. 听觉发育完善
   D. 可爬上台阶
   E. 能听懂自己的名字
6. 正常 1 岁半小儿可萌出的乳牙数为
   A. 2~4 颗
   B. 5~8 颗
   C. 9~10 颗
   D. 11~12 颗
   E. 12~14 颗
7. 小儿先能抬头后能坐，之后能走是遵循了下列哪项发育顺序
   A. 由上到下的顺序
   B. 由近到远的顺序
   C. 由粗到细的顺序
   D. 由低级到高级的顺序
   E. 由简单到复杂的顺序
8. 下列小儿运动发育中正常的是
   A. 6 个月时抱起能竖头
   B. 8 个月稳坐且会爬
   C. 10 个月会坐
   D. 12 个月站立
   E. 18 个月独走
9. 最能反映小儿骨骼发育的重要指标是
   A. 胸围
   B. 身高
   C. 坐高
   D. 体重
   E. 牙齿
10. 脊柱出现胸椎后凸的时间是
    A. 出生时
    B. 3 个月
    C. 6 个月
    D. 9 个月
    E. 12 个月
11. 儿童心理发展出现一个重大转折的年龄阶段是
    A. 新生儿期
    B. 婴儿期
    C. 幼儿期
    D. 学龄前期
    E. 学龄期

【A2 型题】

12. 患儿，女，1 岁。对其进行查体，测得头围 46cm，那么其胸围是
    A. 44cm
    B. 45cm
    C. 46cm
    D. 47cm
    E. 48cm
13. 患儿，男。体重 9.6kg，身长 75cm，胸围 46cm，其年龄应是
    A. 8 个月

B. 10 个月
C. 12 个月
D. 14 个月
E. 16 个月

14. 某儿童，5 岁。身高 109.8cm，体重 18.0kg，牙齿 20 颗，初步判断其发育状况为
A. 肥胖
B. 发育迟缓
C. 消瘦
D. 身材高大
E. 基本正常

【A3/A4 型题】

（15~17 题共用题干）

婴儿，男，健康，出生体重 3.5kg，身长 50cm，头围 34cm，现在年龄为 6 个月，来医院做健康体检。

15. 预计该婴儿可以完成的动作是
A. 会坐
B. 会滚
C. 会爬
D. 会站
E. 会走

16. 目前该婴儿处于语言准备阶段，预计他刚刚能够
A. 发出“爸爸”“妈妈”的音节
B. 发出元音
C. 发出辅音
D. 发出喉音
E. 用哭叫表达意思

17. 在感知觉发育上，预计该婴儿可以
A. 视力达到 0.5
B. 能够注视 3 米远的小玩具
C. 能够区别语义
D. 可以区别父母声音
E. 具有空间知觉

参考答案与解析

【参考答案】

1. A 2. C 3. B 4. E 5. B 6. E 7. A 8. B 9. D 10. C 11. E 12. C 13. C 14. E 15. A 16. C 17. D

【解析】

扫码查看
相关内容

第八十五章　小儿保健

【A1 型题】

1. 预防接种属于
   A. 避开有害环境行为
   B. 日常健康行为
   C. 预警行为
   D. 保健行为
   E. 戒除不良嗜好行为
2. 有关计划免疫，下列哪项是错误的
   A. 预防接种可提高易感者非特异免疫力
   B. 大多接种特异性抗原，使易感者产生免疫抗体
   C. 是预防小儿传染病的关键措施
   D. 部分小儿接种后有低热
   E. 免疫功能缺陷的小儿不宜接种减毒活疫苗
3. 婴儿接种乙型肝炎疫苗的时间为
   A. 0 月龄、1 月龄、6 月龄
   B. 0 月龄、3 月龄、6 月龄
   C. 1 月龄、3 月龄、6 月龄
   D. 0 月龄、2 月龄、6 月龄
   E. 1 月龄、2 月龄、6 月龄
4. 婴儿期保健要求的内容不包括
   A. 定期基础计划免疫
   B. 预防疾病、防止意外
   C. 定期做健康检查和体格测量
   D. 加强保暖
   E. 提倡母乳喂养，合理添加辅食
5. 属于被动免疫的常用制剂是
   A. 卡介苗
   B. 脊髓灰质炎疫苗
   C. 麻疹疫苗
   D. 流脑疫苗
   E. 丙种球蛋白
6. 下列给婴儿的预防接种项目中，最早接种的是
   A. 脊髓灰质炎糖丸
   B. 卡介苗
   C. 百白破混合疫苗
   D. 麻腮风疫苗
   E. 乙脑疫苗
7. 关于小儿特异性免疫的特征，正确的是
   A. 补体系统功能差
   B. 黏膜屏障作用不成熟
   C. 皮肤屏障作用不成熟
   D. T 淋巴细胞免疫功能不健全
   E. 中性粒细胞吞噬作用弱

【A2 型题】

8. 婴儿，男，健康，3 个月。来门诊接受预防接种，应当接种的是
   A. 卡介苗
   B. 百白破混合疫苗第一针
   C. 脊髓灰质炎疫苗第一针
   D. 麻疹疫苗第一针
   E. 乙肝疫苗第二针
9. 患儿，女，7 个月。平日身体健康，接种疫苗 30 分钟后，面色苍白，四肢湿冷，呼吸困难。此患儿可能发生了
   A. 晕针
   B. 低血糖
   C. 变应性休克
   D. 特应性皮炎
   E. 感染性休克

【A3/A4 型题】

（10～12 题共用题干）

小儿，女，8 岁。小学二年级，到某保健中心做体格检查。

10. 该女孩的年龄分期是
    A. 新生儿期
    B. 婴儿期
    C. 幼儿期
    D. 学龄期
    E. 青春期
11. 该年龄期最突出的特征是
    A. 体格生长速度相对缓慢
    B. 智力发育突出，可接受系统教育
    C. 除生殖系统外，各系统器官外形接近成人
    D. 感染性疾病发病率下降
    E. 易发生屈光不正、龋齿
12. 下列有关该年龄期的保健要点，应除外
    A. 培养良好的学习习惯
    B. 保证充足营养和足够睡眠
    C. 进行正确的性教育

D. 开展体育锻炼
E. 预防近视、龋齿

【B1 型题】

（13~16 题共用备选答案）
A. 自杀
B. 学校恐惧症
C. 遗尿
D. 违拗
E. 溺水

13. 幼儿期常见的心理行为问题是
14. 学龄前期常见的心理行为问题是
15. 学龄期常见的心理行为问题是
16. 青春期常见的心理行为问题是

（17~18 题共用以下选项）
A. 口服
B. 皮内注射
C. 皮下注射
D. 肌内注射
E. 静脉注射

17. 卡介苗的接种方法是
18. 百白破混合疫苗的接种方法是

参考答案与解析

【参考答案】

1. D　2. A　3. A　4. D　5. E　6. B　7. D　8. B　9. C　10. D　11. B　12. C　13. D　14. C　15. B　16. A　17. B　18. D

【解析】

扫码查看
相关内容

第八十六章　小儿营养与喂养

【A1 型题】

1. 小儿辅食添加的原则哪项是不正确的
   A. 从细到粗
   B. 从少到多
   C. 由单一到多样
   D. 必要时可两种一起添加
   E. 从稀到稠
2. 母乳中含有何种物质可以预防肠道感染
   A. IgE
   B. SIgA
   C. IgG
   D. IgM
   E. 溶菌酶
3. 小儿的能量需要与成人最主要的不同之处是
   A. 生长发育所需的能量
   B. 基础代谢所需的能量
   C. 活动所需的能量
   D. 排泄物中损失的能量
   E. 食物特殊动力作用所需的能量
4. 6 个月以内小儿的最佳食品是
   A. 母乳
   B. 牛乳
   C. 羊乳
   D. 全脂奶粉
   E. 乳儿糕
5. 婴儿每日每千克体重需水的量为
   A. 100ml
   B. 110ml
   C. 125ml
   D. 140ml
   E. 150ml
6. 可促进生长发育，并是形成视紫红质所必需的维生素是
   A. 维生素 A
   B. B 族维生素
   C. 维生素 C
   D. 维生素 D
   E. 维生素 E
7. 在婴儿饮食中添加米汤、米糊及稀粥的适宜时间是
   A. 生后 1～3 个月
   B. 生后 4～6 个月
   C. 生后 7～9 个月
   D. 生后 10～12 个月
   E. 生后 14 个月

【A2 型题】

8. 健康足月新生儿，生后 42 天。来儿童保健门诊检查，家长询问最适宜的婴儿食品是什么，正确的回答是
   A. 母乳
   B. 牛乳
   C. 羊乳
   D. 全脂奶粉
   E. 脱脂奶粉

【A3/A4 型题】

（9～11 题共用题干）

新生儿，出生体重 2.8kg，身长 50cm，面色红润，哭声响亮，一般情况好，现母乳喂养。

9. 该新生儿开乳时间是
   A. 生后即可喂母乳
   B. 生后 6 小时喂母乳
   C. 生后 12 小时喂母乳
   D. 生后 18 小时喂母乳
   E. 生后 24 小时喂母乳
10. 母亲授乳时最好的体位是
   A. 平卧位
   B. 坐位
   C. 右侧卧位
   D. 左侧卧位
   E. 立位
11. 授乳后婴儿应取的体位是
   A. 左侧卧位
   B. 右侧卧位
   C. 平卧位
   D. 头侧位
   E. 坐位

【B1 型题】

（12～14 题共用备选答案）

A. 70%～75%

B. 50%～60%
C. 45%
D. 30%
E. 15%

12. 婴儿基础代谢所需的能量占总需能量的
13. 婴儿每日需要脂肪量应占总需能量的
14. 糖所产生的能量应占总能量的

参考答案与解析

【参考答案】

1. D　2. B　3. A　4. A　5. E　6. A　7. B　8. A　9. A　10. B　11. B　12. B　13. C　14. B

【解析】

扫码查看
相关内容

第八十七章　小儿心理、用药护理及护理技术

【A1 型题】

1. 住院儿童出现分离性焦虑最明显的年龄阶段是
   A. 婴儿期
   B. 幼儿期
   C. 学龄前期
   D. 学龄期
   E. 青春期
2. 新生儿光疗时，灯管与婴儿皮肤的最合适距离为
   A. 25～33cm
   B. 30～50cm
   C. 50～60cm
   D. 60～70cm
   E. 70～75cm
3. 下列属于做 PICC 置管禁忌证的是
   A. 早产儿
   B. 肘部静脉血管条件差
   C. 长期输液患儿
   D. 肠道外营养
   E. 缺乏外周静脉通路
4. 体重 40kg 小儿的体表面积为
   A. 0.7m^2
   B. 0.8m^2
   C. 0.9m^2
   D. 1.1m^2
   E. 1.2m^2
5. 可以按年龄推算药量的药物是
   A. B 族维生素
   B. 抗生素
   C. 化疗药
   D. 镇静止惊药
   E. 肾上腺皮质激素
6. 光照疗法的适应证为
   A. 新生儿寒冷损伤综合征
   B. 新生儿破伤风
   C. 新生儿颅内出血
   D. 新生儿败血症
   E. 新生儿高胆红素血症
7. 病理性黄疸患儿采用光疗时，暖箱温度是
   A. 18～20℃
   B. 24～26℃
   C. 26～28℃
   D. 30～32℃
   E. 38～40℃

【A3/A4 型题】

（8～10 题共用题干）

患儿，女，9 个月。因患肺炎而住院，入院当天患儿哭闹不停，不愿离开母亲。

8. 此时该患儿主要的心理压力来源是
   A. 身体形象改变
   B. 缺乏对疾病的认识
   C. 中断学习
   D. 离开亲人和接触陌生人
   E. 失眠、做噩梦
9. 该患儿主要的身心反应是
   A. 分离性焦虑
   B. 谵妄
   C. 痴呆
   D. 担心
   E. 攻击别人
10. 对该患儿进行心理护理时，错误的一项是
   A. 首次接触患儿，先和母亲谈话
   B. 突然从父母怀抱中将患儿抱过来
   C. 尽量固定护士连续护理
   D. 了解患儿住院前的生活习惯
   E. 保持与患儿父母密切联系

（11～12 题共用题干）

某药物成人剂量为每日 2g，小儿剂量为每日每千克体重 40mg，小儿体重为 15kg。

11. 按体重计算，剂量为
   A. 每日 300mg
   B. 每日 400mg
   C. 每日 500mg
   D. 每日 600mg
   E. 每日 700mg
12. 按成人剂量折算，剂量为
   A. 每日 500mg
   B. 每日 600mg
   C. 每日 700mg
   D. 每日 800mg
   E. 每日 900mg

（13~15 题共用题干）

患儿，女，7 日龄。因皮肤黄疸较重，按医嘱置于蓝光箱内照射。

13. 下列有关用物准备中的物品，应除外

A. 护眼罩

B. 尿布

C. 蓝光箱

D. 记录单

E. 爽身粉

14. 将患儿置于蓝光箱中不妥的护理操作是

A. 灯管与患儿距离为 40cm

B. 调节箱温至 26~28℃

C. 患儿洗澡清洁皮肤、剪短指甲

D. 戴好护眼罩，系好尿布

E. 裸体置入蓝光箱

15. 蓝光疗法常见的副作用是

A. 呕吐

B. 腹泻

C. 抽搐

D. 食欲缺乏

E. 体温低于正常

【B1 型题】

（16~17 题共用备选答案）

A. 吗啡

B. 泻药

C. 止泻药

D. 祛痰药

E. 肾上腺皮质激素

16. 婴幼儿禁用

17. 水痘患儿禁用

参考答案与解析

【参考答案】

1. B 2. B 3. B 4. E 5. A 6. E 7. D 8. D 9. A 10. B 11. D 12. B 13. E 14. B 15. B 16. A 17. E

【解析】

扫码查看
相关内容

第八十八章　新生儿及新生儿疾病患儿的护理

【A1 型题】

1. 造成新生儿肺透明膜病的原因是
   A. 肺发育不良
   B. 肺部炎症
   C. 缺乏肺组织
   D. 缺乏肺表面活性物质
   E. 肺表面物质增多所致
2. 新生儿败血症常见的感染途径是
   A. 脐部感染
   B. 宫内感染
   C. 胎膜早破
   D. 羊水穿刺
   E. 消化道感染
3. 足月儿皮肤外观的特点是
   A. 皮肤毳毛多
   B. 皮肤水肿
   C. 皮肤发亮
   D. 肤色红润
   E. 皮下脂肪少
4. 治疗新生儿颅内出血不适宜的措施是
   A. 保持安静，尽力避免惊扰
   B. 烦躁不安时可用镇静药
   C. 平卧位头偏向一侧，防止窒息
   D. 保证热量及营养物的供给
   E. 可使用维生素 K_1 以控制出血
5. 早产儿室温一般在
   A. 18~20℃
   B. 24~26℃
   C. 26~28℃
   D. 30~32℃
   E. 38~40℃
6. 下列哪项不是新生儿 Apgar 评分标准
   A. 体温
   B. 心率
   C. 呼吸
   D. 肌张力
   E. 皮肤颜色
7. 关于早产儿的外观特征，叙述错误的是
   A. 足底纹理少
   B. 哭声低弱
   C. 颈肌较软
   D. 头发分条清楚
   E. 阴囊少皱襞
8. 新生儿寒冷损伤综合征复温的原则是
   A. 迅速复温
   B. 先快后慢
   C. 自然复温
   D. 逐步复温
   E. 4~8 小时体温恢复正常
9. 新生儿颅内出血主要是由于
   A. 高热
   B. 缺氧和产伤
   C. 过期产儿
   D. 低钙血症
   E. 新生儿黄疸
10. 病理性黄疸于生后
    A. 12 小时内出现
    B. 24 小时内出现
    C. 36 小时内出现
    D. 48 小时内出现
    E. 72 小时内出现
11. 新生儿低血糖症是指全血血糖低于
    A. 0. 56mmol/L
    B. 1. 12mmol/L
    C. 1. 68mmol/L
    D. 2. 20mmol/L
    E. 2. 80mmol/L
12. 新生儿 Apgar 评分为 3 分，为
    A. 轻度窒息
    B. 中度窒息
    C. 重度窒息
    D. 新生儿缺氧
    E. 新生儿心力衰竭
13. 新生儿上腭中线和齿龈切缘上有黄白色小斑点，适宜的处理措施是
    A. 挑破
    B. 刮擦

C. 抗感染治疗
D. 涂制霉菌素
E. 无须特殊处理，可自行消失

14. 新生儿女婴阴道流血最常见的原因是
A. 创伤
B. 雌激素撤退
C. 感染
D. 赘生物
E. 新生儿出血性疾病

15. 婴幼儿易发生呼吸不规则的原因是
A. 呼吸肌发育不完善
B. 肺弹力组织发育不完善
C. 呼吸中枢发育不完善
D. 呼吸功能储备能力差
E. 呼吸器官发育不完善

16. 新生儿出生后 1 分钟，Apgar 评分为 6 分，该新生儿为
A. 正常新生儿
B. 重度呼吸困难
C. 重度窒息
D. 中度窒息
E. 轻度窒息

17. 非感染性病理性黄疸中最常见的病因是
A. 药物性黄疸
B. 新生儿溶血
C. 先天性胆道闭锁
D. 胎粪延迟排出
E. 母乳性黄疸

18. 新生儿破伤风临床表现的主要特征是
A. 意识改变
B. 肌张力变化
C. 呼吸困难
D. 苦笑面容
E. 惊厥

19. 新生儿窒息时，应立即采取的措施是
A. 清理呼吸道
B. 加压给氧
C. 早吸吮
D. 人工呼吸
E. 静脉注射碳酸氢钠

20. 新生儿高胆红素血症可导致
A. 颅内出血
B. 胆红素脑病
C. 颅内感染
D. 败血症
E. 支气管肺炎

21. 因吸入污染的羊水而致新生儿感染性肺炎，其最多见的病原菌为
A. 粪链球菌
B. 肺炎链球菌
C. 大肠埃希菌
D. 铜绿假单胞菌
E. 金黄色葡萄球菌

【A2 型题】

22. 请用 Apgar 评分法，评定以下新生儿为多少分：新生儿出生后，全身苍白，口唇青紫，四肢稍屈，吸痰器清理呼吸道时患儿有恶心表现，呼吸浅慢、不规则，心搏 110 次/分
A. 3 分
B. 4 分
C. 5 分
D. 6 分
E. 7 分

23. 新生儿，生后 2 周黄疸未消退，且进行性加重，皮肤呈黄绿色，粪灰白色，伴肝大。可能的诊断是
A. 先天性胆管闭锁
B. 生理性黄疸
C. 颅内出血
D. 溶血病
E. 败血症

24. 足月儿，臀位，吸引器助产，生后 1 天，出现嗜睡，呼吸不规则，肌张力低下。最可能的诊断是
A. 新生儿化脓性脑膜炎
B. 新生儿破伤风
C. 新生儿颅内出血
D. 新生儿吸入性肺炎
E. 新生儿败血症

25. 新生儿，34 周早产。生后 6 小时出现呼吸性呻吟，三凹症，鼻翼扇动、发绀。X 线检查可见双肺透过度降低，支气管充气征。该患儿可能患有
A. 新生儿肺炎
B. 新生儿肺透明膜病
C. 呼吸衰竭
D. 新生儿化脓性脑膜炎
E. 新生儿缺氧缺血性脑病

26. 新生儿，胎龄 38 周，出生体重 2.7kg，其出生体

重在同胎龄儿平均体重的 15 百分位。该新生儿是
A. 早产儿、大于胎龄儿
B. 早产儿、适于胎龄儿
C. 足月儿、小于胎龄儿
D. 足月儿、适于胎龄儿
E. 足月儿、大于胎龄儿

27. 足月新生儿，出生 6 天。生后第 3 天出现皮肤黄染，无发热，精神状态好，吃奶好，心肺检查无异常，目前血清胆红素 171μmol/L。正确的处理为
A. 光照疗法
B. 给予苯巴比妥
C. 输白蛋白
D. 应用抗生素
E. 暂不需要治疗

28. 新生儿女婴，出生 6 天。洗澡时发现左乳腺有一个蚕豆大小的肿块，轻挤压有白色液体流出。下述措施正确的是
A. 无须处理
B. 手术切除
C. 挤出液体
D. 挑破肿块
E. 应用抗生素

29. 新生儿，生后 5 天黄疸迅速加重，脐部有化脓性感染，全身中毒症状明显。实验室检查：血白细胞总数增多，中性粒细胞计数增多。可能的诊断是
A. 先天性胆管闭锁
B. 生理性黄疸
C. 颅内出血
D. 新生儿溶血病
E. 新生儿败血症

30. 新生儿，于胎龄 270 天出生，出生时体重为 3.0kg。应诊断为
A. 早产儿
B. 足月儿
C. 低出生体重儿
D. 小于胎龄儿
E. 过期产儿

【A3/A4 型题】

（31~33 题共用题干）

患儿，男，胎龄 35 周，生后 3 天。臀位产，用高位产钳，Apgar 评分 4 分，复苏后出现嗜睡，前囟隆起。

31. 该患儿最有可能的临床诊断是
A. 新生儿化脓性脑膜炎
B. 新生儿颅内出血
C. 新生儿败血症
D. 新生儿破伤风
E. 新生儿低血糖

32. 患儿首选的护理诊断是
A. 有感染的危险
B. 有窒息的危险
C. 有受伤的危险
D. 营养失调
E. 潜在并发症：脑疝

33. 该患儿不适宜的护理措施是
A. 保持安静，尽量避免惊扰
B. 烦躁不安、惊厥时可用镇静药
C. 抗生素预防感染
D. 可使用维生素 K 以控制出血
E. 降低颅内压

（34~35 题共用题干）

患儿，男，生后 7 天。在家接生。出现发热、烦躁不安、吸吮困难、苦笑面容，阵发性痉挛、惊厥，脐部发红。

34. 控制惊厥首选的镇静药为
A. 地西泮
B. 氯丙嗪
C. 苯妥英钠
D. 苯巴比妥
E. 水合氯醛

35. 该患儿护理措施不正确的是
A. 保持室内的绝对安静
B. 保持呼吸道通畅
C. 保证能量供应
D. 每 2 小时测体温、心率
E. 防止骨折发生

（36~40 题共用题干）

患儿，女，胎龄 32 周顺产。生后 3 天出现吸吮无力，哭声低微、反应差，双下肢硬肿，皮肤黄染，体温 32℃。

36. 患儿的医疗诊断应考虑为
A. 新生儿败血症
B. 新生儿寒冷损伤综合征
C. 新生儿溶血病

D. 新生儿颅内出血
E. 新生儿胆红素脑病

37. 当前最主要的护理问题是
A. 体温过低
B. 营养失调
C. 有感染的危险
D. 皮肤完整性受损
E. 知识缺乏

38. 该患儿首要的护理措施是
A. 预防感染
B. 保暖、复温
C. 供给足够能量
D. 维持水、电解平衡
E. 保持皮肤清洁

39. 对该患儿的处理哪项不妥
A. 立即置入32℃暖箱内保暖
B. 监测体温
C. 预防感染
D. 逐渐复温，6~12小时使体温恢复正常
E. 多喂奶，保证足够能量摄入

40. 该患儿心率突然减慢，口鼻涌出血性分泌物，肺部闻及湿啰音，最可能出现了
A. 肺炎
B. 休克
C. 败血症
D. 肺出血
E. 心力衰竭

参考答案与解析

【参考答案】

1. D　2. A　3. D　4. C　5. B　6. A　7. D　8. D　9. B　10. B　11. D　12. C　13. E　14. B　15. C　16. E　17. B　18. D　19. A　20. B　21. C　22. C　23. A　24. C　25. B　26. D　27. E　28. A　29. E　30. B　31. B　32. E　33. C　34. A　35. D　36. B　37. A　38. B　39. A　40. D

【解析】

扫码查看
相关内容

第八十九章　营养性疾病患儿的护理

【A1 型题】

1. 小儿单纯性肥胖症最多见的发病原因是
   A. 长期能量摄入过多
   B. 遗传因素
   C. 内分泌失调
   D. 活动过少
   E. 神经中枢调节异常
2. 小儿单纯性肥胖症临床表现应为
   A. 皮脂积聚呈向心性
   B. 脂肪积聚以腰部及下腹部为显著
   C. 皮下脂肪增多，分布均匀
   D. 皮脂积聚以四肢为主
   E. 皮脂积聚以面部为主
3. 目前建议<10 岁儿童血清锌的下限为
   A. 9.18μmol/L
   B. 9.94μmol/L
   C. 10.71μmol/L
   D. 11.47μmol/L
   E. 12.23μmol/L
4. 佝偻病后遗症的主要表现是
   A. 血钙降低
   B. 枕秃
   C. 肌肉韧带松弛
   D. 骨骼畸形
   E. 蛙状腹、语言发育落后
5. 为预防佝偻病一般应服维生素 D 预防量至
   A. 6 个月
   B. 1 岁
   C. 2 岁
   D. 3 岁
   E. 学龄期
6. 营养不良的患儿皮下脂肪消减的顺序是
   A. 躯干→臀部→四肢→腹部→面颊部
   B. 面颊部→腹部→躯干→臀部→四肢
   C. 腹部→躯干→臀部→四肢→面颊部
   D. 四肢→躯干→臀部→腹部→面颊部
   E. 臀部→躯干→四肢→腹部→面颊部
7. 评估佝偻病激期临床表现的主要依据是
   A. 枕秃
   B. 精神症状
   C. 夜惊、多汗
   D. 骨骼改变
   E. 发育迟缓
8. 营养不良主要是指缺乏
   A. 热量和/或脂肪
   B. 热量和/或糖
   C. 热量和/或维生素
   D. 热量和/或微量元素
   E. 热量和/或蛋白质

【A2 型题】

9. 患儿，男，8 个月。体重 7kg，身长 70cm，腹部皮下脂肪 0.5cm，精神不振，爱哭闹。判断该患儿最可能是
   A. 佝偻病
   B. 轻度营养不良
   C. 中度营养不良
   D. 重度营养不良
   E. 中度脱水
10. 患儿，男，3 个月。易激惹、烦躁、睡眠不安、易惊、夜啼、多汗、枕秃。最可能是维生素 D 缺乏性佝偻病的哪一期
   A. 激期
   B. 初期
   C. 维生素 D 治疗中
   D. 恢复期
   E. 后遗症期
11. 患儿，男，4 岁。曾患佝偻病。查体：鸡胸、严重的“X”形腿。该患儿的治疗原则是
   A. 多晒太阳
   B. 多做户外活动
   C. 给予预防量维生素 D
   D. 给予治疗量维生素 D
   E. 可考虑矫形手术治疗
12. 患儿，男，5 岁。因食欲缺乏、生长发育减慢、免疫功能低下，确诊为锌缺乏。医嘱口服锌剂，为利于吸收建议加服
   A. 维生素 A
   B. B 族维生素
   C. 维生素 C
   D. 维生素 D

E. 维生素 E

13. 患儿，女，6 个月。人工喂养，平时多汗，睡眠不安，突然出现惊厥，查血钙 1.3mmol/L。在静脉补钙前应采取的紧急处理是

A. 做人工呼吸

B. 口服钙剂

C. 肌内注射苯巴比妥

D. 肌内注射维生素 D

E. 使用脱水药

14. 患儿，男，4 个月。人工喂养。因夜惊，多汗，烦躁，睡眠不安就诊。查体见有枕秃，颅骨软化。家长诉已给小儿口服维生素 D 1000U/2d。患者首要的护理诊断是

A. 有受伤的危险

B. 有感染的危险

C. 潜在并发症：低钙惊厥

D. 营养不足

E. 生长发育改变

【A3/A4 型题】

（15～17 题共用题干）

6 个月婴儿平素多汗，易惊，纯牛奶喂养，未添加维生素 D 制剂，很少户外活动，近 2 天腹泻，今日突然抽搐 1 次，表现为面肌及四肢抽动，持续约数秒，抽后神志清醒，不伴发热及呕吐。查体：精神可，前囟平软，心肺无异常，凯尔尼格征、布鲁津斯基征阴性。

15. 首先急诊处理措施是

A. 先补钙，再止惊，最后补维生素 D

B. 先止惊，再补钙及补维生素 D

C. 先补维生素 D 及补钙，再止惊

D. 先补钙，再补维生素 D

E. 先补维生素 D，再补钙

16. 该患儿最合适的治疗方法是

A. 每日维生素 D 2000～4000U

B. 每日维生素 D 200～400U

C. 每日维生素 D 300～400U

D. 每日维生素 D 400U

E. 每日维生素 D 8000U

17. 对患儿母亲进行的护理指导，不妥的是

A. 合理喂养，及时添加辅食

B. 按医嘱给服鱼肝油

C. 多抱患儿晒太阳

D. 多给患儿进行站、立等运动锻炼

E. 密切观察病情变化

【B1 型题】

（18～19 题共用备选答案）

A. 化脓性脑膜炎

B. 手足搐搦症

C. 高热惊厥

D. 低血糖

E. 癫痫

18. 患儿，男，6 个月。因发热、咳嗽 1 天，惊厥 3 次入院。查体：体温 37.2℃，咽部充血，颅骨软化、前囟平坦。惊厥表现为四肢抽动，两眼上翻，面肌颤动。该患儿惊厥的原因最可能是

19. 患儿，男，9 个月。因上呼吸道感染、发热入院。查体：体温 39.8℃，突然出现双眼凝视，意识丧失，全身抽搐。该患儿惊厥的原因最可能是

参考答案与解析

【参考答案】

1. A　2. C　3. B　4. D　5. C　6. C　7. D　8. E　9. B　10. B　11. E　12. D　13. C　14. C　15. B　16. A　17. D　18. B　19. C

【解析】

扫码查看
相关内容

第九十章　消化系统疾病患儿的护理

【A1 型题】

1. 关于小儿生理性腹泻正确的描述是
   A. 多见于6~24个月小儿
   B. 可影响小儿的生长发育
   C. 食欲缺乏
   D. 可出现脱水症状
   E. 外观虚胖，常见湿疹
2. 小儿迁延性腹泻的病程为
   A. 2周至2个月
   B. 2个月以上
   C. 3个月以上
   D. 4个月以上
   E. 6个月以上
3. 重度脱水患儿，首批液体选择为
   A. 3：2：1液20ml/kg
   B. 4：3：2等张含钠液20ml/kg
   C. 2：1等张含钠20ml/kg
   D. 0.9%氯化钠20ml/kg
   E. 5%碳酸氢钠20ml/kg
4. 秋冬季腹泻的常见病原体是
   A. 轮状病毒
   B. 柯萨奇病毒
   C. 致病性大肠埃希菌
   D. 白念珠菌
   E. 金黄色葡萄球菌
5. 轮状病毒性肠炎的多发年龄是
   A. 新生儿期
   B. 6个月以下
   C. 6~24个月
   D. 3~5岁
   E. 6岁以上
6. 患儿腹泻脱水采用液体疗法时，补足累积损失量的时间应为
   A. 3~4小时
   B. 4~5小时
   C. 6~7小时
   D. 8~12小时
   E. 16小时
7. 10%葡萄糖200ml、生理盐水300ml、1.4%碳酸氢钠100ml，其混合液的张力是
   A. 1/2张
   B. 1/3张
   C. 2/3张
   D. 1/4张
   E. 等张
8. 婴儿易发生溢乳，主要原因是因为
   A. 贲门括约肌较松弛
   B. 胃呈水平位
   C. 幽门括约肌较松弛
   D. 贲门括约肌较紧张
   E. 肥厚性幽门狭窄
9. 如补液合理，血容量恢复，排尿一般出现于补液后
   A. 1~2小时
   B. 2~3小时
   C. 3~4小时
   D. 4~5小时
   E. 5~6小时
10. 正常婴儿吃母乳和牛乳的胃排空时间分别为
    A. 1小时、1.5小时
    B. 1.5~2.0小时、2~3小时
    C. 2~3小时、3~4小时
    D. 3~4小时、4~5小时
    E. 4.5小时、5.5小时
11. 出生时胃容量是
    A. 10~20ml
    B. 20~30ml
    C. 30~60ml
    D. 60~90ml
    E. 90~150ml
12. 婴幼儿腹泻治疗原则不包括
    A. 调整、适当限制饮食
    B. 纠正水电解质紊乱
    C. 控制肠道内外感染，长期应用广谱抗生素
    D. 加强护理，防止并发症
    E. 严密观察病情，对症治疗
13. 小儿中度脱水的表现不包括
    A. 皮肤黏膜弹性差
    B. 眼窝明显凹陷
    C. 烦躁不安
    D. 眼泪少

E. 无尿

【A2 型题】

14. 患儿，女，生后 5 天。因有感染用抗生素治疗。发现口腔内广泛存在乳凝块样附着物，诊断为鹅口疮。口腔涂药应选用
A. 制霉菌素
B. 金霉素鱼肝油
C. 朵贝尔溶液
D. 0.1%依沙吖啶溶液
E. 锡类散
15. 患儿，男，10 个月。因腹泻 2 周造成体重不增，为赶上正常的生长水平，需每天加餐一次。加餐的时间共
A. 1 周
B. 2 周
C. 4 周
D. 6 周
E. 8 周
16. 患儿，男，11 个月。腹泻，等渗性脱水。第一天补液时应选择的含钠液体是
A. 1/2 张
B. 2/3 张
C. 1/5～1/3 张
D. 1/5～1/4 张
E. 2/3 至等张
17. 患儿，男，9 个月。腹泻 2 天，大便每日 15～16 次，蛋花汤样。查体：精神萎靡，眼泪明显减少，尿量明显减少，呼吸快，唇红，皮肤弹性差。实验室检查示血钠 132mmol/L。其脱水的性质及程度是
A. 轻度低渗性脱水
B. 轻度等渗性脱水
C. 中度高渗性脱水
D. 中度等渗性脱水
E. 重度低渗性脱水
18. 患儿，男，1 岁。因呕吐、腹泻 5 天，4 个小时无尿入院。查体：重度脱水貌，四肢凉，首选的措施是
A. 快速滴注 2∶1 等张含钠液 20ml/kg
B. 快速滴注生理盐水 20ml/kg
C. 快速滴注 5%碳酸氢钠 20ml/kg
D. 快速滴注 1/2 张含钠液 20ml/kg
E. 快速滴注 5%葡萄糖液 20ml/kg

【A3/A4 型题】

（19～21 题共用题干）

患儿，女，1 岁。因腹泻伴呕吐 2 天入院，初步诊断为婴儿腹泻伴脱水。

19. 在未确定脱水的性质前应选取的溶液是
A. 2/3 张溶液
B. 1/3 张含钠液
C. 1/2 张含钠液
D. 1/4 张含钠液
E. 1/5 张溶液
20. 该患儿经 6 小时补液后，脱水情况好转，开始排尿，但又出现心音低钝、腹胀、肠鸣音减弱、四肢乏力等，这时应首先考虑为
A. 血容量未恢复
B. 酸中毒未纠正
C. 补液量不足
D. 低血钾
E. 低血钙
21. 若患儿需补钾，其正确的稀释浓度是
A. 1.5%～3.0%
B. 0.5%～1.0%
C. 0.15%～0.30%
D. 0.2%～0.5%
E. 1.2%～1.5%

（22～24 题共用题干）

患儿，男，3 个月。腹泻 2 天，每天约 10 余次，水样便，呕吐，尿少，前囟凹陷，浅昏迷状，呼吸深快，口唇樱红，血清钠 156mmol/L，口腔黏膜有白色点片状物，强拭去可见红色疮面。

22. 上述患儿考虑腹泻伴有
A. 休克
B. 酸中毒
C. 中毒性脑病
D. 低钾血症
E. 败血症
23. 该患儿患有哪种口腔疾病
A. 鹅口疮
B. 溃疡性口腔炎
C. 疱疹性口炎
D. 口腔溃疡
E. 龋病
24. 此患儿为何种脱水
A. 轻度低渗性脱水
B. 中度等渗性脱水
C. 重度低渗性脱水

D. 重度高渗性脱水
E. 中度高渗性脱水

（25～27 题共用题干）

患儿，男，10 个月。平时发育、营养正常，人工喂养。3 天来腹泻，大便每天 20 余次，蛋花汤样，伴低热，偶有呕吐，1 天来尿少，6 小时来无尿。查体：精神萎靡，口干，眼窝及前囟凹陷，皮肤弹性差，四肢凉，血压 64/40mmHg，血清钠 134mmol/L。

25. 该患儿的临床诊断是
A. 婴幼儿腹泻
B. 婴幼儿腹泻，轻型
C. 婴幼儿腹泻，重型
D. 消化不良，轻型
E. 消化不良，重型

26. 该患儿脱水的程度是
A. 轻度脱水
B. 中度脱水
C. 重度脱水
D. 低渗性脱水
E. 高渗性脱水

27. 该患儿脱水的性质是
A. 低渗性脱水
B. 等渗性脱水
C. 高渗性脱水
D. 中度脱水
E. 重度脱水

【B1 型题】

（28～29 题共用备选答案）
A. 大肠埃希菌
B. 双歧杆菌
C. 乳酸杆菌
D. 金黄色葡萄球菌
E. 溶血性链球菌

28. 母乳喂养儿，肠道细菌以哪种细菌为主
29. 人工喂养儿，肠道细菌以哪种细菌为主

参考答案与解析

【参考答案】

1. E　2. A　3. C　4. A　5. C　6. D　7. C　8. A　9. C　10. C　11. C　12. C　13. E　14. A　15. B　16. A　17. D　18. A　19. B　20. D　21. C　22. B　23. A　24. D　25. C　26. C　27. B　28. B　29. A

【解析】

扫码查看
相关内容

第九十一章　呼吸系统疾病患儿的护理

【A1 型题】

1. 判断小儿支气管肺炎严重程度的指标是
   A. 白细胞计数
   B. 呼吸频率
   C. 有无累及其他系统
   D. 胸部 X 线片显示程度
   E. 感染菌群
2. 护士在观察肺炎患儿的病情时发现患儿发热持续不退，中毒症状加重，呼吸困难，频繁咳嗽，咳出大量脓痰，多提示可能并发了
   A. 心力衰竭
   B. 呼吸衰竭
   C. 肺大疱
   D. 肺脓肿
   E. 肺不张
3. 目前治疗支气管哮喘首选的给药方法是
   A. 吸入疗法
   B. 静脉
   C. 口服
   D. 肌内
   E. 皮下
4. 关于急性支气管炎，下列说法错误的是
   A. 能引起上呼吸道感染的病原体，常可引起支气管炎
   B. 常继发于上呼吸道感染
   C. 气管常同时受累
   D. 唯一病原体为病毒
   E. 婴幼儿多见
5. 肺炎患儿宜采取的体位是
   A. 平卧位
   B. 去枕仰卧位
   C. 中凹卧位
   D. 半卧位
   E. 左侧卧位
6. 急性感染性喉炎咳嗽的特点是
   A. 喘息性咳嗽
   B. 阵发性咳嗽
   C. 刺激性干咳
   D. 犬吠样咳嗽
   E. 痉挛性咳嗽
7. 引起小儿疱疹性咽峡炎的病原体是
   A. 腺病毒
   B. 呼吸道合胞病毒
   C. 疱疹病毒
   D. 白念珠菌
   E. 柯萨奇病毒
8. 婴幼儿易患呼吸道及消化道感染是因缺乏
   A. 补体
   B. IgG
   C. IgM
   D. SIgA
   E. 免疫细胞
9. 小儿易发生肺部感染的最主要原因是
   A. 纤毛运动较差
   B. 支气管管腔狭小
   C. 呼吸中枢不健全
   D. 胸廓活动范围小，肺不能充分扩张
   E. 肺含血量多，含气量少
10. 有关咽结合膜热的特点的描述，不正确的是
    A. 由柯萨奇 A 组病毒引起
    B. 春夏季多发
    C. 可在集体儿童中流行
    D. 颈部或耳后淋巴结肿大
    E. 病程 1~2 周
11. 疱疹性咽峡炎的主要临床特点是
    A. 低热
    B. 头痛
    C. 咽部充血，有疱疹
    D. 乏力
    E. 畏光、流泪
12. 支气管肺炎区别于支气管炎的诊断要点是前者出现
    A. 气促
    B. 发热、频繁咳嗽
    C. 呼吸音减弱
    D. 血白细胞计数增多
    E. 肺部有固定的细湿啰音
13. 小儿上呼吸道感染易并发中耳炎的原因是
    A. 耳咽管较窄、长，呈斜位
    B. 耳咽管易充血水肿
    C. 咽鼓管较宽、短、直，呈水平位

D. 耳咽管淋巴组织丰富
E. 小儿免疫力低下

【A2 型题】

14. 患儿，男，8 岁。发热、咳嗽 1 周，加重 2 天，曾用青霉素治疗 3 天无效。查体：体温 38℃，右后下肺呼吸音减低，胸部 X 线片发现左上肺小片状淡薄云絮状阴影。该患儿考虑为
A. 呼吸道合胞病毒肺炎
B. 支原体肺炎
C. 大叶性肺炎
D. 金黄色葡萄球菌肺炎
E. 腺病毒肺炎
15. 患儿，女，6 个月。患支气管肺炎。入院 2 小时后突然烦躁，喘憋加重。查体：口鼻周发绀，心率 180 次/分，心音低钝，双肺细啰音密集，叩诊正常，肝肋下 3cm。可能发生的并发症是
A. 脓气胸
B. 心力衰竭
C. 脓胸
D. 肺不张
E. 肺大疱
16. 患儿，男，7 岁。高热、头痛、全身不适。其母去社区医院求购磺胺类药，护士嘱其注意该药的副作用是
A. 肠道菌群失调
B. 抑制造血功能
C. 泌尿道内结晶
D. 骨髓抑制
E. 听神经损害

【A3/A4 型题】

（17～20 题共用题干）

患儿，男，4 个月。因咳嗽、咳痰 2 天，气急伴发绀 2 小时入院。体格检查：体温 39.7℃、呼吸 80 次/分，双肺均有湿啰音，心率 180 次/分，心音低钝，肝肋下 4cm。

17. 该患儿的临床诊断可能为
A. 毛细支气管炎
B. 腺病毒性肺炎
C. 哮喘性支气管炎
D. 支气管肺炎伴心力衰竭
E. 支气管肺炎伴中毒性脑病
18. 该患儿最主要的护理诊断是
A. 体温升高
B. 活动无耐力
C. 心排出量减少
D. 低效性呼吸型态
E. 有体液不足的危险
19. 应给予患儿的体位是
A. 端坐位
B. 平卧位
C. 半卧位
D. 侧卧位
E. 头低卧位
20. 对该患儿的护理措施不妥的是
A. 经常帮助患儿翻身变换体位
B. 给予超声雾化吸入
C. 用面罩法给患儿吸氧
D. 输液速度减慢
E. 尽量少食多餐

（21～22 题共用题干）

患儿，男，11 个月。弛张高热，咳嗽 6 天，神萎，食欲缺乏，时有呕吐，周围血白细胞 26×10^9/L，查体：烦躁不安，气促，面色苍白，皮肤可见猩红热样皮疹，双肺可闻中小湿啰音。

21. 该患儿最可能的诊断是
A. 腺病毒肺炎
B. 肺炎支原体肺炎
C. 金黄色葡萄球菌肺炎
D. 肺炎链球菌肺炎
E. 呼吸道合胞病毒肺炎
22. 该患儿在治疗过程中突然出现呼吸困难加重，经吸痰及给予氧气吸入后无明显缓解，应考虑可能是
A. 肺部炎症加重
B. 并发脓气胸
C. 高热所致
D. 并发心力衰竭
E. 呼吸性酸中毒

参考答案与解析

【参考答案】

1. C　2. D　3. A　4. D　5. D　6. D　7. E　8. D　9. E　10. A　11. C　12. E　13. C　14. B　15. B　16. C　17. D　18. A　19. C　20. A　21. C　22. B

【解析】

扫码查看
相关内容

第九十二章 循环系统疾病患儿的护理

【A1 型题】

1. 病毒性心肌炎患儿在恢复期限制其活动量的时间应不少于
   A. 1 个月
   B. 3 个月
   C. 6 个月
   D. 9 个月
   E. 12 个月
2. 护理法洛四联症患儿，要注意保证液体入量，防止脱水，其目的是
   A. 防止便秘
   B. 防止休克
   C. 防止血栓栓塞
   D. 防止心力衰竭
   E. 防止肾衰竭
3. 先天性心脏病畸形的形成主要是在以下哪一阶段
   A. 胚胎发育的 2~8 周
   B. 胚胎发育的 4~10 周
   C. 胚胎发育的 6~12 周
   D. 胚胎发育的 8~12 周
   E. 胚胎发育的 16~20 周
4. 先天性心脏病右向左分流型最明显的外观特征是
   A. 心脏杂音
   B. 发育迟缓
   C. 持续发绀
   D. 心前区隆起
   E. 活动耐力下降
5. 无分流型的先天性心脏病是
   A. 室间隔缺损
   B. 房间隔缺损
   C. 动脉导管未闭
   D. 法洛四联症
   E. 肺动脉狭窄
6. 法洛四联症缺氧发作时正确的卧位是
   A. 半卧位
   B. 侧卧位
   C. 膝胸卧位
   D. 俯卧位
   E. 头低脚高位
7. 左向右分流型先天性心脏病易发生
   A. 脑脓肿
   B. 脑梗死
   C. 脑出血
   D. 心力衰竭
   E. 肝衰竭
8. 2 岁以后，小儿心脏由横位逐渐转成斜位，其心尖搏动在
   A. 第 3 肋间隙
   B. 第 4 肋间隙
   C. 第 5 肋间隙
   D. 第 2 肋间隙
   E. 第 6 肋间隙
9. 法洛四联症常见的并发症是
   A. 脑梗死
   B. 心律失常
   C. 心力衰竭
   D. 肺部感染
   E. 冠状动脉瘤
10. 活动后，出现蹲踞现象的先天性心脏病是
    A. 室间隔缺损
    B. 主动脉狭窄
    C. 法洛四联症
    D. 动脉导管未闭
    E. 左房室瓣关闭不全
11. 正常情况下卵圆孔解剖关闭时间多在生后
    A. 1~3 个月
    B. 2~4 个月
    C. 5~7 个月
    D. 8~9 个月
    E. 10~12 个月
12. 脉压增大伴有周围血管征的先天性心脏病是
    A. 房间隔缺损
    B. 室间隔缺损
    C. 动脉导管未闭
    D. 肺动脉狭窄
    E. 法洛四联症
13. 室间隔缺损不易发生的并发症为

A. 肺炎
B. 感染性心内膜炎
C. 心力衰竭
D. 脑栓塞
E. 肺水肿

14. 法洛四联症的心脏畸形中对患儿病理生理和临床表现最有影响的是
A. 房间隔缺损
B. 室间隔缺损
C. 肺动脉狭窄
D. 主动脉骑跨
E. 右心室肥厚

15. 左向右分流型先天性心脏病患儿生长发育落后是由于
A. 肺动脉高压
B. 肺循环血量增加
C. 肺循环血量减少
D. 体循环血量增加
E. 体循环血量减少

【A2 型题】

16. 患儿，女，1 岁。因咳嗽 5 天伴气促 1 天以支气管肺炎、先天性心脏病收住入院，查体：生长发育落后，呼吸 60 次/分，双肺细湿啰音，心界向左下扩大，心率 170 次/分，胸骨左缘第 3～4 肋间有Ⅳ级粗糙收缩期杂音，腹软，肝肋下 2cm。该患儿首优的护理诊断是
A. 生长发育的改变
B. 清理呼吸道无效
C. 气体交换受损
D. 活动无耐力
E. 潜在并发症：心力衰竭

17. 患儿，男，4 岁。2 岁时在当地医院诊断为“法洛四联症”，近年来发绀越来越重，而医师查体发现杂音越来越轻。家长向护士咨询其原因，护士的正确解释是
A. 右向左分流减少
B. 肺动脉狭窄有所减轻
C. 肺动脉狭窄越来越重
D. 肺动脉漏斗部痉挛减轻
E. 主肺动脉之间形成侧支循环

18. 患儿，男，5 岁。已确诊为室间隔缺损，因龋齿需将此牙拔出，医师在拔牙前给予抗生素预防感染。其目的是预防
A. 支气管肺炎
B. 感染性心内膜炎
C. 脑脓肿
D. 牙龈炎
E. 心力衰竭

19. 患儿，男，5 岁。诊断为法洛四联症，患儿于行走时喜下蹲片刻再走，这样主要是能使
A. 减少组织耗氧
B. 心脑供血量增加
C. 缓解漏斗部肌肉痉挛
D. 腔静脉回心血量增加
E. 体循环阻力增加，使右向左分流减少

【A3/A4 型题】

（20～22 题共用题干）

患儿，男，5 岁。经常呼吸道感染，活动后心悸。查体：发育落后，胸骨左缘第 2 肋间有连续性杂音。X 线：肺动脉段突出，左房左室增大。

20. 该患儿可能诊断为
A. 房间隔缺损
B. 动脉导管未闭
C. 法洛四联症
D. 肺动脉狭窄
E. 室间隔缺损

21. 该种心脏病患儿手术适宜年龄为
A. 0～1 岁
B. 8～9 岁
C. 18～25 岁
D. 12～16 岁
E. 1～6 岁

22. 关于上述病例，哪项叙述是正确的
A. 左向右分流型
B. 右向左分流型
C. 无分流型
D. 无发绀
E. 正常情况下出现发绀

【B1 型题】

（23～24 题共用备选答案）

A. 皮肤发红
B. 皮肤发绀
C. 皮肤发白

D. 皮肤发黄
E. 皮肤发黑

23. 一氧化碳中毒表现为
24. 法洛四联症表现为

参考答案与解析

【参考答案】

1. B　2. C　3. A　4. C　5. E　6. C　7. D　8. C　9. A　10. C　11. C　12. C　13. D　14. C　15. E　16. E　17. C　18. B　19. E　20. B　21. E　22. A　23. A　24. B

【解析】

扫码查看
相关内容

第九十三章　血液系统疾病患儿的护理

【A1 型题】

1. 小儿出生后的主要造血部位是
   A. 肝
   B. 脾
   C. 骨髓
   D. 淋巴结
   E. 胸腺
2. 小儿贫血最常见的原因是
   A. 造血物质缺乏
   B. 造血功能障碍
   C. 红细胞破坏过多
   D. 红细胞丢失过多
   E. 感染性因素
3. 为促进铁的吸收，服用铁剂时最好选择
   A. 与维生素 C 同服
   B. 与维生素 A 同服
   C. 与 B 族维生素同服
   D. 与牛奶同服
   E. 与钙片同服
4. 胚胎期造血最早出现在
   A. 肝
   B. 脾
   C. 骨髓
   D. 淋巴结
   E. 卵黄囊
5. 营养性缺铁性贫血与营养性巨幼细胞贫血的临床表现不同的是前者
   A. 红细胞减少
   B. 疲乏无力
   C. 食欲缺乏
   D. 心率加快
   E. 有神经、精神症状
6. 红细胞-6-磷酸脱氢酶缺乏症患儿应避免吃的食物是
   A. 黄豆
   B. 蚕豆
   C. 蛋黄
   D. 木耳
   E. 动物肝脏
7. 婴幼儿最常见的贫血是
   A. 生理性贫血
   B. 溶血性贫血
   C. 营养性缺铁性贫血
   D. 营养性巨幼细胞贫血
   E. 再生障碍性贫血
8. 口服铁剂的最佳时间是
   A. 餐时
   B. 餐前
   C. 餐后
   D. 饭后或餐中
   E. 睡前
9. 对血友病 A 的描述不正确的是
   A. X 连锁隐性遗传
   B. 女性传递，男性发病
   C. 凝血因子缺乏
   D. 出血为主要表现
   E. 肘关节最常受累
10. 营养性缺铁性贫血的最主要原因是
   A. 先天性储铁不足
   B. 铁的摄入不足
   C. 生长发育快
   D. 铁丢失过多
   E. 铁的吸收减少
11. 12～14 岁小儿贫血是指血红蛋白值低于
   A. 90g/L
   B. 100g/L
   C. 110g/L
   D. 120g/L
   E. 130g/L
12. 下列出血性疾病中，属于凝血功能异常的是
   A. 过敏性紫癜
   B. 维生素 C 缺乏症
   C. 血小板减少性紫癜
   D. 新生儿出血症
   E. 遗传性毛细血管扩张症
13. 特发性血小板减少性紫癜患儿不正确的实验室检查是
   A. 出血时间延长

B. 凝血时间延长
C. 血块收缩不良
D. 血清凝血酶原消耗不良
E. 血小板减少

14. 小儿出血性疾病中最常见的是
A. 特发性血小板减少性紫癜
B. 继发性血小板减少性紫癜
C. 维生素 C 缺乏症
D. 血友病
E. 血小板无力症

【A2 型题】

15. 营养性巨幼细胞贫血的患儿，当其无神经系统症状时，首选的治疗药物是
A. 维生素 B_{12}+叶酸
B. 叶酸
C. 维生素 B_3
D. 维生素 C
E. 维生素 B_6

16. 患儿，男，6 岁。面色蜡黄，手有震颤，血红细胞 3×10^{12}/L，血红蛋白 80g/L，血片中红细胞形态大小不等，以大红细胞为多。首先考虑
A. 营养性缺铁性贫血
B. 营养性巨幼细胞贫血
C. 营养性混合性贫血
D. 生理性贫血
E. 溶血性贫血

17. 患儿，女，4 岁。贫血，活动量稍大时气促、心悸，血红蛋白 40g/L。该患儿的贫血程度为
A. 轻度
B. 中度
C. 重度
D. 极重度
E. 特重度

【A3/A4 型题】

（18～20 题共用题干）

患儿，男，8 个月。单纯母乳喂养，从未加辅食。近来，面色蜡黄，表情呆滞，舌面光滑，有轻微震颤，肝肋下 4cm，血常规检查：Hb 90g/L，RBC 2×10^{12}/L，血清维生素 B_{12}降低。

18. 该患儿可能发生的疾病是
A. 营养性巨幼细胞贫血
B. 营养性缺铁性贫血
C. 营养性混合性贫血
D. 溶血性贫血
E. 感染性贫血

19. 该患儿最适宜的治疗是给予
A. 输血
B. 铁剂+维生素 C
C. 维生素 B_{12}+叶酸
D. 泼尼松
E. 补钙剂

20. 预防该疾病应强调
A. 预防感染
B. 多晒太阳
C. 按时添加辅食
D. 培养良好饮食习惯
E. 加强体格锻炼

【B1 型题】

（21～22 题共用备选答案）
A. 毛细血管通透性增加
B. 血小板数量减少
C. 血小板功能降低
D. 凝血因子缺乏
E. 抗凝物质增多

21. 特发性血小板减少性紫癜患儿出血的主要原因是
22. 血友病患儿出血的主要原因是

参考答案与解析

【参考答案】

1. C　2. A　3. A　4. E　5. A　6. B　7. C　8. D　9. E　10. B　11. D　12. D　13. B　14. A　15. B　16. B　17. C　18. A　19. C　20. C　21. B　22. D

【解析】

扫码查看
相关内容

第九十四章　泌尿系统疾病患儿的护理

【A1 型题】

1. 肾病综合征患者易自发形成血栓的主要原因是
   A. 血管内皮易受损伤
   B. 组织因子易释放
   C. 血液多呈高凝状态
   D. 继发感染
   E. 红细胞增多
2. 小儿尿路感染最常见的感染途径是
   A. 血行感染
   B. 上行感染
   C. 淋巴感染
   D. 外伤
   E. 邻近组织的侵袭
3. 急性肾小球肾炎前驱感染最常见的病原体是
   A. 金黄色葡萄球菌
   B. 大肠埃希菌
   C. 肺炎链球菌
   D. A 组乙型溶血性链球菌
   E. 柯萨奇病毒
4. 急性肾小球肾炎患儿卧床休息应持续到
   A. 水肿消退
   B. 镜下血尿消失
   C. 体温正常
   D. 红细胞沉降率正常
   E. Addis 计数正常
5. 婴幼儿少尿的标准为 24 小时尿量少于
   A. 50ml
   B. 100ml
   C. 200ml
   D. 300ml
   E. 400ml
6. 急性肾小球肾炎患儿使用青霉素治疗，其目的是
   A. 治疗肾小球炎症反应
   B. 预防复发
   C. 彻底清除残存感染灶
   D. 防止发生并发症
   E. 预防肾功能衰竭的发生
7. 肾病综合征最根本的病理生理改变是
   A. 水肿
   B. 大量蛋白尿
   C. 电解质紊乱
   D. 低蛋白血症
   E. 高胆固醇血症
8. 使肾病综合征病情加重或复发的最常见诱因是
   A. 感染
   B. 焦虑
   C. 活动增多
   D. 暴饮暴食
   E. 蛋白质摄入不足
9. 急性肾小球肾炎的好发年龄是
   A. 1 岁以下
   B. 1~3 岁
   C. 3~8 岁
   D. 5~14 岁
   E. 15 岁以上

【A2 型题】

10. 患儿，男，8 岁。水肿 5 天，伴血尿、尿少 3 天入院。查体：颜面、双下肢明显水肿，烦躁、气促，呼吸 32 次/分，心率 110 次/分，两肺底可闻及少量湿啰音，血压 120/80mmHg，肝肋下 1cm。尿常规：蛋白（+），红细胞 20~30 个/高倍视野。目前应首先采取的措施是
    A. 应用甘露醇
    B. 应用止血药
    C. 应用呋塞米
    D. 应用洋地黄类药物
    E. 应用降压药
11. 患儿，男，7 岁。患肾病综合征，有胸腔积液，全身水肿较重。护理该患儿时不应采用的方法是
    A. 避免擦伤及受压
    B. 保持皮肤清洁干燥
    C. 阴囊部用吊带托起
    D. 让患儿卧于橡胶单上以利清洗
    E. 静脉穿刺时选好血管，争取一次穿刺成功
12. 患儿，女，3 岁。因发热就诊，医师怀疑尿路感染，可以确诊的中段尿培养的菌落计数值是
    A. $>10^3$/ml
    B. $>10^4$/ml
    C. $>10^5$/ml
    D. $>10^6$/ml

E. >10^7/ml

13. 患儿，女，8 岁。眼睑水肿 4 天，尿色呈洗肉水样，伴头晕、视物模糊、一过性失明，并发惊厥一次，尿常规蛋白（++），红细胞 35 个/高倍视野。首选的检查是
   A. 肾活检
   B. 尿培养
   C. 肾功能
   D. 血常规
   E. 血压

【A3/A4 型题】

（14～16 题共用题干）

患儿，女，7 岁。10 天前发热、咽痛，近 2 天水肿、尿少，尿色较深。查体：神志清，四肢轻度水肿，压之凹陷不明显，咽充血，心、肺、腹无异常，血压 90/68mmHg，拟诊急性肾小球肾炎。

14. 应首先做下列哪项检查
   A. 血常规
   B. 尿常规
   C. X 线胸部透视
   D. 心电图
   E. 咽拭培养

15. 对该患儿确诊最有价值的血清学检查是
   A. 红细胞沉降率与抗核抗体
   B. 尿素氮与 C 反应蛋白
   C. 抗“O”与补体 C3
   D. 肌酐与免疫球蛋白
   E. 红细胞沉降率与黏蛋白

16. 该病急性期应卧床休息至
   A. 红细胞沉降率降至正常
   B. 抗“O”降至正常
   C. 补体恢复正常
   D. 血尿完全消失，水肿消失，血压正常
   E. 肉眼血尿消失，水肿消失，血压正常

【B1 型题】

（17～18 题共用备选答案）

A. 肾小球滤过率下降
B. 血浆胶体渗透压下降
C. 血管升压素（ADH）分泌减少
D. 血容量减少
E. 继发性醛固酮增加

17. 急性肾炎水肿的主要原因是
18. 原发性肾病综合征水肿的主要原因是

参考答案与解析

【参考答案】

1. C　2. B　3. D　4. A　5. C　6. C　7. B　8. A　9. D　10. C　11. D　12. C　13. E　14. B　15. C　16. E　17. A　18. B

【解析】

扫码查看
相关内容

第九十五章　内分泌系统疾病患儿的护理

【A1 型题】

1. 引起地方性甲状腺功能减退症的原因是
   A. 甲状腺先天性缺陷
   B. 甲状腺功能减退
   C. 孕母饮食中缺碘
   D. 甲状腺肿瘤
   E. 甲状腺切除
2. 引起垂体性侏儒症的原因是
   A. 性激素缺乏
   B. 甲状腺素缺乏
   C. 生长激素缺乏
   D. 糖皮质激素缺乏
   E. 盐皮质激素缺乏
3. 糖尿病患儿糖耐量试验 120 分钟血糖值大于
   A. 4.7mmol/L
   B. 5.7mmol/L
   C. 6.7mmol/L
   D. 7.8mmol/L
   E. 11.1mmol/L
4. 为避免神经系统功能损害，先天性甲状腺功能减退症的患儿应当
   A. 防止感染
   B. 保证营养供应
   C. 做好日常生活护理
   D. 重视新生儿筛查
   E. 保持大便通畅
5. 糖尿病患儿饮食中营养成分的分配为
   A. 糖 30%，蛋白质 30%，脂肪 40%
   B. 糖 30%，蛋白质 40%，脂肪 30%
   C. 糖 40%，蛋白质 30%，脂肪 30%
   D. 糖 50%，蛋白质 30%，脂肪 20%
   E. 糖 55%，蛋白质 20%，脂肪 30%
6. 甲状腺素制剂作用较慢，一般达最佳效力的时间为
   A. 5 周
   B. 4 周
   C. 3 周
   D. 2 周
   E. 1 周

【A2 型题】

7. 患儿，男，1 岁。确诊为先天性甲状腺功能减退症后即开始服用甲状腺素片，近日发现患儿烦躁、哭闹、多汗、体重减轻、腹泻。此时应采取的措施是
   A. 停药
   B. 改换药物种类
   C. 减少药物剂量
   D. 增加药物剂量
   E. 不做特殊处理
8. 患儿，男，4 岁。其所在幼儿园老师反映其身高、体重均远远低于其同龄儿，为了解其骨骼发育情况，应做的检查是
   A. 胸部 X 线摄片
   B. 腰椎穿刺
   C. 腕部 X 线摄片
   D. 肝功能
   E. 血常规
9. 患儿，女，2 岁。表情呆板，眼距宽，眼裂小，鼻梁宽平，舌大宽厚，皮肤干燥，毛发稀少，眼睑水肿，不爱活动。体温 35.9℃，心率 50 次/分。实验室 T_3、T_4 低，TSH 高，最可能的疾病是
   A. 先天性甲状腺功能减退症
   B. 垂体性侏儒症
   C. 唐氏综合征
   D. 苯丙酮尿症
   E. 糖原贮积症

【A3/A4 型题】

（10～11 题共用题干）

3 岁小儿，因生长发育迟缓来院就诊，表现为身材矮小、智力落后。经检查诊断为先天性甲状腺功能减退症。

10. 在入院评估中发现该患儿精神、食欲缺乏，嗜睡、少哭少动，根据该患儿所患疾病，护士还可能发现的问题是
    A. 体温过高
    B. 心动过速
    C. 腹胀、便秘
    D. 喂养过度
    E. 神经兴奋性增加

11. 对于此类疾病，为预防神经系统功能损害应当及时开始治疗，正确的时间是
    A. 生后 1~2 个月
    B. 生后 3~4 个月
    C. 生后 5~6 个月
    D. 生后 7~8 个月
    E. 生后 9~10 个月

【B1 型题】

（12~13 题共用备选答案）
A. 生长激素
B. 促肾上腺皮质激素
C. 促甲状腺素
D. 甲状旁腺素
E. 胰岛素

12. 垂体性侏儒症患儿缺乏的是
13. 新生儿筛查可以检测的激素是

参考答案与解析

【参考答案】

1. C　2. C　3. E　4. D　5. E　6. E　7. C　8. C　9. A　10. C　11. A　12. A　13. C

【解析】

扫码查看
相关内容

第九十六章　神经系统疾病患儿的护理

【A1 型题】

1. 病毒性脑炎最常见的病原体属于
   A. 肠道病毒
   B. 虫媒病毒
   C. 疱疹病毒
   D. 腮腺炎病毒
   E. 副流感病毒
2. 吉兰-巴雷综合征典型的脑脊液改变是
   A. 细胞数增多，蛋白质增高
   B. 细胞数减少，蛋白质降低
   C. 糖、氯化物降低
   D. 淋巴细胞明显增多
   E. 细胞数正常，蛋白质增高
3. 新生儿化脓性脑膜炎的临床特点，正确的是
   A. 脑膜刺激征明显
   B. 病原菌以脑膜炎球菌多见
   C. 血常规检查以淋巴细胞增多为主
   D. 嗜睡和前囟紧张膨隆
   E. 脑脊液检查压力正常
4. 脑性瘫痪患儿临床最为多见的一型是
   A. 手足徐动症
   B. 肌张力低下型
   C. 痉挛型
   D. 强直型
   E. 共济失调型
5. 治疗注意缺陷多动障碍患儿应选择
   A. 苯妥英钠
   B. 苯丙胺
   C. 地西泮
   D. 阿莫西林
   E. 苯巴比妥
6. 新生儿化脓性脑膜炎常见的致病菌是
   A. 脑膜炎球菌
   B. 流感嗜血杆菌
   C. 肺炎链球菌
   D. 白念珠菌
   E. 大肠埃希菌
7. 化脓性脑膜炎脑脊液的特点不正确的是
   A. 压力升高
   B. 外观混浊
   C. 蛋白质升高
   D. 糖含量下降
   E. 白细胞计数减少
8. 小儿大脑耗氧量在基础代谢状态下占总耗氧量的
   A. 20%
   B. 30%
   C. 40%
   D. 50%
   E. 60%
9. 能缩短吉兰-巴雷综合征患儿病程，改善预后的治疗方法是
   A. 静脉注射大剂量抗生素
   B. 静脉注射大剂量抗病毒药物
   C. 高流量吸氧
   D. 静脉营养支持
   E. 静脉注射大剂量免疫球蛋白
10. 2 岁以内可视为生理现象的病理反射是
    A. 戈登征
    B. 凯尔尼格征
    C. 霍夫曼征
    D. 巴宾斯基征
    E. 布鲁津斯基征
11. 金黄色葡萄球菌导致的小儿化脓性脑膜炎，应用抗生素的时间应超过
    A. 3 天
    B. 7 天
    C. 10 天
    D. 14 天
    E. 21 天

【A2 型题】

12. 患儿，男，8 个月。高热 1 天，伴呕吐、烦躁、抽搐。查体：面色晦暗，前囟饱满，双目凝视，颈抵

抗，巴宾斯基征（+）。为明确诊断，首选的检查是
A. 头颅 B 超
B. 脑电图
C. 头颅 CT
D. 血生化
E. 脑脊液

13. 患儿，男，8 岁。老师反映上课动作过多，不能安静听课和完成作业，干扰课堂秩序，但智力正常。最可能的诊断是
A. 大脑发育不全
B. 癫痫小发作
C. 注意缺陷多动障碍
D. 脑瘫
E. 精神分裂症

14. 患儿，9 个月。因发热、呕吐、惊厥来诊，确诊为化脓性脑膜炎。符合该患儿脑脊液改变的是
A. 细胞数减少
B. 蛋白质升高
C. 糖升高
D. 氯化物升高
E. 脑脊液压力降低

15. 患儿，男，2 岁。患化脓性脑膜炎，在治疗过程中，出现一侧瞳孔扩大，四肢肌张力增高，呼吸深而慢。该患儿最有可能并发了
A. 蛛网膜下腔出血
B. 脑积水
C. 脑疝
D. 硬膜下积液
E. 脑栓塞

16. 患儿，女，6 个月。高热、拒乳、抽搐，前囟饱满，血常规正常，初步诊断为病毒性脑膜炎。首要的护理措施为
A. 维持正常体温
B. 降低颅内压
C. 加强安全保护
D. 密切观察病情
E. 做好健康指导

17. 患儿，女，2 岁。运动发育落后，自主运动不协调，下肢肌张力增高，抱起时双腿交叉呈剪刀样，最有可能的诊断是
A. 脑性瘫痪
B. 癫痫局限性发作
C. 癫痫小发作
D. 癫痫大发作
E. 注意力缺陷多动症

【A3/A4 型题】

（18～19 题共用题干）

患儿，男，5 岁。发热、头痛、呕吐 1 天，抽搐 3 次。查体：T 39℃，P 98 次/分，R 30 次/分，节律不齐，BP 110/80mmHg，双眼凝视。脑脊液检查：外观混浊，压力高；血常规：白细胞计数增多。

18. 该患儿可能性最大的诊断为
A. 化脓性脑膜炎
B. 高热惊厥
C. 低钙惊厥
D. 病毒性脑炎
E. 癫痫

19. 对此患儿的护理哪项是错误的
A. 立即侧卧吸氧
B. 头部物理降温
C. 注意观察瞳孔
D. 观察生命体征
E. 给予普食

（20～21 题共用题干）

患儿，男，12 岁。上呼吸道感染 1 个月后，逐渐出现行走时摔倒，手足感觉麻木，口角流涎，意识清醒。

20. 该患儿最可能的诊断是
A. 病毒性脑膜炎
B. 脑性瘫痪
C. 化脓性脑膜炎
D. 急性感染性多发性神经根炎
E. 脑积水

21. 该病最早出现的典型症状是
A. 感觉障碍重于运动障碍
B. 自主神经功能紊乱
C. 四肢对称性弛缓性瘫痪伴感觉障碍
D. 脑神经损害
E. 呼吸障碍

【B1 型题】

（22～24 题共用备选答案）
A. 中枢性运动障碍，姿势异常
B. 精神和意识障碍
C. 急性、对称性、迟缓性肢体瘫痪
D. 注意缺陷，活动过度

E. 发热、呕吐、抽搐

22. 中枢性瘫痪表现为

23. 注意缺陷多动障碍表现为

24. 急性感染性多发性神经根炎表现为

参考答案与解析

【参考答案】

1. A 2. E 3. D 4. C 5. B 6. E 7. E 8. D 9. E 10. D 11. E 12. E 13. C 14. B 15. C 16. B 17. A 18. A 19. E 20. D 21. C 22. A 23. D 24. C

【解析】

扫码查看
相关内容

第九十七章　免疫缺陷病和结缔组织病患儿的护理

【A1 型题】

1. 风湿热最具有特征性的病理改变是
   A. 风湿小体
   B. 环形红斑
   C. 纤维组织增生
   D. 结缔组织渗出性炎症
   E. 基质水肿伴淋巴组织受损
2. 对腹型紫癜有效的药物是
   A. 肾上腺皮质激素
   B. 免疫抑制药
   C. 抗组胺药
   D. 钙剂
   E. 非甾体抗炎药
3. 严重腹型紫癜患儿应当给予
   A. 禁食
   B. 流食
   C. 半流食
   D. 低盐饮食
   E. 少渣饮食
4. 过敏性紫癜的首发症状是
   A. 关节症状
   B. 皮肤紫癜
   C. 消化道症状
   D. 肾症状
   E. 呼吸道感染
5. 风湿热舞蹈病的特点是
   A. 全身不自主的快速运动
   B. 多表现为头部摇晃
   C. 精神集中时减轻
   D. 入睡后加重
   E. 女童多见
6. 幼年特发性关节炎全身型的特点是
   A. 年长儿多见
   B. 关节症状较重
   C. 常侵犯单个关节
   D. 发热为主要症状
   E. 热度持续数天
7. 无心肌炎急性风湿热患儿应绝对卧床休息
   A. 1 周
   B. 2 周
   C. 3 周
   D. 4 周
   E. 8 周
8. 川崎病的特征性表现是
   A. 恢复期指端膜状脱皮
   B. 病初指端膜状脱皮
   C. 淋巴结肿大
   D. 急性发热
   E. 心肌梗死

【A2 型题】

9. 患儿，男，2 岁。诊断为川崎病，护理人员告知患儿家长特别注意预防及观察的是
   A. 冠状动脉炎
   B. 眼结膜充血
   C. 淋巴结肿大
   D. 四肢末端肿胀
   E. 口唇干燥
10. 患儿，男，8 岁。因关节肿痛就诊，以幼年特发性关节炎收入院。目前该患儿体温正常，主要表现为反复发作的游走性关节炎。目前该患儿适宜的护理诊断是
    A. 活动无耐力
    B. 如厕自理缺陷
    C. 躯体移动障碍
    D. 潜在并发症：心肌受损
    E. 潜在并发症：关节水肿
11. 患儿，女，7 岁。诊断为风湿热，口服泼尼松治疗 12 周，停药后 1~2 天出现低热、关节痛，ESR 50mm/h。应首先考虑
    A. 疾病复发
    B. 原诊断错误
    C. 泼尼松疗程不足
    D. 泼尼松的毒副作用
    E. 药物的反跳现象

【B1 型题】

（12~13 题共用以下选项）
A. 风湿性心脏病
B. 风湿性关节炎
C. 幼年特发性关节炎
D. 过敏性紫癜
E. 川崎病

12. 病变累及动脉、静脉和毛细血管的血管炎综合征是

13. 以毛细血管变态反应性炎症为病理基础的结缔组织病是

参考答案与解析

【参考答案】

1. A 2. A 3. A 4. B 5. E 6. D 7. B 8. A 9. A 10. C 11. E 12. E 13. D

【解析】

扫码查看
相关内容

第九十八章　遗传性疾病患儿的护理

【A1 型题】

1. 未经治疗的苯丙酮尿症患儿，智力发育落后的症状一般出现在生后
   A. 1~2 个月
   B. 3~6 个月
   C. 6~7 个月
   D. 8~10 个月
   E. 10 个月以上
2. 苯丙酮尿症特征性的临床表现是
   A. 智力和生长发育落后
   B. 皮肤和虹膜色泽浅
   C. 毛发枯黄稀疏
   D. 呕吐、喂养困难
   E. 尿及汗液有鼠尿样臭味
3. 新生儿期筛查苯丙酮尿症进行格恩里（Guthrie）试验是在给小儿喂奶后
   A. 1 日
   B. 3 日
   C. 4~5 日
   D. 6~7 日
   E. 7 日以后
4. 新生儿期进行筛查的遗传代谢病是
   A. 唐氏综合征
   B. 猫叫综合征
   C. 肝豆状核变性
   D. 血友病
   E. 苯丙酮尿症
5. 唐氏综合征的皮肤纹理特征为
   A. 第 1 指只有一条褶纹
   B. 第 2 指只有一条褶纹
   C. 第 4 指只有一条褶纹
   D. 通贯手
   E. 第 3 指只有一条褶纹

【A3/A4 型题】

（6~8 题共用题干）

患儿，男，3 岁。出生体重 2.3kg，身材矮小，1 岁会独坐，18 个月会走，至今不会叫爸爸、妈妈，平素易患呼吸道感染。查体：表情呆滞，眼距宽，双眼外眦上斜，鼻梁低平，常张口伸舌，肌张力低下，心肺腹无异常，双手呈通贯手。

6. 对诊断最有帮助的检查是
   A. 脑电图
   B. 尿三氯化铁试验
   C. 血清 T_3、T_4 测定
   D. 血清铜蓝蛋白测定
   E. 染色体核型分析
7. 患儿最有可能发生了
   A. 呆小病
   B. 唐氏综合征
   C. 黏多糖病
   D. 肝豆状核变性
   E. 苯丙酮尿症
8. 其父母现 30 岁，经检查均无核型异常，再生一胎本病的再发风险为
   A. 1%
   B. 5%
   C. 50%
   D. 60%
   E. 100%

【B1 型题】

（9~11 题共用备选答案）

A. 猫叫综合征
B. 甲状腺功能减退
C. 糖原贮积症
D. 苯丙酮尿症
E. 唐氏综合征

9. 通常有通贯手的是
10. 智力正常的是
11. 早期饮食控制可避免智力低下的是

参考答案与解析

【参考答案】

1. B　2. E　3. B　4. E　5. D　6. E　7. B　8. A　9. E　10. C　11. D

【解析】

扫码查看
相关内容

第九十九章　常见传染病患儿的护理

【A1 型题】

1. 患儿被确诊为中毒型细菌性痢疾，治疗时可应用
   A. 阿昔洛韦
   B. 利巴韦林
   C. 阿米卡星
   D. 青霉素
   E. 万古霉素
2. 麻疹早期诊断最有意义的临床表现是
   A. 发热、流涕、咳嗽
   B. 有感冒症状
   C. 耳后淋巴结肿大
   D. 手、足出现红色斑丘疹
   E. 柯氏斑
3. 水痘为自限性疾病，其病程一般是
   A. 3 天
   B. 5 天
   C. 7 天
   D. 10 天
   E. 15 天
4. 麻疹的出疹顺序及出齐时间为
   A. 面部→躯干→四肢，1 天
   B. 颈部→四肢→躯干，1 天
   C. 耳后、发际→面部、颈部、躯干、上肢→下肢足部，3 天
   D. 耳后、颈部发际→面部、躯干、上肢→下肢足部，1 天
   E. 面部→四肢→躯干，3 天
5. 关于流行性腮腺炎的护理，下列错误的是
   A. 卧床休息控制体温
   B. 做好消毒隔离
   C. 口服抗病毒药物
   D. 食用酸辣食品
   E. 观察有无并发症
6. 传染病流行过程必需的 3 个环节是
   A. 病原体，人体及其所处的环境
   B. 病原体，自然因素，社会因素
   C. 病原体毒力，数量及适当的侵入门户
   D. 病原体，传播途径，易感人群
   E. 传染源，传播途径，人群易感性
7. 猩红热易出现的并发症是
   A. 急性肾小球肾炎
   B. 急性胰腺炎
   C. 睾丸炎
   D. 肺炎
   E. 脑炎
8. 百日咳传染性最强的时期是
   A. 发病第 1 周
   B. 发病初 2~3 周
   C. 发病后 2~6 周
   D. 痉咳期
   E. 恢复期
9. 不符合猩红热特点的是
   A. 皮疹间皮肤正常
   B. 口周苍白圈
   C. 杨梅舌
   D. 帕氏线
   E. 脱皮后无色素沉着
10. 不是通过飞沫传播的传染病是
   A. 乙型脑炎
   B. 麻疹
   C. 水痘
   D. 流行性腮腺炎
   E. 猩红热
11. 水痘发热后几天开始出疹
   A. 半天
   B. 1~2 天
   C. 3 天
   D. 4 天
   E. 5 天
12. 下列有关麻疹常见的前驱症状，应除外
   A. 结膜充血
   B. 发热
   C. 呼吸道卡他症状
   D. 柯氏斑
   E. 皮疹
13. 水痘皮疹的特点是
   A. 皮疹初见于耳后发际
   B. 皮疹呈向心性分布
   C. 疹间无正常皮肤
   D. 恢复期大片脱皮
   E. 疹退后色素沉着

【A2 型题】

14. 患儿，男，14 岁。在患流行性腮腺炎后出现睾丸肿大、触痛，诊断为腮腺炎并发睾丸炎。针对该并发症，护士应当告诉家长的是
A. 女性患儿不发生生殖器官受损情况
B. 该并发症常发生在学龄期儿童
C. 睾丸炎多为双侧受累
D. 睾丸炎多不影响生育功能
E. 睾丸炎多可引起睾丸萎缩

15. 患儿，男，8 岁。因高热 5 小时，反复抽搐、意识不清入院。查体：呼吸浅快，面色苍白，抽搐状，两侧瞳孔不等大，对光反射迟钝。实验室检查：白细胞 15×10^9/L，肛门拭子取大便检查示脓细胞 5 个/高倍视野。该患者最可能的诊断是
A. 败血症
B. 高热惊厥
C. 中毒性细菌性痢疾
D. 流行性乙型脑炎
E. 流行性脑脊髓膜炎

16. 患儿，男，6 个月。阵发性痉咳 3 周，伴有鸡鸣样回声，日轻夜重，痰液黏稠，咳剧时伴有呕吐，白细胞计数增多。护理该患儿不正确的措施是
A. 为减少痉咳禁止拍背
B. 可雾化吸入
C. 夜间剧咳时可用镇咳药
D. 密切观察病情
E. 给予易消化的饮食

17. 患儿，女，4 岁。2 天前出现发热，伴头痛、乏力，体温 39.0℃。今日起周身出现针尖大小皮疹，疹间无正常皮肤，触之有砂纸感。护士考虑该患儿可能是
A. 麻疹
B. 水痘
C. 带状疱疹
D. 猩红热
E. 风疹

18. 患儿，男，3 岁。发热 1 天后胸背部出现大片淡红色斑疹，继而迅速发展为透明的椭圆形小水疱，周围伴有红晕，体温 39.6℃。此时护士不宜采取的措施是
A. 温水洗浴
B. 冰枕降温
C. 阿司匹林口服
D. 冰盐水降温灌肠
E. 卧床休息，多饮温开水

【A3/A4 型题】

（19～21 题共用题干）

患儿，男，10 个月。发热 3 天，体温 39～40℃，咳嗽、流涕、声嘶。口腔黏膜充血且粗糙，可见细小白点。

19. 下列哪项考虑是正确的
A. 如果继续发热，随之出现斑丘疹，考虑为麻疹
B. 川崎病的前驱症状
C. 如果继续发热，并出现淡红色斑丘疹，则为幼儿急疹
D. 口腔白念珠菌感染
E. 如果出现红色粟粒疹，考虑为猩红热

20. 对本病诊断最有帮助的体征是
A. 柯氏斑
B. 皮疹形态
C. 口周苍白圈，杨梅舌
D. 卡他征象
E. 指、趾端红肿

21. 针对该病，下列哪项治疗是错误的
A. 高热时可予物理降温或小剂量退热药
B. 烦躁者可适当应用镇静药
C. 祛痰、镇咳
D. 注射地塞米松
E. 超声雾化

【B1 型题】

（22～23 题共用备选答案）
A. 对乙醚敏感
B. 日光曝晒 1 小时死亡
C. 在痰和渗出物中可存活数周
D. 一般室温 2～3 天失去传染性
E. 在 10℃水中可以存活 1～2 周

22. 腮腺炎病毒特点是
23. 水痘-带状疱疹病毒的特点是

参考答案与解析

【参考答案】

1. C　2. E　3. D　4. C　5. D　6. E　7. A　8. A　9. A　10. A　11. B　12. E　13. B　14. D　15. C　16. A　17. D　18. C　19. A　20. A　21. D　22. D　23. A

【解析】

扫码查看
相关内容

第一百章　结核病患儿的护理

【A1 型题】

1. 小儿结核病中最严重的一种类型是
   A. 原发型肺结核
   B. 结核性脑膜炎
   C. 血行播散型肺结核
   D. 浸润性肺结核
   E. 干酪性肺炎
2. 血行播散型肺结核 X 线检查肺部粟粒状阴影出现的时间是
   A. 起病 3 天
   B. 起病 7 天
   C. 起病 10 天
   D. 起病 2 周后
   E. 起病 4 周后
3. 小儿原发型肺结核原发病灶最常见的转归是
   A. 钙化
   B. 血行播散
   C. 产生空洞
   D. 干酪样变
   E. 支气管淋巴结周围炎
4. 确诊结核病的重要手段是
   A. 生物学基因诊断
   B. 免疫学诊断
   C. 结核分枝杆菌检查
   D. X 线检查
   E. 红细胞沉降率
5. 做结核菌素试验，注射后多长时间看结果
   A. 24~48 小时
   B. 48~72 小时
   C. 3~4 周
   D. 4~8 周
   E. 20 分钟
6. 关于原发型肺结核，下列哪项叙述不正确
   A. 是小儿肺部结核的主要类型
   B. 包括原发复合征和支气管淋巴结
   C. 肺部原发病灶多位于肺尖部
   D. 肺部原发病灶位于右侧多见
   E. 典型的原发复合征呈“双极”病变
7. 机体初次感染结核分枝杆菌到产生迟发型变态反应之间，一般需要
   A. 12~24 小时
   B. 24~48 小时
   C. 48~72 小时
   D. 1~4 周
   E. 4~8 周
8. 异烟肼的副作用是
   A. 第Ⅷ对脑神经损害
   B. 球后视神经炎
   C. 血小板减少
   D. 周围神经炎
   E. 尿酸血症
9. 治疗小儿原发型肺结核的首选药物是
   A. 异烟肼
   B. 链霉素
   C. 利福平
   D. 乙胺丁醇
   E. 对氨基水杨酸钠

【A2 型题】

10. 患儿，男，1 岁。3 个月前母亲诊断为原发型肺结核，患儿 2 天前哭闹频繁，睡眠不安，体温持续在 37.5~37.8℃，今晨突然剧烈头痛、喷射性呕吐，体温 38.5℃。该患儿最可能的诊断是
    A. 原发型肺结核
    B. 结核性脑膜炎
    C. 浸润性肺结核
    D. 急性血行播散型肺结核
    E. 干酪性肺炎
11. 患儿，1 岁。患麻疹后 5 周，低热，食欲缺乏，消瘦，盗汗。查体：两肺无湿啰音。结核菌素试验 1∶2000 浓度，结果为阴性。目前下述检查最重要的是
    A. 白细胞计数及分类
    B. 血培养
    C. 红细胞沉降率
    D. 胸部 X 线片
    E. C 反应蛋白
12. 患儿，男，1 岁。原发型肺结核病程中出现高热、咳嗽、气急、发绀，肺部听诊呼吸音增粗，胸部透视见肺门淋巴结呈炎症型改变，为明确诊断，应进行的检查是

A. 结核菌素试验
B. 红细胞沉降率测定
C. 胸部 X 线摄片
D. 痰结核分枝杆菌检查
E. 纤维支气管镜检查

【A3/A4 型题】

（13～15 题共用题干）

患儿，男，生后 3 周。低热 2 周，伴咳嗽，有一过性关节炎，出生时未接种卡介苗。查体：体温 38.5℃，营养差，呼吸快，结膜充血、疱疹，颈淋巴结肿大，双下肢有数个结节性红斑，X 线胸片示“哑铃状”阴影。

13. 该患儿最可能的诊断是
A. 支气管异物
B. 支气管肺炎
C. 风湿热
D. 原发型肺结核
E. 支原体肺炎

14. 应进行的最有意义的检查是
A. 咽拭子培养
B. 红细胞沉降率
C. PPD 试验
D. 冷凝集试验
E. 抗“O”试验

15. 下列护理常规中哪项是最必要的
A. 每日 4 小时测 1 次体温
B. 每周测体重 1 次
C. 每日做晨、晚间护理
D. 呼吸道隔离
E. 高营养饮食

【B1 型题】

（16～17 题共用备选答案）
A. 血行播散
B. 淋巴播散
C. 消化道传播
D. 呼吸道传播
E. 伤口感染

16. 小儿结核性脑膜炎的主要来源是
17. 小儿结核病的主要传播途径是

参考答案与解析

【参考答案】

1. B 2. D 3. A 4. C 5. B 6. C 7. E 8. D 9. A 10. B 11. D 12. C 13. D 14. C 15. D 16. B 17. D

【解析】

扫码查看
相关内容

第一百零一章　寄生虫病患儿的护理

【A1 型题】

1. 蛔虫病的主要感染途径是
   A. 血液传播
   B. 呼吸道传播
   C. 肛门-口传播
   D. 手-口传播
   E. 接触传播
2. 下列关于蛲虫病的说法错误的是
   A. 呈乳白色
   B. 蛲虫病患儿不传染
   C. 肛门-手-口直接传播成为自身重复感染的主要途径
   D. 最常见的症状是肛门瘙痒和睡眠不安
   E. 寄生在小肠下段、回盲部
3. 对蛲虫病患儿被褥用开水浸泡后在阳光下暴晒，需要连续
   A. 3 天
   B. 5 天
   C. 7 天
   D. 10 天
   E. 12 天
4. 小儿蛔虫病最常见的并发症是
   A. 胰腺炎
   B. 胆道蛔虫病
   C. 蛔虫性肠梗阻
   D. 腹膜炎
   E. 阑尾炎
5. 蛔虫病患儿血中显著增高的是
   A. 中性粒细胞
   B. 嗜酸性粒细胞
   C. 嗜碱性粒细胞
   D. 淋巴细胞
   E. 红细胞
6. 指导家长检查和收集蛲虫卵通常在患儿
   A. 夜间入睡前 1～3 小时
   B. 夜间入睡后 1～3 小时
   C. 早晨清醒前 1～3 小时
   D. 早晨清醒后 1～3 小时
   E. 午休熟睡时

【A2 型题】

7. 某患儿因蛔虫病入院治疗，其表现为不安、易惊、磨牙、异食癖。血嗜酸性粒细胞显著增多。造成这些临床表现的原因可能是
   A. 幼虫移行发育
   B. 幼虫钻孔
   C. 成虫游走
   D. 成虫钻入胆道
   E. 成虫代谢物被吸收

参考答案与解析

【参考答案】

1. D　2. B　3. D　4. B　5. B　6. B　7. E

【解析】

扫码查看
相关内容

第一百零二章　急性中毒和常见急症患儿的护理

【A1 型题】

1. 小儿惊厥最常见的原因是
   A. 肺炎
   B. 上呼吸道感染、高热
   C. 败血症
   D. 细菌感染
   E. 病毒感染
2. 小儿惊厥治疗原则说法正确的是
   A. 首选地西泮，因为其作用时间长
   B. 静脉注射有困难者可保留灌肠，比肌内注射见效快
   C. 不可用针刺法因为会加重惊厥
   D. 本病不可使用苯巴比妥
   E. 控制惊厥肌内注射比灌肠见效时间快
3. 小儿急性颅内压增高的治疗原则不包括
   A. 脱水治疗
   B. 侧脑室引流
   C. 病因治疗
   D. 肾上腺皮质激素治疗
   E. 亚低温冬眠疗法
4. 严重缺氧吸入 60%氧仍不能改善缺氧时可用纯氧，但吸入时间不宜超过
   A. 2 小时
   B. 6 小时
   C. 8 小时
   D. 10 小时
   E. 24 小时
5. 对呼吸心搏骤停患儿现场急救时应最先实施
   A. 开放气道
   B. 除颤
   C. 应用药物
   D. 人工呼吸
   E. 胸外心脏按压
6. 引起小儿高热惊厥最常见的病因是
   A. 颅内感染
   B. 颅外感染
   C. 颅内肿瘤
   D. 代谢性疾病
   E. 内分泌紊乱
7. 控制小儿惊厥的首选药物是
   A. 苯巴比妥钠
   B. 10%水合氯醛
   C. 地西泮
   D. 氯丙嗪
   E. 异戊巴比妥钠
8. 婴儿颅内压增高最先出现的表现是
   A. 呛奶
   B. 前囟饱满
   C. 喷射状吐奶
   D. 恶心伴呕吐
   E. 血压下降
9. 急性颅内压增高患儿用高渗脱水药时，正确的护理操作是
   A. 1~2 小时可重复使用高渗脱水药
   B. 20%甘露醇不能与其他药液混合静脉滴注
   C. 20%甘露醇静脉滴速为 20 滴/分
   D. 20%甘露醇应在 60~90 分钟内滴入
   E. 甘露醇有结晶，仍可直接静脉输注
10. 心功能Ⅲ级的患儿，其休息活动计划为
    A. 限制活动，增加卧床时间
    B. 活动如正常儿童
    C. 绝对卧床休息并吸氧
    D. 增加休息时间，在室内做轻微活动
    E. 应绝对卧床休息
11. 判断口对口呼吸有效的指标是
    A. 吹气时阻力减小
    B. 心搏是否恢复
    C. 瞳孔是否缩小
    D. 胸廓是否升起
    E. 口唇发绀是否改善
12. 充血性心力衰竭的症状不包括
    A. 呼吸浅表，增快
    B. 面色苍白或青灰
    C. 婴儿心率大于 180 次/分
    D. 尿少、肝大
    E. 脉压增宽，大于 50mmHg
13. 急性颅内高压可以引起的生命体征改变是
    A. 血压下降
    B. 脉率减少
    C. 呼吸急促
    D. 呼吸深长

E. 体温下降

14. 关于惊厥持续状态的描述，正确的是
A. 惊厥发作持续 5 分钟
B. 惊厥发作持续 10 分钟
C. 惊厥发作持续 15 分钟
D. 惊厥发作持续 20 分钟
E. 惊厥发作持续 30 分钟

15. 心搏呼吸骤停首先导致的病理生理改变是
A. 脑水肿
B. 缺氧
C. 代谢性酸中毒
D. 心肌收缩力减弱
E. 心率减慢

16. 某患儿于半小时前误服强酸，可以使用的抢救方法是
A. 洗胃
B. 催吐
C. 导泻
D. 喝碳酸氢钠
E. 喝氢氧化铝凝胶

【A2 型题】

17. 患儿，男，2 岁，急性中毒，表现为恶心、呕吐，吐出物和呼出气有大蒜味；瞳孔缩小，呼吸急促，心率快。可能的中毒物为
A. 镇静催眠药
B. 苦杏仁
C. 亚硝酸盐
D. 阿托品
E. 有机磷

18. 患儿，男，2 岁。以心力衰竭收住入院，给予洋地黄治疗。护士应鼓励患儿进食
A. 含钾丰富的食物
B. 含钠丰富的食物
C. 含钙丰富的食物
D. 含镁丰富的食物
E. 含锌丰富的食物

19. 患儿，女，10 个月。因感冒 1 天，伴发热，体温 39.2℃，来医院就诊，在就诊过程中，突然发生双眼上翻，四肢强直，面色苍白，口周发绀。该患儿可能的诊断是
A. 化脓性脑膜炎
B. 癫痫
C. 手足搐搦
D. 高热惊厥
E. 急性颅内压增高

【A3/A4 型题】

（20~22 题共用题干）

患儿，女，1 岁半。半天来发热、流涕、咳嗽，半小时突然抽风 1 次，持续约 5 分钟，为全身抽搐，1 岁发热时曾抽风 1 次，情况与本次类似。查体：神志清，一般情况好，体温 38.6℃，咽红，呼吸音稍粗，神经系统检查（-），来院急诊。

20. 该患儿抽风的原因最可能是
A. 化脓性脑膜炎
B. 癫痫
C. 维生素 D 缺乏性手足搐搦症
D. 高热惊厥
E. 中毒性脑病

21. 该患儿到院后的即刻处理应是
A. 按医嘱给止惊药
B. 给予抗生素治疗
C. 给予补充钙剂
D. 在口腔放置压舌板
E. 给予约束

22. 该患儿的预后
A. 患儿会越来越重
B. 随年龄增长，多数会自愈
C. 需服抗癫痫药治疗
D. 需长期服用钙片、鱼肝油治疗
E. 需加大量抗生素治疗

【B1 型题】

（23~24 题共用备选答案）
A. 蒜臭味
B. 鼠尿味
C. 粪臭味
D. 苦杏仁味
E. 烂苹果味

23. 有机磷中毒呼吸中会带有
24. 氰化物中毒呼吸中会带有

参考答案与解析

【参考答案】

1. B　2. B　3. D　4. B　5. E　6. B　7. C　8. B　9. B　10. A　11. D　12. E　13. B　14. E　15. B　16. D　17. E　18. A　19. D　20. D　21. A　22. B　23. A　24. D

【解析】

扫码查看
相关内容

第五部分　社区护理学

第一百零三章　社区护理学绪论

【A1 型题】

1. 社区护士的能力要求，不包括
   A. 人际交往、沟通能力
   B. 综合护理能力
   C. 独立判断、解决问题的能力
   D. 组织、管理能力
   E. 自我慎独能力
2. 社区护理的特点以下哪项是错误的
   A. 以患者中心
   B. 社区护士高度自主
   C. 社区护士和其他相关人员合作
   D. 以社区人群为服务对象
   E. 以健康为中心
3. 构成社区的第一要素是
   A. 一定数量的社区人口
   B. 一定范围的地域空间
   C. 一定类型的社区活动
   D. 一定规模的社区设施及其运行制度
   E. 一定特征的社区文化
4. 社区健康教育的目标是
   A. 促进和维护社区居民健康
   B. 强化社区健康人群的健康意识
   C. 改善社区高危人群的生活习惯
   D. 改进社区患者人群的健康状况
   E. 改善社区残疾人群的生活质量
5. 社区卫生服务中心应至少设置的日间观察床的数量是
   A. 2 张
   B. 3 张
   C. 4 张
   D. 5 张
   E. 6 张
6. 社区卫生服务的内容不包括
   A. 预防
   B. 医疗
   C. 各种保健仪器的试用
   D. 计划生育
   E. 健康教育
7. 以下不属于社区护理服务人群的是
   A. 儿童
   B. 老年人
   C. 危重患者
   D. 妇女
   E. 临终患者
8. 社区护理的发展一次经历了哪几个过程
   A. 家庭看护、地段护理、公共卫生护理、社区护理
   B. 地段护理、家庭看护、公共卫生护理、社区护理
   C. 公共卫生护理、家庭看护、地段护理、社区护理
   D. 家庭看护、地段护理、社区护理、公共卫生护理
   E. 家庭看护、社区护理、地段护理、公共卫生护理
9. 社区护理是将下面哪种学科与护理学结合，用以促进和维护社区人群健康
   A. 临床医学
   B. 基础医学
   C. 预防医学
   D. 公共卫生学
   E. 社会医学
10. 关于医疗服务的主要内容，下列说法错误的是
   A. 多发病的诊断
   B. 急重症的救护
   C. 急重症的转诊服务
   D. 罕见病的基因治疗
   E. 慢性病患者、恢复期患者的治疗服务
11. 下列对社区卫生服务的描述中，正确的是

A. 社区卫生服务的对象是社区中的患者群
B. 社区卫生服务的地点是社区医院
C. 社区卫生服务提供的时间，应适应居民的需求
D. 当居民的健康问题得到解决后，社区卫生服务即可停止
E. 社区卫生服务的内容是对居民进行健康教育

12. 社区卫生服务站应至少配备的全科医师人数是
A. 2人
B. 3人
C. 4人
D. 5人
E. 6人

13. 社区卫生服务的阐述正确的是
A. 政府领导、社区参与
B. 以医院为主体
C. 针对社区存在的个别健康问题
D. 无须上级卫生机构指导
E. 主动为社区居民提供的高级卫生服务

14. 社区护理管理的核心是
A. 社区护理质量管理
B. 社区资源管理
C. 社区护理健康档案管理
D. 社区护理人力资源管理
E. 社区卫生服务管理信息系统

【A2 型题】

15. 社区护士小李，明日准备去患者家中为患者输液、测量生命体征，此时她充当的是
A. 照顾者的角色
B. 教育者的角色
C. 咨询者的角色
D. 管理者的角色
E. 协调者的角色

【B1 型题】

（16~17 题共用备选答案）
A. 个体健康
B. 家庭健康
C. 人群健康
D. 社区
E. 预防

16. 社区卫生服务的中心是
17. 社区卫生服务的范围是

（18~19 题共用备选答案）
A. 综合性
B. 专业性
C. 突出性
D. 高效性
E. 可及性

18. 在社区护理管理中，既提供预防性服务，又提供医疗护理性服务和康复服务的特点属于
19. 社区卫生服务应符合服务对象需求的特点属于

参考答案与解析

【参考答案】

1. E　2. A　3. A　4. A　5. D　6. C　7. C　8. A　9. D　10. D　11. C　12. E　13. A　14. A　15. A　16. C　17. D　18. A　19. E

【解析】

扫码查看
相关内容

第一百零四章　社区护理工作方法

【A1 型题】

1. 评价慢性病的远期疗效的统计学指标是
   A. 发病率
   B. 罹患率
   C. 患病率
   D. 病死率
   E. 生存率
2. 又称横断面研究的流行病学研究方法是
   A. 筛查
   B. 普查
   C. 现况研究
   D. 社区试验
   E. 实验性研究
3. 下列不属于随机抽样方法的是
   A. 抛币
   B. 摸球
   C. 抽签
   D. 设对照组
   E. 随机数字表
4. 社区护理的评价形式包括
   A. 医学评价和经济评价
   B. 过程评价和结果评价
   C. 社区评价和个人评价
   D. 个人评价和家庭评价
   E. 社区评价和家庭评价
5. 社区评估内容的三大方面是指
   A. 人、地点、环境
   B. 人口群体、地理环境、功能
   C. 人口群体、地点、功能
   D. 人口群体、地理环境、社会系统
   E. 群体、地点、环境
6. 关于发病率描述正确的是
   A. 某期间（1 年）某人群中某病新病例数/同时期暴露人数
   B. 某一段时间内某病的新病例数/同期内受威胁人数
   C. 某观察期间一定人群中现患某病的例数/同期平均人口数
   D. 特定时间内一定人群中现患某病的新旧病例数/同期的平均人口数（被观察人数）
   E. 某时期内因某病死亡的人数/同期内患有该病的病例数
7. 在流行病学的描述性研究中应用最广泛的研究方法是
   A. 筛查
   B. 现况研究
   C. 队列研究
   D. 生态学研究
   E. 病例对照研究
8. 关于社区健康教育的特点，下列描述正确的是
   A. 以疾病为中心
   B. 以单向传播为主
   C. 不注重反馈信息
   D. 教育具有连续性
   E. 宣传对象单一
9. 社区流行病学研究中，现况调查属于
   A. 分析性研究
   B. 回顾性研究
   C. 实验研究
   D. 描述性研究
   E. 筛检性研究
10. 有关建立社区健康档案的目的，下列描述错误的是
    A. 是社区卫生规划的资料来源
    B. 是司法工作的重要参考资料
    C. 是社区医学教学和研究的重要参考资料
    D. 是检查社区护理工作质量好坏的唯一依据
    E. 是社区卫生技术人员掌握居民健康状况的工具
11. 社区健康教育的核心是
    A. 传播健康相关知识
    B. 改善社区居民的健康相关行为
    C. 降低疾病的发病率
    D. 降低疾病的死亡率
    E. 提高居民的健康水平
12. 采用筛检时必须遵循的原则是
    A. 筛检的疾病治疗方法待定
    B. 筛检的疾病不是严重的公共卫生问题
    C. 被筛检的疾病有合适的筛检试验
    D. 筛检出的可疑患者，无能力接受进一步的诊断和治疗
    E. 筛检符合时间-效益分析

13. 在进行社区护理评估时，属于个体层次评估的内容是
A. 离婚率
B. 失业率
C. 平均寿命
D. 发展任务的完成情况
E. 居民的年龄分布
14. 制定社区护理目标时，描述错误的是
A. 应以服务对象为中心
B. 应是可实现、可测量的
C. 可分为长期目标和短期目标
D. 一个护理诊断只能有一个目标
E. 目标陈述中要包括评价日期和时间
15. 关于流行病学中的现况研究，描述错误的是
A. 又称为横断面研究
B. 包括普查和筛查两种类型
C. 可提供疾病致病因素的线索
D. 不能验证病因与疾病的因果关联
E. 是描述性研究中应用最广泛的方法
16. 下列符合各生命统计指标的描述的是
A. 生育率=某地某年出生总数/该地同年平均人口数×100%
B. 有效率=治愈患者数/受治患者数×100%
C. 病死率=某一定期间内因某病死亡人数/同期内受威胁人数×100%
D. 发病率=某人群中现患某种疾病的病例数/该人群同期人口总数×100%
E. 罹患率=特定时间内一定人群中现患某病的新旧病例数/同期的平均人口数（被观察人数）×100%
17. 对临终患者的健康教育应侧重
A. 肺部感染的预防
B. 战胜疾病的信心
C. 正确对待死亡的态度
D. 营养知识的宣教
E. 体格锻炼的指导
18. 关于社区居民健康档案在使用过程中的管理，错误的是
A. 档案要统一编号
B. 集中存放于社区卫生服务中心
C. 由专人负责保管
D. 调用时向社区管理人员申请即可
E. 应对其本人开放
19. 对于社区中的患病人群，进行社区健康教育时应侧重于
A. 卫生保健知识
B. 预防性卫生知识
C. 康复知识
D. 死亡教育
E. 家庭护理技能

【A2 型题】

20. 某护士从该院近 3 年的护理记录中随机抽取 100 份，分析护理记录中存在的缺陷，此种科研设计的类型为
A. 前瞻性研究
B. 回顾性研究
C. 相关性研究
D. 实验性研究
E. 类实验性研究
21. 某一时期内某病新、老病例数（不包括死亡及痊愈者）与同期平均人口的比率计算的是
A. 患病率
B. 罹病率
C. 发病率
D. 病死率
E. 感染率
22. 某研究选择特定疾病的人群为病例组，另外选择一定数量未患病的人群作为对照组，比较两组过去暴露于某种因素的比例，以证明是否有相关关系。该研究方法属于
A. 描述性研究
B. 前瞻性研究
C. 实验研究
D. 分析性研究
E. 调查性研究
23. 某社区护士将 60 名痴呆患者家属随机分为干预组和对照组，对干预组家属通过定期家访，进行为期 3 个月的家庭护理技能指导，而对照组仅提供电话咨询。在干预前和干预后，采用抑郁自评量表分别评定两组家属的抑郁情绪。该研究方法属于
A. 调查性研究
B. 实验性研究
C. 人种学研究
D. 现象学研究
E. 行动研究
24. 某社区医院口腔科准备在 9 月 20 日“全国爱牙日”这天进行一次关于正确刷牙方法的普及活动，以使所在社区居民了解并掌握科学刷牙方法，养成良好的刷牙习惯。在下面所列举的传播方式中，最适合此次活动的传播方式是
A. 召开座谈

B. 小组讨论
C. 播放电影
D. 出版报纸、杂志
E. 印发传单

25. 某项研究欲证明音乐疗法是否有效减轻癌症患者疼痛时，随机抽取了两组研究对象，分为实验组和对照组，实验组给予音乐疗法，对照组常规护理。该研究方法属于
A. 描述性研究
B. 历史性研究
C. 实验研究
D. 分析性研究
E. 调查性研究

【A3/A4 型题】

（26～28 题共用题干）

患者，女性，67 岁。确诊糖尿病 10 年。试行饮食控制治疗 2 个月，因无法耐受严格的饮食控制，遂接受二甲双胍+格列吡嗪联合降糖治疗，空腹血糖控制在 6.1mmol/L。此后，患者未能坚持按医嘱服药及加强饮食控制，空腹血糖波动在 6.0～12.4mmol/L。

26. 该患者在居家期间最主要的护理诊断是
A. 药物依从性差
B. 饮食控制不良
C. 运动控制不良
D. 活动无耐力
E. 营养不良

27. 针对护理诊断相应的预期护理目标是
A. 加强营养
B. 坚持锻炼
C. 饮食控制良好
D. 长期严格按医嘱服用降糖药和进行饮食控制
E. 需要时即服药

28. 为达到预期目标，居家护士应采取的最主要的护理措施是
A. 心理护理
B. 加强药物护理
C. 行为促进
D. 家属动员
E. 护患关系

【B1 型题】

（29～31 题共用备选答案）
A. 卫生知识及格率
B. 健康教育覆盖率
C. 不良行为转变率
D. 卫生保健活动参与率
E. 卫生保健行为的支持率

29. 反映健康教育广度的指标是
30. 反映个体或人群卫生知识水平的指标是
31. 反映个体或人群对卫生保健工作态度的指标是

（32～34 题共用备选答案）
A. 评估人口的年龄分布
B. 绘制家系图
C. 评估患者心理状况
D. 找到护理对象首先需要解决的问题
E. 做出护理诊断

32. 属于社区层次的护理评估是
33. 属于家庭层次的护理评估是
34. 属于个人层次的护理评估是

参考答案与解析

【参考答案】

1. E　2. C　3. D　4. B　5. D　6. A　7. B　8. D　9. D　10. D　11. B　12. C　13. D　14. D　15. B　16. E　17. C　18. D　19. C　20. B　21. A　22. D　23. B　24. E　25. C　26. A　27. D　28. B　29. B　30. A　31. E　32. A　33. B　34. C

【解析】

扫码查看
相关内容

第一百零五章　社区家庭护理

【A1 型题】

1. 下列属于核心家庭及其特点的是
   A. 由父母及已婚子女组成
   B. 核心家庭结构简单、关系较稳定、资源少
   C. 由父母、已婚子女及第三代组成
   D. 由较近的亲戚组成，如叔叔、姑姑等
   E. 随着现代社会的发展，核心家庭有不断减少的趋势
2. 家庭访视护士的职责不包括
   A. 提供直接护理
   B. 协调、合作服务
   C. 介绍社会资源
   D. 健康教育
   E. 护理管理评价
3. 关于居家照顾团队说法正确的是
   A. 居家照顾团队由单一专业人员组成
   B. 团队成员包括护理人员、医师、康复师、营养师、药剂师、社工人员等
   C. 分工不同，但都是以医疗内容为中心
   D. 护士的作用是为居家患者提供间接性的护理照顾和健康教育指导
   E. 护士的作用还包括指导其他专业人员对患者进行康复锻炼和日常生活活动能力的训练
4. 某社区护士正在为一名患者换药，该患者的伤口出现化脓，操作错误的是
   A. 用生理盐水由内向外清洗伤口
   B. 若方纱粘在伤口，用生理盐水蘸湿再取下
   C. 方纱应覆盖伤口周围 5cm，不能再移动
   D. 胶布固定时，方向与伤口肌肉走向垂直
   E. 将所有换药用物包好，带回社区卫生中心处理
5. 下列可用于排泄物消毒的方法是
   A. 日光照射
   B. 煮沸消毒
   C. 过氧乙酸喷雾
   D. 过氧乙酸浸泡
   E. 乙醇倒于盆内燃烧
6. 关于家庭常用消毒技术说法正确的是
   A. 居室空气消毒可以采用通风、食醋熏蒸、过氧乙酸喷雾的方法
   B. 患者用过的床垫、被褥、枕头、衣物可采用煮沸消毒的方法
   C. 患者用过的餐具可采用日光暴晒的方法
   D. 传染病患者的分泌物、排泄物、呕吐物可不经消毒处理就倒掉
   E. 患者用过的脸盆、便盆、痰杯等可用 0.1%～0.5%过氧乙酸浸泡消毒 0.5 小时后洗净待用
7. 根据杜瓦尔（Duvall）理论，下列关于家庭生活周期说法正确的是
   A. 家庭生活周期可分为新婚期、婴幼儿期、学龄期、青少年期、孩子离家创业期、空巢期、退休期七个阶段
   B. 新婚期的主要任务是适应父母角色，应对养育子女的压力
   C. 青少年期的主要任务是教育子女
   D. 空巢期的主要任务是针对子女的特点，增加沟通、加强性教育
   E. 退休期的主要任务是适应和应对退休、疾病、丧偶、死亡等多种变化
8. 家系图一般由三代人组成，其排列方式为
   A. 长辈在上，子辈在下；长者在左，幼者在右
   B. 长辈在下，子辈在上；长者在左，幼者在右
   C. 长辈在上，子辈在下；长者在右，幼者在左
   D. 长者在上，幼者在下；长辈在左，子辈在右
   E. 长辈在上，子辈在下；长者在左，幼者在中
9. 满足家庭成员衣食住行等各方面需求是家庭的哪种功能
   A. 情感交往功能
   B. 社会化功能
   C. 生殖功能
   D. 抚养和赡养功能
   E. 经济功能
10. 主干家庭是指
    A. 父母及其未婚子女组成的家庭
    B. 父母、已婚子女及第三代组成的家庭
    C. 夫妇组成的家庭
    D. 无婚姻关系，居住在一起的家庭
    E. 父母、子女及父亲的父母组成的家庭
11. 采用食醋熏蒸进行家庭居室空气消毒时，每立方米空间应用食醋量为
    A. 3～5ml
    B. 5～10ml

C. 10~15ml
D. 15~20ml
E. 20~25ml

12. 关于判断家庭角色功能是否充分的标准，描述错误的是
A. 家庭成员的角色固定不变
B. 家庭对某一角色的期望一致
C. 家庭成员乐意扮演自己的角色
D. 家庭的角色模式符合社会规范
E. 家庭成员能适应自己的角色模式

13. 康复型家庭病床的主要收治对象是
A. 心脑血管疾病康复期患者
B. 需支持治疗的中晚期肿瘤患者
C. 出院后需连续观察和治疗的患者
D. 年老体残、到医院连续就诊困难的患者
E. 需长时间治疗，病情允许在家庭治疗的患者

14. 表示关系既密切又冲突的符号是
A.
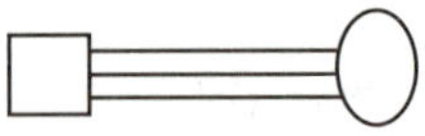
B.
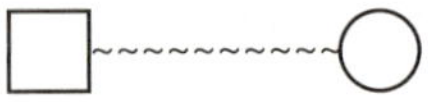
C.
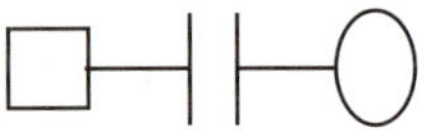
D.
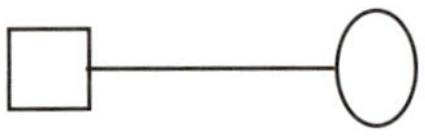
E.
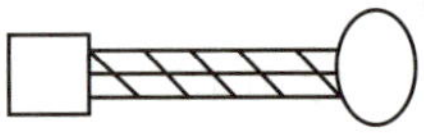

15. 下列不属于家庭内资源的是
A. 经济支持
B. 维护支持
C. 情感支持
D. 结构支持
E. 医疗资源

【A2 型题】

16. 患者，女性，17 岁，学生。其母陪同就诊，诊断为单纯性甲状腺功能亢进症，采用药物治疗、定期复查，医师要求母亲对患者的用药实行督促。然而 3 个月的治疗未见病情好转。原因是其父认为年纪轻轻不必天天吃药，主张靠锻炼，而母亲不敢多说，致使用药过程断续。该问题说明该家庭对个人的作用体现在
A. 家庭权力中心
B. 家庭结构
C. 家庭功能
D. 家庭发展周期
E. 家庭关系

【A3/A4 型题】

（17~18 题共用题干）

患者，女，36 岁。已婚，与丈夫、7 岁儿子及公婆在一起生活。

17. 该女性所在的家庭处于家庭生活周期的
A. 学龄前期
B. 学龄期
C. 青少年期
D. 年轻人期
E. 中年期

18. 该女性所在的家庭此期的主要任务是
A. 夫妻双方相互适应、协调性生活及计划生育
B. 适应父母角色，应对养育子女的压力
C. 教育子女，帮助子女适应学校的生活
D. 加强对子女的性教育
E. 巩固婚姻关系，适应夫妻生活

【B1 型题】

（19~20 题共用备选答案）
A. 核心家庭
B. 主干家庭
C. 联合家庭
D. 单亲家庭
E. 丁克家庭

19. 由宝宝和爸爸、妈妈组成的家庭属于
20. 由两对以上的已婚兄弟姐妹组成的家庭属于

参考答案与解析

【参考答案】

1. B　2. E　3. B　4. A　5. D　6. A　7. E　8. A　9. E　10. B　11. B　12. A　13. A　14. E　15. E　16. A　17. B　18. C　19. A　20. C

【解析】

扫码查看
相关内容

第一百零六章　社区重点人群保健

【A1 型题】

1. 以下哪项不是围绝经期的症状
   A. 血管舒缩失调症状：潮红、潮热、出汗等
   B. 接触性出血
   C. 神经心理症状
   D. 泌尿生殖器萎缩症状
   E. 月经不规律
2. 早产儿肝脏功能不全，生理性黄疸的特点为
   A. 较足月儿轻，持续时间短
   B. 较足月儿重，持续时间长
   C. 较足月儿轻，持续时间长
   D. 较足月儿重，持续时间短
   E. 与足月儿一致
3. 下列不属于老年人安全用药原则的是
   A. 选用药物种类应尽量少，最好不超过 3~4 种
   B. 通常 60 岁以上老年人只用成人量的 3/4 或 1/2
   C. 最好在医师指导下，适当服用保健药物
   D. 老年人应尽量采用缓释剂型，因其相对安全
   E. 老年患者应尽量简化用药，减少用药次数
4. 我国 0~14 岁儿童死亡的首要原因是
   A. 意外伤害
   B. 新生儿窒息
   C. 营养不良
   D. 重度腹泻
   E. 先天性心脏病
5. 绝经期妇女骨质疏松的主要起因是
   A. 吸烟
   B. 产生雌激素少
   C. 长期缺少活动
   D. 钙缺乏
   E. 甲状腺功能亢进
6. 产前检查的频率叙述正确的是
   A. 妊娠 28 周内，每 2 周检查 1 次
   B. 妊娠 29~36 周，每 4 周检查 1 次
   C. 妊娠 36 周后，每周检查 1 次
   D. 妊娠 28 周内，每 5 周检查 1 次
   E. 妊娠 40 周内，每周检查 1 次
7. 龋齿的好发年龄是
   A. 0~1 岁
   B. 1~2 岁
   C. 2~12 岁
   D. 2~14 岁
   E. 6~18 岁
8. 下列关于妊娠期复诊的说法正确的是
   A. 妊娠 12 周后每 2 周检查 1 次
   B. 妊娠 12 周后每 3 周检查 1 次
   C. 妊娠 12 周后每 4 周检查 1 次
   D. 妊娠 28 周后每 4 周检查 1 次
   E. 妊娠 36 周后每 2 周检查 1 次
9. 老年人饭后沐浴时的适宜水温为
   A. 20~30℃
   B. 30~35℃
   C. 42~45℃
   D. 45~50℃
   E. 50~60℃
10. 下列关于围婚期的定义说法正确的是
    A. 指妇女婚前择偶到结婚为止的阶段
    B. 是指妇女婚前择偶、结婚到妊娠为止的阶段
    C. 是指妇女婚前择偶、确定婚姻对象到婚后妊娠前为止的阶段
    D. 确定婚姻对象、结婚到婚后妊娠为止的阶段
    E. 是指妇女婚前择偶、确定婚姻对象到结婚为止的阶段
11. 我国规定老年期是指
    A. 50~55 岁
    B. 55~60 岁
    C. 60~65 岁
    D. 60~89 岁
    E. 90 岁以上
12. 学龄前儿童意外伤害发生率最高的场所是
    A. 学校
    B. 上学途中
    C. 家庭内
    D. 幼儿园
    E. 游乐园
13. 加强老年人药疗的健康指导，内容正确的是
    A. 药袋上用醒目颜色标明注意事项
    B. 老年人常发生失眠、便秘、疼痛，鼓励首选药物性措施
    C. 指导老人随意购买及服药
    D. 不必进行家属的安全用药知识教育

E. 老人用药不良反应时不必停药

14. 儿童死亡率最高的时期，下列说法最准确的是
A. 婴儿期
B. 幼儿期
C. 学龄前期
D. 出生后 7 天内
E. 学龄期

15. 对 2 岁散居幼儿进行定期体格检查的时间为
A. 每月 2 次
B. 每 2 个月 1 次
C. 每季度 2 次
D. 每半年 1 次
E. 每年 1 次

16. 老年人消化系统的主要变化是
A. 胃肠蠕动减慢，胃排空延迟
B. 膀胱容量减少
C. 儿茶酚胺含量减少
D. 胸式呼吸减弱，腹式呼吸相对增强
E. 甲状腺功能降低

【A2 型题】

17. 患者，女性，53 岁。近来常出现头晕、头痛、发热、出汗等多种症状，同时伴有月经周期紊乱。该患者可考虑诊断为
A. 围绝经期综合征
B. 中年期综合征
C. 抑郁症
D. 自主神经功能紊乱
E. 功能失调性子宫出血

18. 患者，男性，66 岁。退休后突出表现为沉默寡言、表情淡漠。此情绪表现可能与哪种心理特征有关
A. 愤怒感
B. 孤独感
C. 失落感
D. 悲观感
E. 恐惧感

【B1 型题】

（19～22 题共用备选答案）
A. 婴儿期
B. 幼儿期
C. 学龄前期
D. 学龄期
E. 青春期

19. 建立亲子关系时，特别注意避免过分的干预，而是采取肯定和表扬的方法，是在
20. 为小儿开辟单独的空间，是较有效地建立亲子关系的方法，是在
21. 认识到子女的发育特点，对孩子给予充分的理解和尊重，是重要的建立亲子关系的方法，是在
22. 目光交流是此期建立亲子关系的简单方法，是在

（23～26 题共用备选答案）
A. 出生 24 小时内
B. 2 个月
C. 8 个月以上
D. 3 个月
E. 1 个月

23. 卡介苗的初种年龄是
24. 脊髓灰质炎疫苗的初种年龄是
25. 乙肝疫苗的第 2 次接种年龄是
26. 麻疹疫苗的初种年龄是

参考答案与解析

【参考答案】

1. B　2. B　3. D　4. A　5. B　6. C　7. D　8. C　9. C　10. C　11. D　12. C　13. A　14. D　15. D　16. A　17. A　18. C　19. B　20. C　21. E　22. A　23. A　24. B　25. E　26. C

【解析】

扫码查看
相关内容

第一百零七章　社区常见慢性疾病患者的护理与管理

【A1 型题】

1. 糖尿病患者最基本的治疗措施是
   A. 饮食疗法
   B. 运动治疗
   C. 口服降糖药
   D. 注射胰岛素
   E. 联合治疗
2. 脑血管病最主要的致病因素是
   A. 高血压、动脉粥样硬化
   B. 糖尿病
   C. 高盐、高动物脂肪饮食
   D. 长期服用避孕药
   E. 体力活动缺乏
3. 慢性阻塞性肺气肿最常继发于
   A. 支气管哮喘
   B. 慢性纤维空洞性肺结核
   C. 慢性支气管炎
   D. 原发性支气管肺癌
   E. 肺源性心脏病
4. 糖尿病的诊断标准：症状+静脉血浆葡萄糖值。关于静脉血浆葡萄糖值，叙述正确的是
   A. 随机血糖≥11.1mmol/L 或空腹血糖≥7.0mmol/L 或 OGTT 中 2 小时血糖≥11.1mmol/L
   B. 随机血糖≥7.8mmol/L 或空腹血糖≥7.0mmol/L
   C. 随机血糖≥11.1mmol/L 或空腹血糖≥7.8mmol/L
   D. 随机血糖≥6.1mmol/L 或空腹血糖≥7.0mmol/L
   E. 随机血糖≥6.1mmol/L 或空腹血糖≥7.8mmol/L
5. 接受降压药治疗的高血压患者，起床时晕倒，片刻后清醒，首先考虑是
   A. 心源性休克
   B. 高血压危象
   C. 高血压脑病
   D. 急性左心衰竭
   E. 直立性低血压
6. 关于慢性病的定义，叙述正确的是
   A. 暂时性的疾病
   B. 不会造成残疾
   C. 有可逆转的病理变化
   D. 需要长期的照顾
   E. 可以自然消退的疾病
7. 高血压脑病最常见的症状是
   A. 一过性脑缺血
   B. 脑出血
   C. 头痛、头晕
   D. 意识丧失、抽搐
   E. 偏瘫、失语
8. 消化性溃疡最常见的并发症是
   A. 出血
   B. 穿孔
   C. 幽门梗阻
   D. 癌变
   E. 营养不良
9. 急性心肌梗死 24 小时内发生率最高的并发症是
   A. 心律失常
   B. 心力衰竭
   C. 心源性休克
   D. 室壁瘤
   E. 心脏破裂
10. 磺脲类降糖药主要适用于
    A. 饮食控制无效的 2 型糖尿病
    B. 1 型糖尿病伴眼底病变
    C. 糖尿病酮症酸中毒
    D. 1 型糖尿病
    E. 肥胖且饮食控制无效的糖尿病
11. 在中国人群中，冠心病的主要危险因素不包括
    A. 高血压
    B. 糖尿病
    C. 吸烟
    D. 血脂异常
    E. 甲状腺功能减退
12. 慢性阻塞性肺疾病的主要特征是
    A. 桶状胸
    B. 双肺哮鸣音
    C. 大气道阻塞
    D. 小气道阻塞
    E. 胸部 X 线片示肺纹理增粗
13. 下列不属于社区护士教会脑卒中危险人群警惕脑卒中的预兆征象的是
    A. 突然不能说话或不能理解别人讲的话
    B. 突然发生面部、肢体的无力、麻木或瘫痪
    C. 突然发生一侧的眼睛失明或视力下降

D. 突然发生不明原因的剧烈头痛
E. 不能控制地哭和/或笑

14. 下列属于社区人群预防冠心病的一级预防是
A. 康复护理
B. 病情急变的抢救
C. 建立健康生活方式
D. 社区人群的监测和发病筛选
E. 并发症的预防和治疗

15. 一旦糖尿病患者在家里发生低血糖，院前的紧急处理方法是
A. 立即平卧
B. 呼叫救命车
C. 即刻开窗通风
D. 立即口服糖果或糖水
E. 即刻测量生命体征

16. 下列有关冠心病易患因素的描述不正确的一项是
A. 血胆固醇升高是 65 岁以上老人冠心病最基本的危险因素
B. 高血压发生的年龄越早，发生冠心病的机会就越大
C. 大量饮酒将增加冠心病发病的危险
D. 中等强度的有氧运动可增加冠心病的危险性
E. A 型性格与冠心病的发生有直接联系

17. 糖尿病饮食治疗中三大营养素含量占饮食总热量的百分比分别是
A. 糖 10% ~ 20%，蛋白质 50% ~ 60%，脂肪 20%~25%
B. 糖 25% ~ 35%，蛋白质 40% ~ 50%，脂肪 20%~25%
C. 糖 35%~45%，蛋白质 30%~40%，脂肪<15%
D. 糖 45%~55%，蛋白质<20%，脂肪 20%~25%
E. 糖 50% ~ 60%，蛋白质 10% ~ 20%，脂肪 20%~25%

18. 符合慢性阻塞性肺气肿体征的是
A. 叩诊呈鼓音
B. 单侧触觉语颤减弱
C. 单侧呼吸运动减弱
D. 气管偏移
E. 呼气时间延长

19. 关于 COPD 患者的家庭氧疗，叙述正确的是
A. 低浓度吸氧，氧流量 2~4L/min
B. 一昼夜不少于 16 小时
C. 夜间为避免影响休息，可间断、暂停吸氧
D. 使 $PaO_2 \geq 80mmHg$，使 $SaO_2 > 90\%$
E. COPD 以及慢性呼吸衰竭者提倡长期家庭氧疗

20. 慢性阻塞性肺疾病发病的最主要因素是
A. 遗传因素
B. 吸烟
C. 大气污染
D. 感染
E. 外伤

21. 专家建议，高血压患者每日食盐的摄入量是
A. 不超过 12g 为宜
B. 不超过 10g 为宜
C. 不超过 8g 为宜
D. 不超过 6g 为宜
E. 不超过 4g 为宜

22. 高血压患者短期血压明显升高出现中枢神经功能障碍考虑为
A. 高血压性心脏病
B. 高血压危象
C. 恶性高血压
D. 高血压脑病
E. 高血压未被控制

23. 恶性肿瘤的治疗手段说法正确的是
A. 早期恶性肿瘤以放化疗为主
B. 中期恶性肿瘤以放化疗为主
C. 晚期恶性肿瘤以手术根除原发病灶为主
D. 中期恶性肿瘤以综合治疗及对症处理为主
E. 中期恶性肿瘤以手术根除原发病灶配合全身化疗为主

24. COPD 患者氧疗有效的指标不包括
A. 呼吸困难减轻
B. 呼吸频率增快
C. 发绀减轻
D. 心率减慢
E. 活动耐力增加

25. 冠心病的独立危险因素是
A. 高血压
B. 糖尿病
C. 超重
D. 吸烟
E. 过量饮酒

26. 下列不属于原发性高血压的并发症的是
A. 短暂性脑缺血发作
B. 心肌梗死
C. 尿毒症
D. 视网膜动脉狭窄
E. 下肢动脉供血不足

27. 消化性溃疡最易发生大出血的是
A. 胃小弯溃疡
B. 幽门管溃疡

C. 胃大弯溃疡
D. 十二指肠球部后壁溃疡
E. 十二指肠球部前壁溃疡

28. 社区护士指导慢性阻塞性肺疾病患者，长期家庭氧疗时，合适的氧流量是
A. 1～2L/min
B. 3～4L/min
C. 5～6L/min
D. 7～8L/min
E. 9～10L/min

29. 提示消化性溃疡已有并发症的是
A. 恶心、腹胀明显
B. 反酸、嗳气明显
C. 上腹压痛明显
D. 疼痛的节律性发生改变
E. 出现夜间痛

【A2 型题】

30. 患者，男性，56 岁。糖尿病患者，用胰岛素治疗，晚 22：00 突起心悸、多汗、软弱，继而意识不清。查体：P 120 次/分。尿糖（－），尿酮体（－）；血尿素氮（BUN）10.0mmol/L。最可能的诊断为
A. 高渗性昏迷
B. 低血糖昏迷
C. 酮症酸中毒昏迷
D. 脑血管意外
E. 尿毒症昏迷

31. 患者，女性，69 岁。患高血压病 8 年，近 3 个月来间断胸骨后或心前区疼痛，持续 3～5 分钟，经入院检查确诊为冠心病心绞痛。医嘱用硝酸甘油，护士在为患者讲解用药知识中，下列不正确的一项是
A. 应坐位或卧位服药，以免发生直立性低血压
B. 该药应舌下含服，不可吞服或嚼服
C. 该药可扩张外周血管，减轻心脏负担
D. 一旦出现不良反应，需立即停药不可再服用
E. 该药的不良反应有头面部皮肤潮红、搏动性头痛等

32. 患者，男性，48 岁。血压 160/100mmHg，确诊为高血压 2 级，社区护士为其进行有关饮食的指导。下列不妥的一项是
A. 多进食高纤维食品
B. 避免食用含盐高的食品
C. 避免进食含钾丰富的食物
D. 注意钙质的补充
E. 多进食富含维生素 C 的食品

33. 患者，男性，23 岁。患 1 型糖尿病 2 年，居家注射速效胰岛素治疗。患者一旦出现极度饥饿、软弱、手抖、出汗、头晕等。下列最合适的处理方法是
A. 让患者卧床休息至症状消失
B. 让患者平卧并协助活动四肢
C. 立即打电话询问社区医师
D. 立即送至附近医院
E. 立即口服糖块

34. 患者，男性，48 岁。血压 160/100mmHg，确诊为高血压 2 级，社区护士为其进行有关饮食的指导。下列不妥的是
A. 多进食高纤维食品
B. 避免食用含盐高的食品
C. 避免进食含钾丰富的食物
D. 注意钙质的补充
E. 多进食富含维生素 C 的食品

35. 患者，男性，48 岁。上腹部间歇痛 3 年，受凉后易发作，近一周劳累后疼痛加重，突然呕血 400ml。10 年前曾患甲型病毒性肝炎，无乙型病毒性肝炎病史。查体：上腹部轻压痛，无肝脾大，患者最有可能的诊断是
A. 食管静脉曲张破裂出血
B. 急性糜烂性胃炎
C. 胃溃疡出血
D. 贲门黏膜撕裂出血
E. 胃癌出血

36. 患者，男性，20 岁。曾有酮症酸中毒病史，血糖波动大，体重下降，极度消瘦。下列合适的方法是
A. 饮食疗法+运动疗法
B. 饮食疗法+胰岛素治疗
C. 饮食疗法+胰岛素增敏药
D. 饮食疗法+α-葡萄糖苷酶抑制药
E. 饮食疗法+非磺脲类胰岛素促泌药

【A3/A4 型题】

（37～39 题共用题干）

患者，男性，20 岁，学生。患 1 型糖尿病 2 年，因感冒、体温 39.2℃、食欲缺乏、恶心、呕吐及腹痛入院。

37. 护理查体时发现该患者呈嗜睡状态，呼吸加深加快，皮肤干燥。首先考虑患者可能是
A. 低血糖
B. 酮症酸中毒

C. 急性脑炎
D. 急性肺炎
E. 急性胃肠炎

38. 该患者因血糖控制不满意，每餐加用胰岛素 2U，患者主诉注射胰岛素后约 5 小时，出现头晕、心悸、出汗、软弱无力感。考虑患者最有可能是
A. 低血糖
B. 酮症酸中毒
C. 变态反应
D. 心律失常
E. 自主神经功能紊乱

39. 护士为该患者进行饮食治疗的指导，下列不妥的是
A. 告知饮食治疗的重要性
B. 根据患者口味和患者共同制订饮食治疗食谱
C. 出院前患者学会挑选和搭配饮食
D. 感到饥饿时，应稍增加饭量
E. 不可随意吃甜食

（40~42 题共用题干）

患者，女性，43 岁。平时争强好胜，比较急躁，但工作效率高，能力强，只是容易发火，有时有过分的敌意，容易与人发生矛盾。

40. 这种行为特征往往被称为是
A. E 型性格
B. D 型性格
C. A 型性格
D. B 型性格
E. C 型性格

41. 该种性格容易发生以下哪项疾病
A. 神经性厌食
B. 偏头痛
C. 支气管哮喘
D. 冠心病
E. 肝硬化

42. 护士对该患者重点进行的心理疏导方向是
A. 疾病讲解
B. 正确生活方式的选择
C. 平衡心态
D. 寻求外界帮助
E. 保持交流

【B1 型题】

（43~44 题共用备选答案）
A. 持续低流量吸氧
B. 间断吸氧
C. 高压吸氧
D. 高流量吸氧
E. 透析治疗

43. 慢性肺源性心脏病并发呼吸衰竭时，宜给予
44. 急性左心衰竭时，宜给予

（45~46 题共用备选答案）
A. 进食、疼痛、缓解
B. 进食、缓解、疼痛
C. 疼痛、进食、缓解
D. 疼痛、进食、疼痛
E. 缓解、疼痛、进食

45. 胃溃疡上腹痛的特点是
46. 十二指肠溃疡上腹痛的特点是

（47~48 题共用备选答案）
A. 不能画图、穿衣服
B. 听讲、说话能力下降
C. 睡眠障碍
D. 间歇性忧伤
E. 排泄障碍

47. 属于左侧大脑卒中特有的健康问题的是
48. 属于右侧大脑卒中特有的健康问题的是

参考答案与解析

【参考答案】

1. A　2. A　3. C　4. A　5. E　6. D　7. C　8. A　9. A　10. A　11. E　12. A　13. E　14. C　15. D　16. D　17. E　18. E　19. E　20. B　21. D　22. D　23. E　24. B　25. A　26. E　27. D　28. A　29. D　30. B　31. D　32. C　33. E　34. C　35. C　36. B　37. B　38. A　39. D　40. C　41. D　42. C　43. A　44. D　45. A　46. C　47. B　48. A

【解析】

扫码查看
相关内容

第一百零八章　社区常见精神障碍者的护理与管理

【A1 型题】

1. 阿尔茨海默病最常见的表现是
   A. 情感障碍
   B. 定向力障碍
   C. 睡眠障碍
   D. 智力障碍
   E. 人格改变
2. 精神分裂症最常见的幻觉是
   A. 幻视
   B. 幻听
   C. 幻嗅
   D. 幻想
   E. 幻触
3. 精神分裂症的特征性思维障碍是
   A. 破裂性思维
   B. 原发性妄想
   C. 思维贫乏
   D. 思维鸣响
   E. 病理性赘述
4. 慢性酒精中毒性精神障碍不包括
   A. 复杂性醉酒
   B. 酒精中毒性幻觉症
   C. 震颤谵妄
   D. 酒精中毒性妄想症
   E. 柯萨可夫精神病综合征
5. 典型抑郁症 1 天之内情绪波动的规律是
   A. 晨重夜轻
   B. 晨轻夜重
   C. 中午最重
   D. 半夜最重
   E. 中午起逐渐加重
6. 与精神分裂症有关的发病机制，在生化方面受到较大重视的是
   A. 去甲肾上腺素活动过度假说
   B. 去甲肾上腺素活动减低假说
   C. 多巴胺活动过度假说
   D. 多巴胺活动减低假说
   E. 谷氨酸系统功能不平衡假说
7. 典型脑痴呆患者的异常行为症状是
   A. 嫉妒妄想
   B. 有被害、被窃妄想
   C. 在室内不停地来回踱步
   D. 自觉心情不愉快
   E. 幻视、幻听觉
8. 下列情感障碍中对精神分裂症的诊断，最有价值的是
   A. 强制性哭笑
   B. 情感低落
   C. 情感高涨
   D. 易激惹
   E. 情感倒错
9. 社区护士发现患者自缢时下列说法正确的是
   A. 脱开缢套立即进行心肺复苏
   B. 立即拨打 120
   C. 呼叫旁人帮忙
   D. 脱开缢套，将患者放平，颈部伸直用舌钳拉出舌头
   E. 脱开缢套立即送往医院
10. 下列哪项是阿尔茨海默病的典型首发征象
    A. 记忆障碍
    B. 认知障碍
    C. 体象障碍
    D. 情感障碍
    E. 精神症状
11. 防止精神分裂症复发的重要措施是
    A. 坚持服药
    B. 营养充足
    C. 居住环境安静
    D. 有家属的照顾
    E. 使患者心情愉快
12. 社区护士怀疑患者有自杀念头时，下列护理措施错误的是
    A. 不要让患者独处
    B. 不能谈论自杀问题
    C. 建议家属提供适当的监护
    D. 同患者建立良好的护患关系
    E. 加强对病情的观察
13. 下列临床表现中不属于酒精中毒戒断症状的是
    A. 恶心、呕吐
    B. 久坐不动
    C. 惊厥
    D. 意识混浊

E. 出汗

14. 社区精神护理三级预防的主要目标是
   A. 去除致病因素
   B. 去除危险因素
   C. 精神疾病边缘者的及时就诊
   D. 精神疾病急性期患者的持续治疗
   E. 减少精神残疾
15. 下列不属于精神分裂症特征性症状的是
   A. 思维联想障碍
   B. 情感障碍
   C. 认知、感知障碍
   D. 意志行为障碍
   E. 情感反应与环境不协调
16. 下列不属于酒精依赖主要表现的是
   A. 饮酒量不断增加
   B. 固定时间饮酒，不顾场合
   C. 对饮酒强烈渴求
   D. 停饮出现震颤谵妄
   E. 出现人格、情感障碍
17. 下列有关精神分裂症的叙述不正确的是
   A. 多起病于青壮年
   B. 愿意主动暴露妄想内容
   C. 与遗传、心理、社会等因素有关
   D. 慢性患者以阴性症状为主
   E. 病程多迁延、反复加重
18. 抑郁症的关键症状是
   A. 自罪自责
   B. 情绪低落
   C. 无价值妄想
   D. 认知扭曲
   E. 精神运动性迟钝
19. 精神残疾是各类精神疾病持续多长时间以上未能治愈
   A. 1 月
   B. 6 月
   C. 1 年
   D. 2 年
   E. 3 年
20. 下列属于戒断综合征典型症状的是
   A. 焦虑
   B. 抑郁
   C. 震颤谵妄
   D. 静止性震颤
   E. 假球性麻痹
21. 抑郁症患者情绪低落的表现在一天中的规律是
   A. 晨轻夜重
   B. 晨重夜轻
   C. 晨轻夜轻
   D. 晨重夜重
   E. 无规律

【A2 型题】

22. 患者，男性，35 岁。有长期饮酒史，不饮酒则身体难受、失眠、出汗等。近几天来停饮后，常听到有人议论他，并想谋害他。其所患疾病可能是
   A. 精神分裂症
   B. 酒精中毒性幻觉症
   C. 心因性精神障碍
   D. 抑郁症
   E. 癫痫性精神障碍
23. 患者，女性，53 岁。3 个月前在火车上急性起病，突然不认识女儿，恐惧地说："头痛，眼前有甲虫飞舞，兴奋，应当杀死她。"耳边听到儿子、女儿说话声，经治疗后症状消失。1 周前听到儿子死亡的消息后旧病复发，症状同前。既往有高血压病史 5 年。查体：BP 200/90mmHg，神经检查正常；精神检查：意识模糊，恐惧，有幻觉，思维不连贯，智力减退，记忆力差，有时意识清晰，叙述自己儿子已死亡，性格急躁，易激动，血压升高时精神症状加重。本病例应考虑为
   A. 脑血管病所致精神障碍
   B. 老年性痴呆
   C. 反应性精神病
   D. 躯体疾病伴发精神障碍
   E. 精神分裂症
24. 患者，男性，27 岁，已婚。近 4 周来无明显诱因出现情绪低落，兴趣缺乏，表现为晨重夜轻，言语减少，精力减弱，动作迟缓，觉得自己脑子笨，前途暗淡，悲观失望。常失眠，食欲缺乏，便秘，性欲减退，自责，不与人交往，多次自杀未遂。该患者最可能的诊断为
   A. 恶劣心境障碍
   B. 精神分裂症
   C. 躁狂发作
   D. 抑郁发作
   E. 罪恶妄想
25. 患者的临床表现特征为与护士交谈时非常认真形象地诉说内容，但是病房护士们都不明白他要说的问题是什么。这种症状最可能是
   A. 思维被夺取
   B. 情感淡漠
   C. 思维贫乏

D. 思维散漫
E. 情感不协调

26. 患者，男性，75 岁。脑梗死后 3 年，患者渐渐出现脑衰弱综合征，情感脆弱，易伤感，失眠，思维迟钝，记忆力下降，学习新知识下降等症状。下列家庭护理措施不正确的是
A. 环境舒适，墙壁颜色鲜明
B. 鼓励患者回忆往日的经历
C. 减少白天睡眠时间，以保证晚上的睡眠
D. 经常变换作息时间，以训练大脑功能
E. 帮助患者确认现实的地点、时间，维持对现实的辨识能力

【A3/A4 型题】

（27～28 题共用题干）

患者，男性，32 岁。自称“我走路时感觉不到下肢存在，我的脑袋好像离开了自己躯干……”。

27. 以上症状是
A. 虚无妄想
B. 体感异常
C. 人格退化
D. 人格解体
E. 视物变形症

28. 患者可能患有下列哪种精神疾病
A. 脑血管性精神障碍
B. 慢性酒精中毒
C. 帕金森脑病
D. 精神分裂症
E. 分离（转换）障碍

【B1 型题】

（29～30 题共用备选答案）
A. 情感高涨
B. 情绪不稳
C. 情感倒错
D. 情感淡漠
E. 紧张焦虑

29. 慢性精神分裂症最常见的情感障碍是
30. 脑血管病所致精神障碍患者，最常见的情感障碍为

参考答案与解析

【参考答案】

1. E 2. B 3. A 4. A 5. A 6. C 7. C 8. E 9. D 10. A 11. A 12. B 13. B 14. E 15. C 16. E 17. B 18. B 19. C 20. C 21. B 22. B 23. A 24. D 25. D 26. D 27. D 28. D 29. D 30. B

【解析】

扫码查看
相关内容

第一百零九章　社区常见传染病患者的护理与管理

【A1 型题】

1. 全身各器官均可发生结核病变，其中最常见的是
   A. 结核性胸膜炎
   B. 肺结核
   C. 骨结核
   D. 肾结核
   E. 淋巴结结核
2. 乙型病毒性肝炎最主要的传播途径是
   A. 粪-口传播
   B. 血行传播
   C. 呼吸道传播
   D. 蚊虫叮咬
   E. 水源传播
3. 细菌性痢疾的潜伏期多数为
   A. 1~2 天
   B. 3~4 天
   C. 4~5 天
   D. 6~7 天
   E. 7 天以上
4. 沿生殖道黏膜上行蔓延传播的是
   A. 淋病
   B. 梅毒
   C. 盆腔结核
   D. 滴虫阴道炎
   E. 假丝酵母菌阴道炎
5. 严重急性呼吸综合征（SARS）患者主要的临床表现是
   A. 腹痛、腹泻
   B. 起病急，常以发热为首发症状
   C. 常有鼻塞流涕等卡他症状
   D. 咳嗽、干咳、少痰
   E. 多见于儿童，且病情较成人重
6. 属于传染病预防中保护易感人群的措施的是
   A. 计划免疫
   B. 封锁疫区
   C. 环境消毒
   D. 限制集会
   E. 停工停课
7. 甲类传染病的上报时间为
   A. 2 小时内
   B. 6 小时内
   C. 12 小时内
   D. 24 小时内
   E. 48 小时内
8. 社区护士在预防艾滋病的宣传教育中，下列不正确的一项是
   A. 可以与艾滋病患者握手、拥抱
   B. 不可以与艾滋病患者共用浴池或礼节性接吻
   C. HIV 感染者不会通过打喷嚏、咳嗽传播疾病
   D. 避免多个性伙伴，正确使用安全套
   E. HIV 感染的育龄妇女，应避免妊娠
9. 下列不属于传染源的是
   A. 慢性病原携带者
   B. 隐性感染者
   C. 显性发病者
   D. 易感者
   E. 受感染的动物
10. 下列关于易感者的说法正确的是
    A. 体质虚弱的人群
    B. 婴幼儿
    C. 老年人
    D. 对某一传染病缺乏特异性免疫力的人
    E. 未接种疫苗的人群
11. 对 HBeAg 阳性母亲生下的新生儿，最好的预防处理方法是
    A. 乙肝疫苗
    B. 丙种免疫球蛋白
    C. 高效价乙肝免疫球蛋白
    D. 乙肝疫苗+丙种免疫球蛋白
    E. 乙肝疫苗+高效价乙肝免疫球蛋白
12. 下列描述中反映 HIV 感染Ⅰ期表现的是
    A. 急性起病，发热、全身不适、头痛、食欲缺乏、肌肉关节痛，10 天左右后消失
    B. 无症状，血中抗 HIV（+），持续 2~10 年
    C. 持续性的淋巴结肿大，开始于颈部，其次为腋、腹股沟淋巴结等
    D. 弥漫性丘疹、带状疱疹、口腔和咽部黏膜炎症及溃烂
    E. 出现头痛、癫痫、进行性痴呆等神经系统症状
13. 下列关于传染病的预防，描述正确的是

A. 流行性出血热是虫媒传播的疾病，不能由患者传给人，不必隔离
B. 消毒是切断传播途径的重要措施
C. 病毒性肝炎是丙类传染病
D. 卡介苗是目前预防结核病的最有效的被动免疫方法
E. 钩端螺旋体病患者需隔离治疗，对排泄物无须消毒

14. 甲型肝炎病毒感染不会引起下列哪一种临床类型的肝炎
A. 急性黄疸型肝炎
B. 急性无黄疸型肝炎
C. 慢性肝炎
D. 急性重型肝炎
E. 淤胆型肝炎

15. 早期梅毒治疗后，需定期随访的时间至少为
A. 1 年
B. 2~3 年
C. 3~4 年
D. 4~5 年
E. 6 个月

【A2 型题】

16. 患者，女性，42 岁。低热、咳嗽、咳痰、咯血，诊断为肺结核。如发现患者大量咯血过程中出现胸闷、咯血不畅时，应立即采取的措施是
A. 让患者采取头低脚高位，轻拍背部，使血块咯出
B. 气管插管
C. 气管切开
D. 加压吸氧
E. 应用呼吸兴奋剂

17. 患者，男性，23 岁，学生。发热 2 天，伴有头痛、畏寒、肌肉酸痛、乏力，有轻微干咳。体温 39.3℃，血白细胞正常，淋巴细胞计数减少，胸部 X 线检查无异常，其他宿舍同学 1 周前被临床确诊为 SARS，目前的处理不正确的一项是
A. 及时填报传染病报告卡，尽快向卫生防疫机构报告
B. 进行隔离观察和治疗
C. 对症支持治疗
D. 立即使用糖皮质激素治疗
E. 每 1~2 天复查 X 线胸片

18. 患者，男性，35 岁。主因发热、尿黄 3 天，门诊以“病毒性肝炎（甲型）”收治入院。对于该患者，应采取的隔离是
A. 严密隔离
B. 消化道隔离
C. 体液隔离
D. 虫媒隔离
E. 接触隔离

【A3/A4 型题】

（19~20 题共用题干）

患者，女性，32 岁。反复腹泻半年，3 天前又发作，大便为黄色稀便，带脓血，每天 8~10 次。大便常规：RBC（+），WBC（+++），PC（+）。医师诊断为慢性细菌性痢疾，急性发作型。

19. 确诊该患者为慢性细菌性痢疾是根据
A. 病程超过 1 个月
B. 病程超过 2 个月
C. 病程超过 3 个月
D. 病程超过 4 个月
E. 病程超过 6 个月

20. 下列社区护理要点中，不正确的一项是
A. 患者的粪便应消毒后才可倒掉
B. 急性期应卧床休息，避免过度劳累
C. 饮食以高蛋白、多纤维的饮食为宜
D. 患者的食具、便盆应单独使用
E. 每次便后用温水清洗肛周

【B1 型题】

（21~22 题共用备选答案）
A. 痢疾志贺菌
B. 福氏志贺菌
C. 鲍氏志贺菌
D. 宋氏志贺菌
E. 舒氏志贺菌

21. 易形成慢性痢疾，为我国目前流行的优势菌株是
22. 既能产生内毒素，又能产生外毒素的菌群是

参考答案与解析

【参考答案】

1. B　2. B　3. A　4. A　5. B　6. A　7. A　8. B　9. D　10. D　11. E　12. A　13. B　14. C　15. B　16. A　17. D　18. B　19. B　20. C　21. B　22. A

【解析】

扫码查看
相关内容

第一百一十章　社区急重症患者的现场急救和转诊

【A1 型题】

1. 下述哪项是诊断食物中毒的可靠依据
   A. 进食隔夜食物
   B. 呕吐为首发症状
   C. 严重的消化道症状
   D. 突然起病
   E. 食入同一食物的人群中有多人发病
2. 社区急救的基本原则不包括下列哪项
   A. 先排险后施救
   B. 先重伤后轻伤
   C. 先运送后施救
   D. 急救与呼救并重
   E. 转送与监护急救相结合
3. 进一步生命支持时，肾上腺素重复给药的时间是
   A. 1~3 分钟
   B. 3~5 分钟
   C. 5~7 分钟
   D. 7~10 分钟
   E. 10~30 分钟
4. 中毒患者催吐时使用的溶液量是
   A. 100ml
   B. 200ml
   C. 500ml
   D. 600ml
   E. 800ml
5. 列关于包扎原则正确的是
   A. 从上向下
   B. 从右向左
   C. 从近心端向远心端
   D. 可在骨隆突处打结
   E. 不可在伤口处打结
6. 两人协同对心搏骤停的患者进行心肺复苏时，人工呼吸与心脏按压的比例应为
   A. 2∶5
   B. 2∶15
   C. 2∶30
   D. 1∶3
   E. 1∶15
7. 对心搏骤停患者进行心肺复苏急救时，患者采取的体位是
   A. 端坐卧位
   B. 侧卧位
   C. 俯卧位
   D. 去枕仰卧位
   E. 半坐卧位
8. 皮肤黏膜出现樱桃红色说明患者为
   A. 有机磷农药中毒
   B. 氯化物中毒
   C. 鼠药中毒
   D. 一氧化碳中毒
   E. 氰化物中毒
9. 心脏复苏药主要的给药途径是
   A. 心内注射
   B. 皮下注射
   C. 静脉注射
   D. 气管内给药
   E. 肌内注射
10. 敌敌畏中毒洗胃时高锰酸钾的浓度为
   A. 1∶5000
   B. 1∶10 000
   C. 1∶15 000
   D. 1∶20 000
   E. 1∶30 000
11. 损伤的现场救护不包括
   A. 心肺复苏
   B. 控制外出血
   C. 脱离危险环境
   D. 骨折固定
   E. 内脏复位

【A2 型题】

12. 患者，男性，63 岁。晨起取牛奶的路上突然摔倒，意识丧失，大动脉搏动消失。此时恰巧被护士遇到，她对该患者应立即采取的措施是
   A. 呼叫医师迅速来抢救
   B. 呼叫 120 来抢救
   C. 立即送回医院实施抢救
   D. 先畅通气道，再行人工呼吸，人工循环
   E. 先人工循环，畅通气道，再人工呼吸
13. 患者，男性，45 岁，电镀工人。工作中突然出现恶心、呕吐、呼吸困难、面色潮红、呼出气体杏

仁味。患者最有可能发生以下哪种中毒
A. CO 中毒
B. 有机磷农药中毒
C. 酒精中毒
D. 氰化物中毒
E. 毒鼠强中毒

14. 患者，男性，27 岁。手部前臂动脉出血，首选的止血方法是
A. 压迫颈总动脉
B. 压迫肱动脉
C. 压迫锁骨下动脉
D. 压迫尺、桡动脉
E. 压迫颞动脉

15. 患者，男性，27 岁。因工作一直不顺利，抑郁加重，服用大量苯巴比妥自杀。选择以下哪种溶液洗胃较好
A. 清水
B. 液状石蜡
C. 3%过氧化氢
D. 3%碳酸氢钠
E. 1∶15 000 高锰酸钾

【A3/A4 型题】

（16～18 题共用题干）

患者，男性，54 岁。在喷洒乐果的过程中，农药漏出，患者出现流泪不止、呼吸困难、全身痉挛、抽搐、大汗淋漓，呼出气体有明显大蒜味，瞳孔明显缩小等症状，查血胆碱酯酶降至正常值的 45%，故拟采用胆碱酯酶复活药。

16. 最好应选择什么溶液冲洗体表污染部位
A. 清水
B. 热水
C. 酒精
D. 肥皂水
E. 高锰酸钾

17. 下列有关胆碱酯酶复活药的叙述不正确的是
A. 应早期、足量、重复给药
B. 中毒超过 72 小时者无效
C. 能使被抑制的胆碱酯酶恢复活性
D. 对已老化的胆碱酯酶也有一定复活作用
E. 有助于消除和减轻烟碱样作用

18. 根据以上情况，患者属于
A. 轻度有机磷中毒
B. 中度有机磷中毒
C. 重度有机磷中毒
D. 中毒氰化物中毒
E. 重度氰化物中毒

（19～20 题共用题干）

患者，男性，23 岁。开水烫伤右大腿及右小腿，局部红肿，大小不一水疱形成，内含淡黄色澄清液体，部分水疱皮剥脱，创面红润、潮湿、疼痛明显。

19. 现场急救中，错误的是
A. 避免有色药物的涂抹
B. 立即用清水冲洗
C. 去除热水浸渍的衣裤
D. 局部用干净布类包裹
E. 撕脱水疱皮

20. 患者的烫伤深度是
A. Ⅰ度
B. 浅Ⅱ度
C. 深Ⅱ度
D. Ⅲ度
E. 深度烧伤

【B1 型题】

（21～23 题共用备选答案）
A. 氯解磷定
B. 氟吗西尼
C. 纳洛酮
D. 亚硝酸钠
E. 维生素 K

21. 敌鼠钠中毒后的特效解毒药是
22. 氰化物中毒后的解毒药是
23. 苯二氮䓬类镇静药中毒后的解毒药是

参考答案与解析

【参考答案】

1. E 2. C 3. B 4. C 5. E 6. C 7. D 8. D 9. C 10. A 11. E 12. E 13. D 14. D 15. E 16. D 17. D 18. B 19. E 20. B 21. E 22. D 23. B

【解析】

扫码查看
相关内容

第一百一十一章　社区康复护理

【A1 型题】

1. 康复评估的内容不包括
   A. 生理状况
   B. 残疾分类
   C. 心理社会状况
   D. 日常生活活动能力
   E. 家庭隐私
2. 日常生活活动能力是指
   A. 人们反复进行的一些基本动作和技能
   B. 人们必须反复进行的、最基本的劳动技能
   C. 人们为达到独立的生活而必须反复进行的、最基本的动作和技能
   D. 人们为达到独立的生活而进行的特殊训练
   E. 人们为活着而必须反复进行的个人基本动作和技能
3. 社区康复的特点，下列描述错误的是
   A. 需要个人、家庭、社会人员共同参与完成
   B. 可节省就医成本，降低治疗费用、提高治疗效果
   C. 可减少患者到医院就诊次数、减少院内感染机会
   D. 当伤残患者脱离危险期可以停止提供康复服务
   E. 社区患者病因复杂、病程漫长，是一个长期的治疗和护理过程
4. 描述炎性浸润期压疮，下列哪项不正确
   A. 皮肤呈紫色
   B. 皮下硬结
   C. 有大、小水疱
   D. 水疱表皮剥脱，露出湿润的创面
   E. 创面上有脓性分泌物
5. 脊髓损伤的社区预防工作中的首要措施是
   A. 建立病伤残者健康档案
   B. 宣教安全防护，提高辖区居民安全意识
   C. 向患者及家属宣教早期、长期康复意义
   D. 对患者进行全面康复，尽量恢复机体功能
   E. 预防并发症，延缓和减少残疾的发生发展
6. 对脊髓损伤伴尿潴留的患者，不妥的护理措施是
   A. 嘱患者少饮水，以预防尿潴留
   B. 让患者听流水声，以刺激排尿
   C. 必要时，留置尿管间歇性放尿
   D. 按摩患者下腹，以刺激排尿
   E. 保持尿管通畅，并防尿液反流
7. 开展社区康复护理首先应
   A. 普查社区内残疾人基本情况
   B. 组织服务对象参加娱乐活动
   C. 对服务对象及家属进行健康教育
   D. 配合实施各种康复治疗
   E. 指导家庭及社区改造环境
8. WHO 依据功能障碍的不同水平将残疾分为
   A. 3 类
   B. 5 类
   C. 6 类
   D. 8 类
   E. 4 类
9. 压疮淤血红润期的主要特点是
   A. 局部皮肤变红、肿、热、痛
   B. 皮下产生硬结
   C. 表皮有水疱形成
   D. 局部组织见新鲜创面
   E. 浅表组织有脓液流出
10. 偏瘫患者最适宜采用哪种体位
    A. 仰卧位
    B. 俯卧位
    C. 健侧卧位
    D. 患侧卧位
    E. 坐位
11. 下列对体位的描述，错误的是
    A. 仰卧位时，踝背屈曲 90°可防止足下垂
    B. 仰卧位主要强化伸肌优势
    C. 健侧卧位强化患侧屈肌优势
    D. 患侧卧位强化患侧屈肌优势
    E. 患侧卧位强化患侧伸肌优势
12. 关于肌力训练，描述正确的是
    A. 等长收缩适用于关节不宜活动时的肌力练习
    B. 等张收缩适用于石膏固定时的肢体肌力练习
    C. 等长收缩可增加肌肉耐力
    D. 等张收缩可增加肌肉张方
    E. 等长收缩常用直接或间接举重练习法，如沙袋
13. 偏瘫患者从床移至轮椅的操作步骤错误的是
    A. 先移轮椅至患者健侧

B. 轮椅与床呈 30°～50°，且朝向床沿
C. 关好刹擎，移开脚踏板
D. 健手抓住轮椅近侧扶手
E. 以健腿为轴转身坐在轮椅上

14. 某患者脊髓损伤平面为 T_5，损伤级别为 B，代表意义是
A. 第 5 颈髓为最后一个正常脊髓平面，第 5 颈髓以下存在感觉功能，无运动功能
B. 第 5 胸髓为最后一个正常脊髓平面，第 5 胸髓以下存在感觉功能，无运动功能
C. 第 5 胸髓为最后一个正常脊髓平面，第 5 胸髓以下存在运动功能，无感觉功能
D. 第 5 腰髓为最后一个正常脊髓平面，第 5 腰髓以下存在感觉功能，无运动功能
E. 第 5 腰髓为最后一个正常脊髓平面，第 5 腰髓以下存在运动功能，无感觉功能

15. 伤残患者使用最广泛的辅助性支具为
A. 轮椅
B. 拐杖
C. 推车
D. 助视器
E. 助听器

【A2 型题】

16. 患者，男性，63 岁。左髋关节置换术后，对其训练或指导不妥的是
A. 术后第 3 天可开始进行左髋、左膝关节被动运动
B. 术后 3 个月内睡眠以右侧卧位为宜
C. 术后 3 个月内左髋屈曲不超过 90°
D. 术后 6 个月内不下蹲、盘腿
E. 避免剧烈运动

【A3/A4 型题】

（17～18 题共用题干）

患者，女性，44 岁。左前臂骨折行石膏固定 1 周。

17. 社区护士指导患者观察石膏固定部位是否出现血液循环障碍，若发生血液循环障碍，最早出现的症状是
A. 感觉异常
B. 疼痛
C. 苍白
D. 体温下降
E. 发绀

18. 不符合该患者功能训练原则的是
A. 活动范围由小到大
B. 活动次数始终一样，要固定，并坚持完成
C. 活动强度由弱至强
D. 活动时间由短至长
E. 被动活动与主动活动相结合

【B1 型题】

（19～21 题共用备选答案）
A. 健侧→患侧
B. 患侧→健侧
C. 足→腰→头
D. 头→腰→足
E. 腰→头→足

19. 偏瘫者穿衣时，其顺序为
20. 偏瘫者床上左右移动时，其顺序为
21. 偏瘫者床上向患侧翻身时，其双臂摆动顺序为

参考答案与解析

【参考答案】

1. E　2. C　3. D　4. E　5. A　6. A　7. A　8. A　9. A　10. C　11. D　12. A　13. D　14. B　15. A　16. B　17. B　18. B　19. B　20. C　21. A

【解析】

扫码查看
相关内容

第一百一十二章　社区临终患者关怀与护理

【A1 型题】

1. 临终患者最后丧失的感觉是
   A. 视觉
   B. 听觉
   C. 嗅觉
   D. 味觉
   E. 触觉
2. 临终患者最早出现的心理反应阶段是
   A. 忧郁阶段
   B. 愤怒阶段
   C. 否认阶段
   D. 接受阶段
   E. 协议阶段
3. 帮助患者树立正确的死亡观，在哪个阶段进行最适宜
   A. 否认阶段
   B. 愤怒阶段
   C. 协议阶段
   D. 抑郁阶段
   E. 接受阶段
4. 我国对临终患者的界定为预计能存活
   A. 1 个月
   B. 2~3 个月
   C. 6 个月
   D. 6~12 个月
   E. 1 年
5. 由于各种疾病或损伤而造成人体主要器官功能趋于衰竭，经过积极治疗后仍无生存希望，各种迹象显示生命活动即将终结的状态，属于死亡过程的
   A. 濒死期
   B. 临床死亡期
   C. 生物学死亡期
   D. 最后期
   E. 社会死亡期

【A2 型题】

6. 患者，男性，63 岁。肺癌晚期，承认已患绝症的现实，面对死亡的来临，表现为稳定、平静、少言寡语。此患者处于心理反应的
   A. 否认阶段
   B. 愤怒阶段
   C. 协议阶段
   D. 抑郁阶段
   E. 接受阶段
7. 患者，女性，75 岁。胃癌晚期，承认已患绝症的现实，乞求治疗，延长生命。则此患者，处于心理反应的
   A. 否认阶段
   B. 抑郁阶段
   C. 协议阶段
   D. 愤怒阶段
   E. 接受阶段

【A3/A4 型题】

（8~10 题共用题干）

患者，男性，51 岁。胰腺癌广泛转移，病情日趋恶化，面部消瘦，呈铅灰色，眼眶凹陷，下颌下垂，双眼半睁、呆滞，嘴微张，目前患者对过去做的错事表示悔恨，变得很和善，愿意努力配合治疗。

8. 该患者此时的心理反应属于
   A. 忧郁期
   B. 愤怒期
   C. 否认期
   D. 接受期
   E. 协议期
9. 该患者目前属于死亡过程的
   A. 濒死期
   B. 临床死亡期
   C. 生物学死亡期
   D. 生理学死亡期
   E. 脑死亡期
10. 对该患者亲属的心理支持不正确的是
    A. 尽量满足家属提出的合理要求
    B. 多听取并鼓励家属表达情感

C. 避免亲属单独接触患者，以免悲伤过度
D. 对家属遇到的实际问题和困难，提供咨询和建议
E. 对家属过激言行，给予宽容和谅解

参考答案与解析

【参考答案】

1. B　2. C　3. E　4. B　5. A　6. E　7. C　8. E　9. A　10. C

【解析】

扫码查看
相关内容

第六部分　护理健康教育学

第一百一十三章　健康教育与健康促进

【A1 型题】

1. 健康教育程序与护理程序的关系是
   A. 两者的程序都是评估、诊断、计划、实施、评价
   B. 健康教育程序侧重于解决患者对健康问题的反映
   C. 护理程序注重调动患者维护自身健康的潜能
   D. 运用护理程序，就可不用健康教育程序
   E. 健康教育程序与护理程序相辅相成，密不可分
2. 健康教育活动的核心是
   A. 进行卫生宣传
   B. 提高卫生保健知识
   C. 建立正确的健康观念
   D. 行为改变
   E. 促进健康
3. 健康教育的核心问题是改变个体和群体的
   A. 知识
   B. 态度
   C. 行为
   D. 价值观
   E. 信念
4. 健康教育的实质是
   A. 确保健康教育目标的实现
   B. 行为干预
   C. 确立健康教育的诊断
   D. 健康教育的过程
   E. 健康教育的效果
5.《渥太华宣言》明确了健康促进的三个基本策略是
   A. 目的、计划与系统
   B. 政策、法规与财政
   C. 经济、文化与环境条件
   D. 决策、行为与保健
   E. 倡导、增强能力与协调
6. 将健康问题提到各级各部门的议事日程上，促进健康公共政策的多样互补，使之了解其决策对健康的影响并承担健康责任，属于健康促进领域中的
   A. 创造支持环境
   B. 制定促进健康的公共政策
   C. 调整卫生服务方向
   D. 加强社区行动
   E. 发展个人技能
7. 健康促进的核心策略为
   A. 环境保护
   B. 社会动员
   C. 健康教育
   D. 卫生宣传
   E. 疾病控制

参考答案与解析

【参考答案】

1. E　2. D　3. C　4. B　5. E　6. B　7. B

【解析】

扫码查看
相关内容

第一百一十四章　人类行为与健康相关行为

【A1 型题】

1. 下列行为属于日常健康行为的是
   A. 平衡膳食
   B. 戒烟
   C. 预防接种
   D. 开车系安全带
   E. 定期体检
2. 下列日常行为中哪项不是促进健康的行为
   A. 定时进早餐
   B. 维护正常体重
   C. 每晚睡眠 7~8 小时
   D. 每月锻炼 6 次（每次约 30 分钟）
   E. 适量饮酒，不吸烟
3. 美国心理学家伍德沃斯提出的行为表示式中的 3 个成分是
   A. 刺激、有机体和结果
   B. 刺激、环境和行为反应
   C. 环境、有机体和行为反应
   D. 环境、有机体和结果
   E. 刺激、有机体和行为反应
4. 健康信念模式在产生促进健康行为、摒弃危害健康行为的实践中遵循的步骤依次为
   A. 知觉到易感性和严重性、知觉到益处和障碍、自我效能
   B. 知觉到易感性和严重性、自我效能、知觉到益处和障碍
   C. 自我效能、知觉到易感性和严重性、知觉到益处和障碍
   D. 自我效能、知觉到益处和障碍、知觉到易感性和严重性
   E. 知觉到益处和障碍、知觉到易感性和严重性、自我效能
5. 人类的社会行为
   A. 由人的生物性所决定
   B. 由人的社会性所决定
   C. 其造就机构来自自然环境
   D. 主要通过遗传确立
   E. 是人类的最基本行为
6. 在健康教育模式中，用以解释信念如何影响健康行为改变的最常见模式是
   A. 知识信念模式
   B. 健康信念模式
   C. 行为转变模式
   D. 健康促进模式
   E. 自我调节模式

【A2 型题】

7. 某儿童 8 岁，爱探究、好攻击、喜欢表现自我，正处于人生发展的哪个阶段
   A. 被动发展阶段
   B. 主动发展阶段
   C. 自主发展阶段
   D. 巩固发展阶段
   E. 晚年发展阶段
8. 患者，男性，46 岁。被查出患有冠心病，该患者已经吸烟几十年，虽然曾经戒烟，但是都没有成功。根据知信行模式，护士在帮助吸烟患者戒烟行为的过程中，最先做的应该是
   A. 使患者了解吸烟的危害和戒烟的益处
   B. 帮助患者掌握如何戒烟的方法
   C. 告诉患者应当自愿戒烟
   D. 制订戒烟的具体计划
   E. 告知戒烟过程中会遇到的困难
9. 患者，女性，50 岁。性格内向，平时与人相处时非常依顺忍让，但经常独自生闷气，而且从不与家人交流自己的感受，最近查出乳腺癌。该患者的行为模式特征符合
   A. A 型行为
   B. B 型行为
   C. C 型行为
   D. D 型行为
   E. E 型行为
10. 患者，男性，42 岁，公司总经理。由于头晕、胸闷来就诊。平时脾气暴躁，容易发脾气，做事匆忙，常为完成工作而加班，讲话快，对下属要求严格。该患者的行为模式最容易患何种疾病
    A. 肿瘤
    B. 肠炎
    C. 冠心病
    D. 胃溃疡
    E. 甲亢

【B1 型题】

（11～13 题共用备选答案）

A. 学习领域

B. 认知领域

C. 应用领域

D. 技能领域

E. 情感领域

11. 患者能克服困难，配合治疗护理工作属于

12. 患者能列出治疗期间不能吃的食物种类属于

13. 患者能操作人工肛门袋的更换属于

（14～16 题共用备选答案）

A. 0～2 岁

B. 2～3 岁

C. 3～12 岁

D. 12 岁至成年

E. 成年后

14. 人类行为形成和发展的主动发展阶段一般在

15. 人类行为形成和发展的自主发展阶段一般在

16. 人类行为形成和发展的巩固发展阶段一般在

参考答案与解析

【参考答案】

1. A　2. D　3. E　4. A　5. B　6. B　7. B　8. A　9. C　10. C　11. E　12. B　13. D　14. C　15. D　16. E

【解析】

扫码查看
相关内容

第一百一十五章　健康传播的方法与技巧

【A1 型题】

1. 人际传播的主要形式是
   A. 交叉型的传播
   B. 面对面的传播
   C. 循环型的传播
   D. 多元型的传播
   E. 直线型的传播
2. 处理敏感问题时常用的反馈技巧是
   A. 直接性反馈
   B. 间接性反馈
   C. 模糊性反馈
   D. 肯定性反馈
   E. 否定性反馈
3. 传播效果的最高层次是
   A. 态度转变
   B. 知晓健康信息
   C. 健康信念认同
   D. 采纳健康行为
   E. 观念转变
4. 下面对群体传播的特点描述正确的是
   A. 信息传播在小群体成员之间进行，是一种单向性的直接传播
   B. 群体传播和群体意识的形成没有关系
   C. 在群体交流中形成的一致性意见会产生一种群体倾向，这种群体压力能够改变群体中个别人的不同意见，从而产生从众行为
   D. 群体中的“舆论领袖”对人们的认知和行为改变具有引导作用，其存在不利于群体传播的开展
   E. 群体意识越强，越不利于群体目标的实现
5. 属于模糊性反馈行为的是
   A. 点头
   B. 摇头
   C. 微笑
   D. 沉默
   E. 插入“是吗”“哦”等语言
6. 下列属于封闭式提问的问题是
   A. 经过这两天的治疗，您今天感觉好多了吧
   B. 您是河北人吧
   C. 您为什么不愿意选择手术治疗呢
   D. 您是在哪里做的检查？检查结果如何
   E. 您愿意和我谈谈自己手术后的感受吗
7. 传播者是健康信息传播的主体，在健康传播中，传播者应该注意
   A. 根据传播者的特点，选择恰当的传播渠道
   B. 树立良好的形象
   C. 收集、选择对传播者有价值的信息
   D. 根据传播者的兴趣爱好，不断调整传播行为
   E. 根据传播者的特点，选择正确的传播媒介

【A2 型题】

8. 某社区护士在与李先生交谈时问道：“您今天头疼好多了吧？”，此提问方式属于
   A. 偏向式提问
   B. 开放式提问
   C. 探究式提问
   D. 复合式提问
   E. 封闭式提问
9. 护士小王在查房时，发现某糖尿病患者在背着医护人员食用奶油蛋糕，就对其进行了劝说，下面哪种表述更合适
   A. 知不知道自己的糖尿病多严重，还这么吃甜食，不要命了
   B. 你不知道糖尿病患者是不能吃甜食的吗？不许你再吃任何甜食了，不然你的糖尿病就不能控制了
   C. 我知道你很喜欢吃甜食，但如果你能想办法控制一下对甜食的摄取，就符合糖尿病的饮食要求了
   D. 吃吧，吃吧，再吃你就没命了
   E. 你怎么这样不听话啊，不知道糖尿病是不能吃甜食的吗？还想不想治好病了
10. 某社区医院在 9 月 20 日“全国爱牙日”这一天，在社区居民中开展“关注牙齿健康，享受无病齿生活”的健康教育活动，针对社区居民的牙齿健康问题，答疑解难，帮助他们澄清健齿观念，做出健齿决策。该社区医院使用的人际传播形式为
    A. 交谈
    B. 劝服
    C. 咨询
    D. 指导
    E. 解答

11. 某村地理位置偏僻，全村 80%是文盲和半文盲，15%的家庭拥有黑白电视机，家家装有有线广播。乡里有事往往通过有线广播通知，但村里有时停电。村里有一所民办小学，共有十几个小学生，根据传播策略选择的可及性原则，该村的传播媒介应以
   A. 电视为主
   B. 黑板报为主
   C. 有线广播为主
   D. 小学的健康教育课为主
   E. 小册子、小报为主

【B1 型题】

（12~13 题共用备选答案）
A. 咨询、演讲
B. 书籍
C. 标本、模型
D. 电影、电视
E. 报纸、杂志

12. 口头传播包括
13. 电子媒介传播包括

（14~15 题共用备选答案）
A. 谈话技巧
B. 非语言传播技巧
C. 倾听技巧
D. 反馈技巧
E. 提问技巧

14. 双目注视对方，积极参与，及时反馈，表明对对方的理解和关注，属于
15. 重点内容要适当重复，以加强对象的理解和记忆，属于

参考答案与解析

【参考答案】

1. B　2. C　3. D　4. C　5. E　6. B　7. B　8. A　9. C　10. C　11. C　12. A　13. D　14. C　15. A

【解析】

扫码查看
相关内容

第一百一十六章　健康教育的步骤

【A1 型题】

1. 健康教育诊断的目的主要是
   A. 了解社会问题
   B. 归纳、分析资料
   C. 确定影响健康问题的因素
   D. 分析环境因素
   E. 收集有关资料
2. 在健康教育效应评价过程中，社会支持属于
   A. 倾向因素
   B. 促成因素
   C. 强化因素
   D. 环境因素
   E. 行为因素
3. 下列属于过程评价内容的是
   A. 目标人群的各种基本特征
   B. 目标人群对各种干预措施的看法
   C. 教育材料发放系统
   D. 是否在最初的计划执行阶段根据出现的新情况、新问题对计划进行适度调整
   E. 针对政策和环境的评价内容
4. 健康干预方案的内容不包括下列哪项
   A. 总体目标
   B. 目标人群
   C. 干预策略
   D. 干预活动的内容、方法、日程
   E. 评价计划
5. 在健康教育评价中，下面哪项贯穿健康教育计划全程
   A. 效应评价
   B. 目的评价
   C. 结局评价
   D. 总结评价
   E. 过程评价
6. 目标人群失访超过多少，即可造成偏倚
   A. 3%
   B. 5%
   C. 10%
   D. 13%
   E. 15%
7. 以下可能导致偏倚的因素，哪项属于测量对象因素
   A. 霍桑效应
   B. 暗示效应
   C. 评定错误
   D. 干预组和对照组选择不均衡
   E. 测量者成熟性
8. 以下关于低可变性行为的描述，正确的是
   A. 刚刚形成的行为
   B. 社会不赞成的行为
   C. 正处于发展时期的行为
   D. 既往无成功改变实例的行为
   E. 与文化传统关系不大的行为
9. 社区卫生服务中心的专业人员组成属于社会环境部分，它属于健康教育诊断的
   A. 社会诊断
   B. 流行病学诊断
   C. 行为诊断
   D. 环境诊断
   E. 教育诊断

【A2 型题】

10. 当为某冠心病患者进行健康教育时，患者向你表达了他认为吸烟对他的健康不会产生影响，所以即使在患病期间，他仍然不想戒烟，患者的这种行为受到了哪类因素的影响
    A. 倾向因素
    B. 促成因素
    C. 强化因素
    D. 环境因素
    E. 学习因素
11. 患者，男性，65 岁。患糖尿病、高血脂，护士对其进行戒烟及减肥训练，这些健康教育的内容属于
    A. 一般卫生知识宣教
    B. 心理卫生教育
    C. 健康相关行为干预
    D. 疾病防治知识宣教
    E. 自我保健知识宣教
12. 患者，男性，30 岁。吸烟 8 年，在 8 年的吸烟史中，曾经戒烟 3 次，但都没有成功。该青年的这种吸烟行为属于

A. 高可变性的行为
B. 经常发生的行为
C. 低可变性的行为
D. 相互影响的行为
E. 与传统生活方式不密切的行为

【B1 型题】

（13～14 题共用备选答案）
A. 贯穿始终的针对个体、组织以及政策和环境的评价
B. 进行目标人群选择、策略确定、方法设计
C. 全面反映健康教育项目的成功与不足
D. 对目标人群相关行为及其影响因素的变化的评价
E. 目标人群生活质量的变化的评估

13. 形成评价是
14. 过程评价是

（15～17 题共用备选答案）
A. 管理与政策诊断
B. 行为诊断
C. 环境诊断
D. 流行病学诊断
E. 社会诊断

15. 根据格林模式，评估开展健康教育的资源，属于
16. 客观地确定目标人群的主要健康问题以及引起健康问题的行为因素和环境因素，属于
17. 确定导致目标人群疾病或健康问题发生的行为危险因素，区别引起疾病或健康问题的行为与非行为因素，属于

参考答案与解析

【参考答案】

1. C　2. C　3. E　4. A　5. E　6. C　7. A　8. D　9. A　10. A　11. C　12. C　13. B　14. A　15. A　16. D　17. B

【解析】

扫码查看
相关内容

第一百一十七章　医院健康教育

【A1 型题】

1. 急诊科护士进行预检分诊时应做到
   A. 一检查、二看、三问、四分诊
   B. 一问、二检查、三看、四分诊
   C. 一问、二看、三检查、四分诊
   D. 一看、二问、三分诊、四检查
   E. 一分诊、二问、三检查、四看
2. 以医嘱的形式对患者的行为和生活方式给予指导的是
   A. 候诊教育
   B. 随诊教育
   C. 咨询教育
   D. 健康教育处方
   E. 入院教育
3. 属于病房教育内容的是
   A. 出院后慢性疾病患者长期健康指导
   B. 指导继续用药和定期复查等注意事项
   C. 介绍住院制度、探视制度
   D. 提供所患疾病的病因、发病机制等知识
   E. 在报纸杂志上开辟专题栏目

【A2 型题】

4. 患者，男性，43 岁。患高血压，医师针对该患者情况，以医嘱的形式，对其进行了高血压防治知识、用药及生活方式等方面的指导，这种健康教育材料称为
   A. 门诊咨询处方
   B. 自我保健处方
   C. 治疗处方
   D. 健康教育处方
   E. 治疗方案
5. 患者，男性，50 岁。于 2009 年 3 月 5 日因“急性脑血管病”入院，入院后责任护士对患者及家属进行入院教育。其主要内容应该是
   A. 医院的环境及有关规章制度
   B. 患者所患疾病的病因
   C. 患者所患疾病的治疗方案
   D. 患者的心理护理
   E. 患者的康复护理

【B1 型题】

（6~7 题共用备选答案）
A. 医务人员教育
B. 患者教育
C. 住院教育
D. 病房教育
E. 门诊教育

6. 医院健康教育的重点是
7. 住院教育的重点是

（8~10 题共用备选答案）
A. 随诊教育
B. 咨询教育
C. 病房教育
D. 入院教育
E. 健康教育处方

8. 对探视制度等医院规章制度的教育，属于
9. 对患者有关疾病问题的解答，属于
10. 对患者的口头教育和指导，属于

参考答案与解析

【参考答案】

1. C　2. D　3. D　4. D　5. A　6. B　7. D　8. D　9. B　10. A

【解析】

扫码查看
相关内容

第七部分　医院感染护理学

第一百一十八章　医院感染护理学绪论

【A1 型题】

1. 以下有关医院感染的叙述正确的是
   A. 家属在探视时获得的感染不属于院内感染
   B. 由于医源性因素引起的炎症均为院内感染
   C. 由于诊疗措施激活的潜在性感染如结核不属于院内感染
   D. 医院感染的研究对象主要是患者和医务人员
   E. 凡是医务人员在院内发作的感染均为医院感染
2. 医院中外源性感染微生物的扩散方式不包括
   A. 接触传播
   B. 空气传播
   C. 共同媒介传播
   D. 生物媒介传播
   E. 母婴传播
3. 属于医院感染的是
   A. 新生儿经胎盘获得（出生后 48 小时内发病）的感染，如单纯疱疹病毒等
   B. 新生儿在分娩过程中或产后获得的感染
   C. 皮肤黏膜开放性伤口只有细菌繁殖而无炎症表现
   D. 患者入院当天查出 HBV 感染
   E. 创伤或非生物性因子刺激产生的炎症表现
4. 对无明确潜伏期的感染，入院多少小时后发生的感染属于医院感染
   A. 24 小时
   B. 36 小时
   C. 48 小时
   D. 72 小时
   E. 96 小时

【B1 型题】

（5~6 题共用备选答案）
A. 环境感染
B. 自身感染
C. 医源性感染
D. 二重感染
E. 呼吸道感染

5. 输血后肝炎属于
6. 慢性肝炎肝硬化合并自发性腹膜炎属于

参考答案与解析

【参考答案】

1. D　2. E　3. B　4. C　5. C　6. B

【解析】

扫码查看
相关内容

第一百一十九章　医院感染的微生物学原理

【A1 型题】

1. 引起肠道菌群失调的最主要病因是
   A. 宿主免疫力低下
   B. 滥用抗生素
   C. 易感人群多
   D. 黏膜表面损伤
   E. 长期大剂量应用糖皮质激素
2. 在手部皮肤上定植的正常菌群是
   A. 暂居菌
   B. 常居菌
   C. 外籍菌
   D. 过路菌
   E. 定性菌
3. 下列关于细菌在人体的定植，叙述错误的是
   A. 定植的微生物必须依靠人体的营养物质才能生长和繁殖
   B. 无法杀伤侵入的有害细菌
   C. 必须有适宜的环境
   D. 必须有相当的数量
   E. 必须具有黏附力
4. 下列关于人体内正常菌群的叙述错误的是
   A. 正常菌群绝大部分是厌氧菌
   B. 肠道内的正常菌体可合成叶酸、维生素 A、泛酸等
   C. 肠道中的乳酸菌、肠球菌等正常菌群可有降低胆固醇的作用
   D. 菌群失调可导致感染
   E. 具有免疫调节作用
5. 下列关于医院感染常见病原体的叙述错误的是
   A. 常为多重耐药菌株
   B. 大部分为人体正常菌群的转移菌或机会致病菌
   C. 常侵犯免疫功能低下的宿主
   D. 大肠埃希菌是泌尿道感染的主要病原菌
   E. 同一种细菌，医院外分离出的病原体菌株的耐药性更强、更广
6. 引发内源性感染的因素不包括
   A. 患者抵抗力下降
   B. 患者的正常防疫机制遭破坏
   C. 抗生素应用导致菌群失调
   D. 菌群移位（易位）
   E. 应用潜入性器械

【A2 型题】

7. 患者，男性，40 岁。患吸入性肺脓肿，病原菌为金黄色葡萄球菌。关于该病原菌的正确叙述是
   A. 革兰阴性球菌
   B. 人群中带菌状态相当普遍
   C. 广泛分布于自然界、水、土壤中
   D. 很少对全身各系统引起感染性疾病
   E. 凝固酶阴性的金黄色葡萄球菌是人感染的主要致病菌

【B1 型题】

（8~9 题共用备选答案）
A. 污染的医疗器械
B. 二重感染
C. 交叉感染
D. 医院内的环境感染
E. 宿主的全身免疫功能下降

8. 属于内源性感染的是
9. 菌群交替症指的是

参考答案与解析

【参考答案】

1. B　2. B　3. B　4. B　5. E　6. E　7. B　8. E　9. B

【解析】

扫码查看
相关内容

第一百二十章　医院感染监测

【A1 型题】

1. 关于传染病流行程度下列哪项是错误的
   A. 散发流行
   B. 暴发流行
   C. 大流行
   D. 水平流行
   E. 流行
2. 有关患病率调查的描述，不妥的一项是
   A. 调查对象及项目不宜分得过细
   B. 又称现况研究或横断面研究
   C. 可在较短的时间内了解医院感染的基本情况
   D. 能用较少的时间和人力投入，达到较快地摸清感染的主要情况的目标
   E. 它的主要优点是较好的完整性和精确性
3. 医院感染监测包括综合性监测和
   A. 危险因素监测
   B. 发病率监测
   C. 感染病种监测
   D. 致病微生物监测
   E. 目标监测
4. 下列哪项医院感染监测指标是以一定时期内医院感染总病例数为分子的
   A. 医院感染发生率
   B. 医院感染续发率
   C. 医院感染患病率
   D. 医院感染漏报率
   E. 医院感染例次发生率
5. 医院感染发病率所观测的人群通常为
   A. 易感人群
   B. 门诊患者
   C. 危险人群
   D. 住院患者
   E. 就诊人群
6. 5 例以上医院感染暴发时医疗机构应于多久报告当地卫生行政部门
   A. 2 小时内
   B. 4 小时内
   C. 6 小时内
   D. 12 小时内
   E. 24 小时内
7. 下列关于医院感染资料收集的叙述错误的是
   A. 只能通过回顾性方法收集
   B. 查阅的内容包括患者相关的医疗、护理文件，如体温单、病程记录等
   C. 符合“医院感染诊断标准”的病例需要填写医院感染病例报告卡
   D. 是必不可少的监测内容
   E. 患者家属及陪护人员暂不作为监测的重点人群
8. 某医院统计了一年中各科室医院感染发生率，选用下列哪种统计图表示最为合适
   A. 饼形图
   B. 直方图
   C. 线段图
   D. 直条图
   E. 散点图

【A2 型题】

9. 某医院 2009 年 10 月共收治住院患者 2500 人，其中有 200 人新发医院感染，同期共有 375 人存在医院感染。经过感染监测实查，发现 10 月份漏报新发感染人数 50 人。实际医院感染发生率为
   A. 8%
   B. 10%
   C. 15%
   D. 20%
   E. 25%
10. 对某外科 ICU 住院患者的医院感染进行监测，某月 1 日有患者 5 人，该月新收治患者 20 例，监测发生医院感染 8 例。该月医院感染发病率为
   A. 8/20
   B. 8/25
   C. 8/12
   D. 8/17
   E. 8/33

参考答案与解析

【参考答案】

1. D　2. E　3. E　4. C　5. D　6. D　7. A　8. A　9. B　10. B

【解析】

扫码查看
相关内容

第一百二十一章　消毒与灭菌

【A1 型题】

1. 下列属于高度危险物品的是
   A. 胃镜
   B. 体温表
   C. 便盆
   D. 穿刺针
   E. 压舌板
2. 成人经外周中心静脉导管（PICC）术穿刺点的消毒范围是
   A. 从外向内，消毒范围直径应大于 15cm
   B. 从外向内，消毒范围直径应大于 5cm
   C. 从外向内，消毒范围直径应小于 15cm
   D. 从内向外，消毒范围直径应大于 15cm
   E. 从内向外，消毒范围直径应大于 5cm
3. 下列不属于压力蒸汽灭菌前清洗步骤的是
   A. 冲洗
   B. 洗涤
   C. 浸泡
   D. 漂洗
   E. 终末漂洗
4. 下列消毒液中，既可用于口腔含漱又可用于外科伤口清洗的是
   A. 聚维酮碘
   B. 氯己定
   C. 苯扎溴铵
   D. 过氧化氢
   E. 过氧乙酸
5. 医学上主要用于空气灭菌的电磁辐射是
   A. 紫外线
   B. 红外线
   C. γ 射线
   D. 可视线
   E. 微波辐射
6. 压力蒸汽灭菌法不适用于
   A. 玻璃类制品
   B. 棉纱敷料
   C. 塑料制品
   D. 金属器械
   E. 搪瓷类
7. 下列叙述错误的是
   A. 高度危险物品必须用灭菌方法处理
   B. 部分中度危险物品可选用中水平消毒法
   C. 胃镜必须采用高水平消毒方法
   D. 低度危险物品一般可采用低水平消毒方法
   E. 受到一般细菌污染的物品，必须选用高水平消毒方法
8. 除压力蒸汽灭菌法外，目前最常用的低温灭菌方法是
   A. 环氧乙烷灭菌法
   B. 戊二醛浸泡灭菌法
   C. 辐射灭菌法
   D. 过氧化氢浸泡灭菌法
   E. 微波灭菌法
9. 过氧化氢不可用于
   A. 口腔含漱
   B. 外科伤口清洗
   C. 浸泡金属器械
   D. 浸泡塑料制品
   E. 饮用水消毒
10. 消毒剂戊二醛可腐蚀手术刀片，为防锈使用前应先加入
    A. 硝酸钠
    B. 硫酸钠
    C. 碳酸氢钠
    D. 亚硝酸钠
    E. 乳酸钠
11. 无菌物品发放的原则是
    A. 先进先出
    B. 先进后出
    C. 循序渐进
    D. 同进同出
    E. 没有固定原则
12. 凡医用器材中属于高度危险性物品的，必须选用
    A. 灭菌法
    B. 低效消毒法
    C. 中效消毒法
    D. 高效消毒法
    E. 机械清洗法
13. 不属于高度危险性医用物品的是
    A. 输液器材

B. 透析器
C. 膀胱镜
D. 导尿管
E. 喉镜

14. 下列物品与所选用的消毒灭菌方法对应不妥的是
A. 耐热的玻璃器材：干热灭菌法
B. 不耐热的塑料制品：3%过氧化氢
C. 不耐热的精密仪器：2%戊二醛
D. 伤口清洗：5%过氧化氢
E. 物品表面：0.2%过氧乙酸

15. 煮沸法不适宜消毒
A. 肛管
B. 鼻饲管
C. 手术刀
D. 持物钳
E. 治疗碗

16. 更换灭菌剂时对用于浸泡灭菌物品的容器应
A. 无须进行灭菌处理
B. 必须清洗干净后灭菌处理
C. 进行消毒处理
D. 清洗干净即可
E. 必须进行灭菌处理

17. 用医用干热灭菌箱进行物品灭菌时，下列叙述错误的是
A. 适用于耐高温、不耐湿热或不宜穿透物品的灭菌
B. 温度为160℃时，灭菌时间仅需要1小时
C. 灭菌时不要与箱底部及四壁接触
D. 物品包装不可超过10cm×10cm×20cm
E. 物品高度不能超过箱高度的2/3

【A2 型题】

18. 患者，女性，36岁。因急性化脓性阑尾炎行急症手术，术前检查各项指标均正常。手术结束后，手术器械的消毒灭菌方法应首选
A. 压力蒸汽灭菌
B. 环氧乙烷灭菌
C. 2%戊二醛浸泡
D. 75%乙醇擦拭
E. 3%过氧化氢浸泡

19. 患者，女性，35岁。因猩红热入院治疗，为其固定使用的体温计消毒最好选用的是
A. 甲醛
B. 乙醇
C. 氯己定
D. 苯扎溴铵
E. 环氧乙烷

【B1 型题】

（20~21题共用备选答案）
A. 去污
B. 低水平消毒
C. 中水平消毒
D. 高水平消毒
E. 灭菌

20. 杀灭除细菌芽孢以外的各种微生物，属于
21. 杀灭各种微生物和绝大多数细菌芽孢，属于

（22~23题共用备选答案）
A. 致病微生物
B. 细菌繁殖体
C. 铜绿假单胞菌
D. 细菌芽孢
E. 任何微生物

22. 各种消毒后的内镜及其他消毒物品不得检出
23. 各种灭菌后的内镜、活检钳和灭菌物品不得检出

（24~25题共用备选答案）
A. 1个月
B. 7天
C. 14天
D. 6个月
E. 3个月

24. 环境的温度低于24℃，湿度低于70%时，使用纺织品材料包装的无菌物品的有效期宜为
25. 医用一次性纸袋包装的无菌物品，有效期宜为

参考答案与解析

【参考答案】

1. D　2. D　3. C　4. D　5. A　6. C　7. E　8. A　9. C　10. D　11. A　12. A　13. E　14. D　15. C　16. E　17. B　18. A　19. B　20. C　21. D　22. A　23. E　24. C　25. A

【解析】

扫码查看
相关内容

第一百二十二章　手、皮肤的清洁与消毒

【A1 型题】

1. 注射部位皮肤消毒的方法，正确的是
   A. 以穿刺点为中心，由内向外旋转涂擦，直径不小于 5cm
   B. 以穿刺点为中心，由外向内旋转涂擦，直径不小于 5cm
   C. 以穿刺点为中心，由外向内旋转涂擦，直径不小 3cm
   D. 以穿刺点为中心，由内向外旋转涂擦，直径不小 3cm
   E. 以穿刺点为中心，由上向下涂擦，直径不小于 5cm
2. 用 0.5%氯己定乙醇溶液进行手消毒时，可保持手的清洁在 2 小时左右，这种作用称为
   A. 拮抗作用
   B. 后效作用
   C. 吸附作用
   D. 分解作用
   E. 增强作用
3. 连续进行下一台手术，医护人员手消毒的方法是
   A. 只需更换无菌手套
   B. 用肥皂和流动水洗手，手干后戴无菌手套
   C. 用消毒剂 3~5ml 涂擦手和前臂，手干后戴无菌手套
   D. 用氧化电位水洗手消毒，手干后戴无菌手套
   E. 重新按外科手消毒法进行洗手
4. 有关洗手指征错误的是
   A. 接触传染病患者前后
   B. 进行无菌操作后
   C. 接触患者的血液、体液、分泌物后
   D. 脱手套前
   E. 进入和离开 ICU

【A2 型题】

5. 患者，男性，43 岁。上消化道大出血，乙肝“大三阳”。急救过程中，护士小张的手部被大量血液污染。此时小张应
   A. 反复洗手
   B. 用肥皂水浸泡双手
   C. 先洗手，再用手消毒剂搓洗 3~5 分钟
   D. 先用手消毒剂搓洗 3~5 分钟，再洗手
   E. 采用外科洗手消毒法
6. 护士小李要为甲、乙两位患者更换引流袋，其操作过程如下，正确的是
   A. 洗手→戴手套→换甲患者引流袋→换乙患者引流袋→摘手套→洗手
   B. 洗手→戴手套→换甲患者引流袋→洗手→换乙患者引流袋→摘手套→洗手
   C. 洗手→戴手套→换甲患者引流袋→换手套→换乙患者引流袋→摘手套→洗手
   D. 洗手→戴手套→换甲患者引流袋→摘手套→洗手→戴手套→换乙患者引流袋→摘手套→洗手
   E. 洗手→戴手套→换甲患者引流袋→摘手套→洗手→戴手套→换乙患者引流袋→洗手→摘手套

【B1 型题】

（7~8 题共用备选答案）
A. 双手
B. 双手及腕部
C. 双手及前臂
D. 双手、前臂及上臂下 2/3
E. 双手、前臂及上臂下 1/3

7. 普通病房中进行无菌操作前洗手的范围是
8. 手术前进行外科手消毒的范围是

参考答案与解析

【参考答案】

1. A　2. B　3. E　4. D　5. C　6. D　7. B　8. E

【解析】

扫码查看

相关内容

第一百二十三章　医院环境的消毒

【A1 型题】

1. 属于Ⅱ类环境的区域是
   A. 注射室
   B. 儿科病房
   C. 妇产科检查室
   D. 处置室
   E. 产房

2. 臭氧对人有毒，房间空气消毒后必须隔一段时间后才能进入，这段时间至少为
   A. 20 分钟
   B. 30 分钟
   C. 45 分钟
   D. 50 分钟
   E. 60 分钟

参考答案与解析

【参考答案】

1. E　2. B

【解析】

扫码查看
相关内容

第一百二十四章　隔离与防护

【A1 型题】

1. 确定一种传染病的检疫期根据是
   A. 该病传染性的大小
   B. 病程的长短
   C. 病情的严重程度
   D. 潜伏期的长短
   E. 病原体的毒力
2. 属于污染区的是
   A. 医师更衣室
   B. 医护人员办公室
   C. 治疗室
   D. 患者入院接待处
   E. 医务人员值班室
3. 标准预防的描述不正确的是
   A. 预防措施是面向所有的患者
   B. 不关心其诊断是否为传染性疾病，均实施以预防为主的标准预防
   C. 标准预防把血液、体液、分泌物、排泄物均当成具有传染性进行隔离预防
   D. 目的是降低医务人员与患者、患者与患者间微生物传播的危险性
   E. 是仅基于传播途径的预防
4. 有关隔离室的设置，正确的是
   A. 保护性隔离患者房间应保持负压
   B. 空气传播疾病患者房间应注意灭蚊
   C. 如无单独房间，不同传染病患者也可住同一房间，但床距应保持 1 米以上
   D. 室内空气应直接排出室外
   E. 可用于多重耐药菌感染的患者
5. 流行性脑脊髓膜炎患者外出做检查时，应戴的口罩类型是
   A. 医用防护口罩
   B. 外科口罩
   C. 纱布口罩
   D. 一次性使用口罩
   E. 活性炭口罩

【A2 型题】

6. 患者，男性，30 岁，电工。Ⅲ度烧伤，烧伤总面积 70%，对该患者应采用
   A. 严密隔离
   B. 消化道隔离
   C. 呼吸道隔离
   D. 保护性隔离
   E. 接触隔离

【B1 型题】

（7~9 题共用备选答案）
A. 洗手
B. 戴手套
C. 戴口罩、护目镜
D. 穿隔离衣
E. 戴口罩

7. 为患者输液后应
8. 为乙肝表面抗原阳性患者吸痰时应
9. 清洗粘有血液的手术器械时应

参考答案与解析

【参考答案】

1. D　2. D　3. E　4. E　5. B　6. D　7. A　8. C　9. B

【解析】

扫码查看
相关内容

第一百二十五章　合理使用抗感染药物

【A1 型题】

1. 使用磺胺类药物时患者出现紫癜，属于
   A. 肾脏毒性反应
   B. 血液系统的毒性反应
   C. 肝脏毒性反应
   D. 二重感染
   E. 变态反应
2. 喹诺酮类抗菌药的主要作用机制是
   A. 干扰细菌细胞壁合成
   B. 损伤细胞膜
   C. 影响细菌蛋白质的合成
   D. 抑制细菌核酸的形成
   E. 抑制固醇类药物的合成
3. 关于静脉滴注抗生素，下列措施正确的是
   A. 两种抗生素可溶于同一溶液中
   B. 通常选用5%葡萄糖溶液静脉滴注抗生素
   C. 头孢呋辛采用连续给药的方法
   D. 红霉素采取间歇给药的方法
   E. 链霉素可采取一日量一次性给药的方法
4. 下列几种手术，需在术前预防性应用抗生素的是
   A. 全髋关节置换术
   B. 静脉曲张高位结扎术
   C. 输卵管结扎术
   D. 乳腺囊肿切除术
   E. 甲状腺切除手术

【A2 型题】

5. 患者，男性，40 岁。患结肠癌需择期行手术治疗，下列做法中不妥的是
   A. 选用万古霉素作为术前预防性用药的一种
   B. 术前通过静脉途径给予一次性足量抗生素
   C. 手术过程中给予抗生素，以维持适当的血药浓度
   D. 术前进行清洁灌肠
   E. 甲硝唑是术前预防性用药的一种

参考答案与解析

【参考答案】

1. B　2. D　3. E　4. A　5. A

【解析】

扫码查看
相关内容

第一百二十六章　医院感染与护理管理

【A1 型题】

1. 预防老年患者医院感染发生的最重要措施是
   A. 工作人员认真洗手
   B. 保持室内环境整洁
   C. 加强生活护理
   D. 做好环境监测
   E. 减少介入性治疗的使用频率
2. 下列预防手术部位感染的措施，错误的是
   A. 尽量减少患者术后在监护室滞留的时间
   B. 伤口敷料湿透应立即更换
   C. 处理同一患者不同部位的伤口不必洗手
   D. 厌氧菌感染切口的脏敷料需焚毁
   E. 采用封闭式重力引流
3. 为气管插管的患者进行护理时，下列措施错误的是
   A. 正确进行吸痰操作
   B. 每日给予口腔护理
   C. 每日更换湿化瓶中蒸馏水
   D. 定时引流声门下分泌物
   E. 防止冷凝水倒流

【A2 型题】

4. 患者，男性，29 岁。因车祸在医院抢救时输血，1 个月后患者血中 HCV 抗体阳性，诊断为丙型肝炎，由输血感染引起。为预防输血和血制品感染，下列做法中正确的是
   A. 坚持自身输血
   B. 给予受血者受血前预防性使用抗感染药物
   C. 给予供血者供血前预防性使用抗感染药物
   D. 新鲜血液要尽快使用
   E. 严格筛选献血员，严把血液质量
5. 患者，男性，65 岁。因脑出血住院治疗，治疗后患者病情稳定，但出现吞咽困难，给予留置胃管。患者留置胃管期间，下列措施中不能预防肺炎发生的是
   A. 协助患者取半卧位
   B. 鼻饲液应少量多次给予
   C. 使用硫糖铝保护胃黏膜
   D. 每日给予口腔护理
   E. 使用 H_2 受体阻断药
6. 患者，女性，55 岁。2 个月前行人工髋关节植入，目前局部有疼痛和压痛，有中等以上热度，从深部切口穿刺抽到脓液，影像学检查发现涉及深部切口脓肿，脓肿分泌物细菌培养阳性。诊断为
   A. 组织的排斥反应
   B. 器官或腔隙感染
   C. 关节腔感染
   D. 表浅手术切口感染
   E. 深部手术切口感染

参考答案与解析

【参考答案】

1. C　2. C　3. C　4. E　5. E　6. E

【解析】

扫码查看
相关内容

第一百二十七章　特殊病原菌的感染途径及消毒

【A1 型题】

1. 破伤风抗毒素的作用是
   A. 中和体内游离毒素
   B. 抑制破伤风毒素产生
   C. 抑制破伤风杆菌生长
   D. 清除毒素来源
   E. 减少破伤风毒素产生
2. 肺结核的传播途径最常见的是
   A. 呼吸道传播
   B. 消化道传播
   C. 泌尿道传播
   D. 血液传播
   E. 母婴传播
3. 护士处理肺结核患者的痰液及口鼻分泌物的正确方法是
   A. 加入等量1%过氧乙酸作用20分钟进行消毒
   B. 压力蒸汽灭菌
   C. 丢入双层黄色污物袋内
   D. 日光下暴晒6小时
   E. 用纸盒纸袋盛装后焚烧处理
4. 经血液、体液传播的病原体不包括
   A. 乙型肝炎病毒
   B. 丙型肝炎病毒
   C. 人类免疫缺陷病毒
   D. 麻疹病毒
   E. 淋病奈瑟球菌
5. 艾滋病患者死亡后进行终末消毒的措施错误的是
   A. 患者流出的血液、体液应就地进行清洁后再做消毒处理
   B. 血液污染的搪瓷类物品应煮沸15分钟
   C. 血液污染的卫生巾、卫生护垫可焚烧处理
   D. 地面、墙壁、衣服、被褥等用含氯消毒剂进行消毒
   E. 患者尸体可用含氯消毒剂（30 000mg/L）进行消毒，作用时间120分钟

【A2 型题】

6. 患者，男性，43岁。乙型肝炎住院治疗。下列处理措施错误的是
   A. 病室的地板门窗用含有效氯1000~2000mg/L的消毒剂擦拭
   B. 被褥用含氯消毒剂浸泡30分钟
   C. 工作人员接触患者前后应用0.5%氯己定乙醇等消毒剂涂擦双手和皮肤
   D. 患者血液不慎洒在地上，应就地用含氯消毒剂消毒后再做清洁处理
   E. 被污染的医疗用具用含有效氯500mg/L的消毒剂浸泡消毒
7. 患者，女性，28岁。确诊为淋病，为其进行健康指导，其中错误的是
   A. 应将内衣裤、毛巾等进行煮沸消毒
   B. 患者的便器应用含氯消毒剂擦拭
   C. 性生活时可向生殖器官上喷涂消毒剂预防感染
   D. 指导患者的性伴侣同时接受治疗
   E. 治疗期间避免性交

【B1 型题】

（8~10题共用备选答案）
A. 人类免疫缺陷病毒
B. 汉坦病毒
C. 柯萨奇病毒
D. 金黄色葡萄球菌
E. 苍白螺旋体

8. 流行性出血热的主要病原体是
9. 梅毒的病原体是
10. 艾滋病的病原体是

参考答案与解析

【参考答案】

1. A　2. A　3. E　4. D　5. A　6. E　7. C　8. B　9. E　10. A

【解析】

扫码查看
相关内容

第八部分　护理管理学

第一百二十八章　绪　　论

【A1 型题】

1. 管理的职能不包括
   A. 计划
   B. 组织
   C. 公益
   D. 人力资源管理
   E. 控制
2. 护理管理的范围不包括
   A. 组织管理
   B. 业务管理
   C. 控制管理
   D. 人力资源管理
   E. 质量管理
3. 对管理的理解哪项错误
   A. 是一种绩效责任
   B. 是领导者个人活动
   C. 是协调人际关系
   D. 是一种社会活动
   E. 是决策
4. 下列不是管理方法的是
   A. 行政方法
   B. 法律方法
   C. 民主方法
   D. 教育方法
   E. 社会心理学方法
5. 管理中最能促使员工关注组织目标实现，提高行政效果的方法是
   A. 经济方法
   B. 法律方法
   C. 社会心理学方法
   D. 行政方法
   E. 教育方法
6. 管理活动中的首要职能是
   A. 领导
   B. 控制
   C. 组织
   D. 计划
   E. 创新

【B1 型题】

（7~8 题共用备选答案）
A. 计划职能
B. 人力资源管理
C. 控制职能
D. 组织职能
E. 激励职能

7. 管理的关键职能是
8. 管理的核心职能是

参考答案与解析

【参考答案】

1. C　2. C　3. B　4. C　5. A　6. D　7. C　8. B

【解析】

扫码查看
相关内容

第一百二十九章　管理理论在护理管理中的应用

【A1 型题】

1. 差别工资的提出者是
   A. 梅奥
   B. 泰勒
   C. 法约尔
   D. 马斯洛
   E. 韦伯
2. 管理系统的目的不包括
   A. 提供服务
   B. 创造价值
   C. 实现一定的社会效益
   D. 实现一定的经济效益
   E. 调动员工积极性
3. “动态”原理中管理工作动态特性是指
   A. 稳定状态是相对的，运动状态是绝对的
   B. 稳定状态是绝对的，运动状态也是绝对的
   C. 稳定状态是绝对的，运动状态是相对的
   D. 稳定状态是相对的，运动状态也是相对的
   E. 稳定和运动状态的变化互不干扰
4. 下列属于人本原理所对应管理原则的是
   A. 价值原则
   B. 弹性原则
   C. 整分合原则
   D. 能级原则
   E. 相对封闭原则
5. 著名的“霍桑实验”对管理理论的主要贡献是证明了
   A. 人的从众心理
   B. 人是“经济人”
   C. 人是“社会人”
   D. 人具有二重性
   E. 人是“自然人”
6. 被称为“科学管理之父”的是
   A. 法约尔
   B. 泰勒
   C. 韦伯
   D. 梅奥
   E. 卢因
7. 医院机构要分成有上下等级关系的部门层级，反映了系统特性的
   A. 整体性
   B. 相关性
   C. 层次性
   D. 目的性
   E. 可行性

【B1 型题】

（8~9 题共用备选答案）
   A. 系统原理
   B. 人本原理
   C. 动态原理
   D. 效益原理
   E. 弹性原则
8. 在管理中坚持以人为本，注重发挥被管理者的积极性、主动性，努力为其实现自我价值而提供条件与机会，创造性的完成工作任务。上述描述所符合的管理观点是
9. 是现代管理学中最基本、最重要的一个原理，是指运用系统的观点和系统分析的方法，去解决和处理管理中的实际问题。上述描述所符合的管理观点是

参考答案与解析

【参考答案】

1. B　2. E　3. A　4. D　5. C　6. B　7. C　8. B　9. A

【解析】

扫码查看
相关内容

第一百三十章　计　　划

【A1 型题】

1. 由学者莱金提出的时间管理方法是
   A. 四象限时间管理法
   B. 区域管理法
   C. ABC 时间管理法
   D. PATC 管理法
   E. PBL 管理法
2. 下列属于时间管理方法的是
   A. ABC 时间管理法
   B. 四维时间管理法
   C. 记录统筹法
   D. 地区管理法
   E. 拟订时间计划表
3. 针对组织内部的具体问题，在较小范围内和较短时间内实施的计划属于
   A. 指令性计划
   B. 决策性计划
   C. 战略性计划
   D. 战术性计划
   E. 专项计划
4. 将事情按重要性排序，然后灵活有序安排工作的时间管理方法是
   A. 四象限时间管理法
   B. 区域管理法
   C. ABC 时间管理法
   D. PATC 管理法
   E. PBL 管理法
5. 使计划数字化的工作被称为
   A. 规划
   B. 决策
   C. 预测
   D. 预算
   E. 方案
6. 护理部在实施护理目标管理过程中，与护士长充分讨论研究，在护理部总体目标指导下，制订病区、特殊科室管理目标。护理部在目标实施过程中不正确的是
   A. 制订总体目标
   B. 积极参与科室目标的具体过程
   C. 授予下属相应的资源配置权利
   D. 实行责权利一致
   E. 制订绩效考核制度
7. 目标管理的基本程序中第一步是
   A. 制订组织目标
   B. 审议组织结构
   C. 审议职责分工
   D. 确定分目标
   E. 协议授权
8. 属于时间管理策略的是
   A. 每件事都亲力亲为
   B. 学会合作
   C. 列出目标，及时完成
   D. 保持时间利用的连续性
   E. 排列顺序，分配时间
9. 下列属于按计划规模划分的是
   A. 战略性计划
   B. 整体计划
   C. 短期计划
   D. 局部计划
   E. 指令性计划
10. 确定目标时应包括的要素是
    A. 时间
    B. 目标
    C. 资源
    D. 潜力
    E. 人口
11. 根据决策目标的影响程度不同，决策可以分为
    A. 战略决策和战术决策
    B. 单目标决策和多目标决策
    C. 程序性决策和非程序性决策
    D. 常规决策和重复决策
    E. 个人决策和集体决策
12. 长期计划时间一般在
    A. 3 年以上
    B. 4 年以上
    C. 5 年以上
    D. 8 年以上
    E. 10 年以上
13. 制订护理计划，首先是
    A. 阅读病历，了解患者的病史、生活习惯等
    B. 了解患者的爱好、消费习惯等

C. 了解患者配偶的生活习惯、爱好等
D. 了解患者父母的生活习惯、爱好等
E. 了解患者兄弟姐妹的生活习惯、爱好等

14. 与确定组织发展方向和长远目标有关的重大问题的决策称为
A. 确定型决策
B. 风险型决策
C. 微观决策
D. 个人决策
E. 战略决策

15. 四象限时间管理法的两个维度是指事情的
A. 战略性和战术性
B. 集体性和个人性
C. 时间性和紧迫性
D. 权威性和重要性
E. 重要性和紧迫性

16. 又称思维共振法，是为了克服障碍，产生创造性方案的一种简单方法，这种决策的方法称为
A. 名义集体决策法
B. 头脑风暴法
C. 德尔菲法
D. 电子会议法
E. 个人决策法

17. ABC 时间管理方法中，C 类目标是指
A. 可暂时搁置的目标
B. 必须完成的目标
C. 最优先的目标
D. 很想完成的目标
E. 较重要的目标

18. 在决策过程中，根据决策目标的要求寻找实现目标的途径是
A. 发现问题
B. 设计方案
C. 选择方案
D. 实施决策
E. 追踪评价

19. 评估形势时首先应将以下的哪一项内容看作一个整体，通过调查进行分析
A. 社会需求
B. 对手
C. 服务
D. 组织
E. 系统

【A2 型题】

20. 某二级医院护理部制订在职护士的培养计划，方案一：选送部分护士到三级医院学习、进修，其优点是学习效果好，缺点是只有一小部分护士有机会出去学习，路程远、费用高等。方案二：邀请全国临床护理专家定期来医院进行临床护理知识讲座、培训，其优点是全院护士均有机会参与，缺点是专家不易联系。该二级医院护理部处于制订该计划的哪个阶段
A. 确定目标阶段
B. 拟定备选方案阶段
C. 比较方案阶段
D. 选定方案阶段
E. 制订辅助计划阶段

21. 某医院为了提升护理安全文化，护理部组织护士长和科室安全员围绕“如何预防老人意外跌倒”展开讨论，畅所欲言，集思广益。该决策方法属于
A. 头脑风暴法
B. 计算机化方法
C. 模型化方法
D. 数学化方法
E. 德尔菲法

【B1 型题】

（22～23 题共用备选答案）
A. 创新原则
B. 系统性原则
C. 重点原则
D. 弹性原则
E. 可考核性原则

22. 工作前制订计划时要求充分发挥创造力，提出一些新方法、新措施，遵循的是
23. 制订计划时必须留有一定调节余地，以预防及减少不确定因素对计划实施可能产生的冲击，遵循的是

（24～25 题共用备选答案）
A. 形成目标责任
B. 反馈控制
C. 实施奖惩
D. 检查评价
E. 咨询指导

24. 目标管理过程中，属于制订目标阶段内容的是
25. 目标管理过程中，属于考核评价阶段内容的是

参考答案与解析

【参考答案】

1. C　2. A　3. D　4. A　5. D　6. B　7. A　8. D　9. A　10. A　11. A　12. C　13. A　14. E　15. E　16. B　17. A　18. B　19. E　20. C　21. E　22. A　23. D　24. A　25. C

【解析】

扫码查看
相关内容

第一百三十一章　组　　织

【A1 型题】

1. 功能制护理的优点不包括
   A. 护理工作的整体性强
   B. 节省护士人力
   C. 节约护理经费
   D. 节约护士时间
   E. 护士工作效率高
2. 下列不属于组织设计步骤的是
   A. 评估当前形势
   B. 确立组织目标
   C. 提出组织框架
   D. 设计组织的运作方式
   E. 划分业务工作
3. 管理的最少层次原则要求，一般情况下从高层领导到基层领导较为合适的组织层次是
   A. 1~2 个
   B. 2~4 个
   C. 4~6 个
   D. 6~8 个
   E. 8~9 个
4. 组织结构在管理系统中起到的作用为
   A. 合力
   B. 设计
   C. 框架
   D. 权利
   E. 要素
5. 个案护理方式的优点不包括
   A. 护士及时观察患者病情变化
   B. 利于培养护士解决问题能力
   C. 分工明确，节省人力
   D. 护士责任心增强
   E. 增加与患者沟通机会
6. “在一个组织结构中，管理人员所能直接管理或控制的下属数目”所描述的组织设计原则是
   A. 目标明确原则
   B. 统一指挥原则
   C. 层幅适当原则
   D. 专业化分工原则
   E. 责权对等原则
7. 一名患者所需要的护理，完全由一位当班护理人员完成，这种护理称为
   A. 个案护理
   B. 小组制护理
   C. 功能制护理
   D. 责任制护理
   E. 统筹护理
8. 设计和培育护理文化，要体现护理专业的个性以及医院文化特色，此处描述的是护理组织文化的
   A. 实践性
   B. 群众性
   C. 针对性
   D. 整合性
   E. 独特性
9. 以护理计划为内容，每名护士负责一定数量的患者，对患者实施有计划的、系统的护理，包括入院教育、各种治疗、基础护理和专科护理、护理病历书写、观察病情变化、心理护理、健康教育、出院指导。这种护理工作模式称为
   A. 临床路径
   B. 责任制护理
   C. 功能制护理
   D. 小组护理
   E. 个案护理

【B1 型题】

10. 属于护理组织文化中显性内容的是
    A. 护理哲理
    B. 价值观念
    C. 组织形象
    D. 道德规范
    E. 组织精神

（11~12 题共用备选答案）
A. 结构简单，命令统一
B. 利于集体审议与判断
C. 可满足现代组织活动所需的统一指挥和实行严格责任制的要求
D. 有利于发挥事业部管理的主动权
E. 管理工作分工较细

11. 分部制组织结构的优点是
12. 直线型组织结构的优点是

参考答案与解析

【参考答案】

1. A 2. A 3. B 4. C 5. C 6. C 7. A 8. E 9. B 10. C 11. D 12. A

【解析】

扫码查看
相关内容

第一百三十二章　护理人力资源管理

【A1 型题】

1. 不属于护理人力资源配置原则的是
   A. 以人为本原则
   B. 优化组合原则
   C. 经济效能原则
   D. 动态调整原则
   E. 合理结构原则
2. 分权式排班的优点有
   A. 照顾护士个别需求
   B. 排班花费的时间少
   C. 灵活调配合适人员
   D. 提高护理人员的积极性
   E. 促进团体凝聚力的提高
3. 下列属于院内护士培训方法的是
   A. 全脱产学习
   B. 定期出国开会
   C. 专题研究
   D. 提高学历
   E. 自学
4. 300 张床位以下的医院，病床与工作人员的比例为
   A. (1∶1.3) ~ (1∶1.4)
   B. (1∶1.4) ~ (1∶1.5)
   C. (1∶1.5) ~ (1∶1.6)
   D. (1∶1.6) ~ (1∶1.7)
   E. (1∶1.7) ~ (1∶1.8)
5. 消除时间浪费的策略，正确的是
   A. 参加一切力所能及的活动
   B. 尽量指挥下属工作
   C. 决策果断，事必躬亲
   D. 不重要的工作可拖延一段时间
   E. 学会拒绝非职责范围的工作及责任
6. 对于病房护士结构合理稳定，患者数量和危重程度变化不大的护理单元，合适的排班方式为
   A. 周期性排班法
   B. 周排班法
   C. 弹性排班法
   D. 小时制排班法
   E. APN 连续性排班法
7. 弹性排班法的突出优点是
   A. 充分保证了护理安全
   B. 避开上下班的高峰
   C. 便于分工协作
   D. 利于新护士成长
   E. 实现班次弹性和休息弹性
8. “护理管理者在配置和使用护理人员时，应在保证优质、高效的基础上减少人力成本的投入”描述的是护理人力资源配置的
   A. 优化组合原则
   B. 合理结构原则
   C. 经济效能原则
   D. 动态调整原则
   E. 责权利一致原则
9. 下列属于护理人员排班基本原则的是
   A. 职务要求明确原则
   B. 人员结构合理原则
   C. 责权利一致原则
   D. 灵活调整原则
   E. 重视护士排班需求原则
10. 两个人员协同工作发挥的作用可以达到 1+1>2 的效果，体现了
    A. 人力资源的流动性
    B. 人力资源的可塑性
    C. 人力资源的优化组合原则
    D. 人力资源闲置过程中的消耗性
    E. 人的主观能动性
11. 在护理人才的智能结构中，属于能力结构的是
    A. 表达能力
    B. 实践能力
    C. 记忆力
    D. 观察力
    E. 思考力
12. 管理者通过分析影响因素及个体优化组合后达到理想的整体效益，体现协调的原则是
    A. 原则性与灵活性相结合原则
    B. 利益一致原则
    C. 整体优化原则
    D. 勤于沟通原则
    E. 目标导向原则
13. 某医院病房有 50 张床位，使用率为 90%，平均护理时数为 4 小时，每名护士每天工作 8 小时，机动编制数占 20%，则应配备护士人数为

A. 30 人
B. 24 人
C. 27 人
D. 35 人
E. 20 人

【B1 型题】

（14~15 题共用备选答案）
A. 自我排班
B. 分权式排班
C. 周期性排班
D. 集权式排班
E. 统筹排班

14. 由护士长按实际护理需要和工作人员个人的意愿排班称为
15. 下列排班方式中能表现出较高的自主性及工作满意度，并提高士气的是

参考答案与解析

【参考答案】

1. A 2. A 3. E 4. A 5. E 6. A 7. E 8. C 9. B 10. C 11. A 12. C 13. C 14. B 15. A

【解析】

扫码查看
相关内容

第一百三十三章　领　　导

【A1 型题】

1. “上级应能够了解下级的需求和愿望并给予合理满足，以调动下级的积极性”指的是领导工作原理的
   A. 指明目标原理
   B. 协调目标原理
   C. 命令一致性原理
   D. 直接管理原理
   E. 激励原理
2. 领导者有权确定组织目标和实现目标的途径，属于领导权力中的
   A. 决策权
   B. 指挥权
   C. 用人权
   D. 经济权
   E. 奖惩权
3. 护理部主任比病房护士长影响力大的原因是
   A. 职位因素
   B. 能力因素
   C. 品格因素
   D. 知识因素
   E. 情感因素
4. 根据领导生命周期理论，护士长对于刚参加工作的新护士应该采取的领导行为是
   A. 高工作低关系
   B. 高关系高工作
   C. 低工作高关系
   D. 低工作低关系
   E. 高工作高关系
5. 下列属于领导实现领导职能基本途径的是
   A. 激励
   B. 管理
   C. 反馈
   D. 控制
   E. 沟通
6. 下列有关构成非权力性影响力的主要因素，应除外
   A. 品格因素
   B. 感情因素
   C. 资历因素
   D. 才能因素
   E. 知识因素
7. 对激励-保健理论中的保健因素，描述正确的是
   A. 保健因素又称维持因素
   B. 是指与人们的满意情绪有关的因素
   C. 属于工作本身方面的内容
   D. 若处理不当就不能产生满意感
   E. 若处理好能使人们产生满意情绪
8. 公平理论是由哪个美国心理学家提出来的
   A. 赫茨伯格
   B. 马斯洛
   C. 弗洛姆
   D. 斯金纳
   E. 亚当斯
9. 领导生命周期理论认为，最有效的领导风格应随着哪种变化而变化
   A. 领导者的成熟度
   B. 领导者的领导能力
   C. 员工的成熟度
   D. 员工的工作成熟度
   E. 员工的心理成熟度
10. 权力性影响力的特点包括
    A. 对下属的影响具有强迫性，不可抗拒性
    B. 比较稳定
    C. 下属信服
    D. 影响力持久
    E. 对下属的态度和行为的影响起主导作用
11. 下列属于授权最根本的准则的是
    A. 适度授权
    B. 合理授权
    C. 逐级授权
    D. 明确目标
    E. 授中有控

【A2 型题】

12. 某护士长在领导护士们完成病房护理工作的过程中，注意个人目标和组织目标协调一致，这样护士们的行为趋向统一，对实现组织目标并取得成效非常有益。这种领导方法符合领导工作的

A. 指明目标原理
B. 协调目标原理
C. 沟通联络原理
D. 激励原理
E. 直接管理原理

13. 护士长在管理过程中，遇到问题时经常发动护士们共同讨论，共同商量，集思广益，然后决策，并要求病房护士每个人各尽所能，各施其长，分工合作。这种领导作风属于
A. 专权型领导作风
B. 命令型领导作风
C. 权威型领导作风
D. 民主参与型领导作风
E. 自由放任型领导作风

【B1 型题】

（14~15 题共用备选答案）
A. 激励机制的源头
B. 激励机制的前提
C. 激励与反馈、约束相互补充
D. 激励的概念
E. 激励机制的核心

14. 洞察需要是
15. 明确动机是

参考答案与解析

【参考答案】

1. E　2. A　3. A　4. A　5. E　6. C　7. A　8. E　9. C　10. A　11. A　12. B　13. D　14. A　15. B

【解析】

扫码查看
相关内容

第一百三十四章　组织沟通

【A1 型题】

1. 在组织沟通过程中“几种媒介相互冲突”，属于
   A. 发送者障碍
   B. 接收者障碍
   C. 沟通通道障碍
   D. 解码障碍
   E. 反馈障碍
2. 条条大道通罗马，说明达成目标有多种途径，这句话对于沟通的启示是
   A. 创造良好的沟通环境
   B. 充分利用反馈机制
   C. 使用恰当的沟通方式
   D. 强化沟通能力
   E. 学会有效聆听
3. 属于有效沟通要求的是
   A. 传送
   B. 精致
   C. 有方向
   D. 准确
   E. 及时修正
4. 满足员工自我实现的需要，增强他们的积极性和创造性，体现了沟通的
   A. 激励作用
   B. 创新作用
   C. 控制作用
   D. 管理作用
   E. 联系与协调作用
5. 主持会议需要把握的要点是
   A. 发散思维
   B. 紧扣议题
   C. 引发讨论
   D. 愉快合作
   E. 紧凑时间
6. 下列属于接受者障碍的是
   A. 目的不明，导致信息内容不确定
   B. 表达模糊，导致信息传递错误
   C. 选择失误，导致信息误解
   D. 过度加工，导致信息模糊
   E. 言行不当，导致信息理解错误
7. 正式沟通的缺点是
   A. 易于保密
   B. 不够灵活
   C. 内容广泛
   D. 改善人际关系
   E. 真实性欠佳
8. 属于有效沟通原则的是
   A. 正式性原则
   B. 权威性原则
   C. 实际性原则
   D. 完整性原则
   E. 直接性原则
9. 信息发送者将信息译成接收者能够理解的一系列符号，如语言、文字、图表、照片、手势等，这属于沟通过程环节中的
   A. 信息源
   B. 编码
   C. 传递信息
   D. 解码
   E. 反馈

【A2 型题】

10. 护士长在早交班会上向病房护士口头传达了护理部的一项重要决定，要求大家从今天开始使用一种新的护理记录表格。但是在具体执行过程中，效果很差，大家都不清楚新表格具体的填写方法，这种沟通的失败主要是因为什么导致的
   A. 沟通渠道过长
   B. 护士对信息理解的偏差
   C. 护士长表达模糊，没有明确表达信息的内容
   D. 护士长对传送信息的时机把握不准
   E. 信息沟通渠道选择不当

【B1 型题】

（11～13 题共用备选答案）
A. 约 0.3m
B. 0.5～1.0m
C. 1～2m
D. 1.1～4.0m
E. 4m 以上
11. 人际交流时的公众距离是

12. 人际交流时的社会距离是

13. 人际交流时的个人距离是

参考答案与解析

【参考答案】

1. C　2. C　3. D　4. A　5. B　6. D　7. B　8. D　9. B　10. C　11. E　12. D　13. B

【解析】

扫码查看
相关内容

第一百三十五章　冲突与协调

【A1 型题】

1. 具备产生冲突的条件的是
   A. 行为
   B. 潜在的对立或不一致
   C. 结果
   D. 行为意向
   E. 认知和个性化
2. 处理冲突的方法不包括
   A. 确定公正处理冲突的原则
   B. 明确共同的组织目标
   C. 加强组织内部竞争意识
   D. 设立意见箱
   E. 培训相关人员
3. 护患冲突处理方法不妥的是
   A. 维护患者知情权
   B. 加强教育
   C. 提高业务素养
   D. 必要时采取暴力手段
   E. 端正言行
4. 处理冲突的传统方法不包括
   A. 激励
   B. 协商
   C. 第三者仲裁
   D. 压制冲突
   E. 教育

【B1 型题】

（5~7 题共用备选答案）
A. 建设性冲突
B. 建设性冲突、破坏性冲突
C. 个人冲突、人际冲突、群体冲突
D. 个人内心冲突、人际关系冲突、团队间冲突、组织层次冲突
E. 积极性冲突、消极性冲突

5. 冲突各方目标一致，实现目标的途径手段不同而产生的冲突是
6. 根据对组织绩效的影响，冲突可以分为
7. 根据发生的层次，冲突可以分为

参考答案与解析

【参考答案】

1. B　2. C　3. D　4. A　5. A　6. B　7. D

【解析】

扫码查看
相关内容

第一百三十六章 控 制 工 作

【A1 型题】

1. “控制的重点应放在容易出现偏差的地方” 体现的有效控制的特征是
   A. 标准的合理性
   B. 战略高度
   C. 信息的准确性
   D. 灵活性
   E. 反馈的及时性
2. 不属于控制的基本方法的是
   A. 预算控制
   B. 质量控制
   C. 进度控制
   D. 目标控制
   E. 整体控制
3. 有效控制的首要特征是
   A. 明确的目的性
   B. 信息的准确性
   C. 反馈的及时性
   D. 标准的合理性
   E. 方法的适用性
4. 管理过程中，在计划实施前采取预防措施防止问题的发生，而不是在实施中出现问题后的补救，这种控制类型称为
   A. 过程控制
   B. 同期控制
   C. 反馈控制
   D. 前馈控制
   E. 要素质量控制
5. 属于控制基本过程关键的是
   A. 制定预算
   B. 衡量绩效
   C. 纠正偏差
   D. 建立标准
   E. 预测过程
6. 实现控制工作依据的是
   A. 预算
   B. 组织文化
   C. 管理
   D. 决策
   E. 计划

【B1 型题】

（7~8 题共用备选答案）
A. 培训护士掌握理论知识
B. 评价压疮发生率
C. 比较护理差错事故发生次数
D. 评价基础护理合格率
E. 护士执行静脉穿刺时消毒范围不足，护士长予以纠正

7. 属于前馈控制的是
8. 属于过程控制的是

（9~10 题共用备选答案）
A. 控制的标准必须是先进、合理的
B. 有效控制系统应是合理、适用的
C. 控制手段应顾及例外情况的发生
D. 有效控制系统能够提供及时的反馈
E. 有效控制系统依赖于准确的数据

9. 有效控制的特征中，“适用性” 是指
10. 有效控制的特征中，“强调例外” 是指

参考答案与解析

【参考答案】

1. B 2. E 3. A 4. D 5. C 6. E 7. A 8. D 9. B 10. C

【解析】

扫码查看
相关内容

第一百三十七章　护理质量管理

【A1 型题】

1. 常用的质量评价统计方法不包括
   A. 分层法
   B. 调查表法
   C. 排列图法
   D. 因果分析图
   E. 反馈图法
2. 对患者进行病情及治疗效果的观察，属于护理质量评价中的
   A. 要素质量评价
   B. 护理人员素质评价
   C. 终末质量评价
   D. 环节质量评价
   E. 基础质量评价
3. 符合戴明循环管理的特点的是
   A. 各个循环彼此关联
   B. 检查
   C. 执行
   D. 计划
   E. 处理
4. 全面质量管理的重要组成部分是
   A. 向员工授权
   B. 精确地度量
   C. 持续质量改进
   D. 组织成员的质量培训
   E. 强烈地关注顾客
5. 属于护理管理不善造成的缺陷是
   A. 护理记录缺陷
   B. 护理人员法律知识缺乏
   C. 语言不谨慎
   D. 护士责任心不强
   E. 未按要求执行医嘱
6. 造成患者中度残疾、器官组织损伤，导致严重功能障碍的是
   A. 一级医疗事故
   B. 二级医疗事故
   C. 三级医疗事故
   D. 四级医疗事故
   E. 五级医疗事故
7. 下列有关护理质量标准化的表现形式，应除外
   A. 规格化
   B. 统一化
   C. 系列化
   D. 规范化
   E. 形式化
8. 利用统计表进行整理数据和粗略分析原因的质量评价统计方法是
   A. 分层法
   B. 调查表法
   C. 排列图法
   D. 因果分析图
   E. 控制图
9. 临床护理活动的要素质量评价，主要着眼于评价执行护理工作的
   A. 基本条件
   B. 环境条件
   C. 仪器设备
   D. 护理人员素质
   E. 规章制度
10. 质量管理和评价要有组织保证，落实到人。在我国医院一般设立质量督导科（组）或质量管理委员会是在
    A. 院长
    B. 护理部主任
    C. 护理部
    D. 护理部副主任
    E. 科护士长
11. 某科室拟对专科疾病护理常规进行修订，修订时应遵循的原则不包括
    A. 可行性
    B. 以患者为中心
    C. 先进性
    D. 经济性
    E. 科学性
12. 某科室新任护士长在撰写年度工作计划时列出拟

加强环节质量管理，其环节管理目标如下，其中不正确的是
A. 护理技术操作合格分 90 分，合格率 100%
B. 各种护理表格书写合格分 95 分，合格率 95%
C. 急救物品完好率 100%
D. 基础护理合格分 95 分，合格率 95%
E. 一人一针一管执行率 100%

【B1 型题】

（13～14 题共用备选答案）
A. 环境整洁
B. 器械设备处于正常工作状态
C. 执行医嘱正确率
D. 人力安排合适
E. 医疗事故发生次数

13. 终末质量评价指
14. 环节质量评价指

（15～16 题共用备选答案）
A. 一人一针一管执行率
B. 运行病历合格率
C. 静脉输液操作合格率
D. 出院患者满意率
E. 仪器设备完好率

15. 基础质量评价指标包括
16. 终末质量评价指标包括

参考答案与解析

【参考答案】

1. E　2. D　3. A　4. C　5. B　6. B　7. E　8. B　9. A　10. C　11. D　12. C　13. E　14. C　15. E　16. D

【解析】

扫码查看
相关内容

第九部分　中医护理学

第一百三十八章　阴阳学说

【A1 型题】

1. 在医学领域中，下列哪项功能属阴
   A. 推动
   B. 兴奋
   C. 亢进
   D. 滋润
   E. 温煦
2. “寒极生热”所体现的阴阳关系是
   A. 阴阳交感
   B. 阴阳互根互用
   C. 阴阳对立制约
   D. 阴阳消长
   E. 阴阳转化

参考答案与解析

【参考答案】

1. D　2. E

【解析】

扫码查看
相关内容

第一百三十九章　五 行 学 说

【A1 型题】

1. 根据五行归类，形体中属木的是
   A. 脉
   B. 筋
   C. 目
   D. 肉
   E. 泪
2. 肺在五行中配属为
   A. 木
   B. 火
   C. 土
   D. 金
   E. 水
3. 根据五行相生相克规律，五味入五脏，多食咸则伤
   A. 心
   B. 肝
   C. 脾
   D. 肺
   E. 肾

参考答案与解析

【参考答案】

1. B　2. D　3. E

【解析】

扫码查看
相关内容

第一百四十章　脏　　腑

【A1 型题】

1. 急躁易怒或精神抑郁，多先护理的脏腑是
   A. 心
   B. 肺
   C. 脾
   D. 肝
   E. 肾
2. 中医“六腑”生理功能的共性是指
   A. 传化水湿
   B. 受盛和传化水谷
   C. 传导糟粕
   D. 泌别清浊
   E. 排化水液
3. 女子胞的主要生理功能是
   A. 主月经和带下
   B. 藉胞脉联系脏腑
   C. 主精神、意识
   D. 主月经和孕育胎儿
   E. 主思维和感觉
4. 人体生命活动的主宰是
   A. 脑
   B. 心
   C. 肝
   D. 五脏
   E. 六腑
5. 把水谷精微通过传输和散精作用上输于肺的脏器是
   A. 胃
   B. 脾
   C. 肝
   D. 胆
   E. 小肠
6. 中医“五脏”生理功能的共性是指
   A. 藏津液
   B. 藏精汁
   C. 化生和贮藏精气
   D. 藏水谷
   E. 藏神

【B1 型题】

（7~8 题共用备选答案）
A. 心
B. 肺
C. 脾
D. 肝
E. 肾

7. 血液运行的动力是
8. 统摄血液使之不溢于脉外的是

参考答案与解析

【参考答案】

1. D　2. B　3. D　4. B　5. B　6. C　7. A　8. C

【解析】

扫码查看
相关内容

第一百四十一章　气、血、津液

【A1 型题】

1. 人体生长发育与气的作用有关的是
   A. 推动作用
   B. 温煦作用
   C. 防御作用
   D. 固摄作用
   E. 气化作用

2. 精血津液各自的新陈代谢及其相互转化，依靠气的
   A. 推动作用
   B. 温煦作用
   C. 防御作用
   D. 固摄作用
   E. 气化作用

参考答案与解析

【参考答案】

1. A　2. E

【解析】

扫码查看
相关内容

第一百四十二章 辨 证

【A1 型题】

1. 关于寒证与热证的鉴别要点，下列错误的是
   A. 寒证可恶寒喜热，热证可恶热喜冷
   B. 寒证可口渴喜冷，热证可口渴不欲饮
   C. 寒证可大便泻泄，热证可大便秘结
   D. 寒证可舌苔白润，热证可舌苔黄干
   E. 寒证可脉迟或紧，热证可脉数或洪

【A2 型题】

2. 患者近 2 周来畏寒喜热，精神萎靡，腹痛喜温喜按，大便稀溏，舌淡嫩，脉沉细，证属
   A. 实寒证
   B. 表寒证
   C. 虚寒证
   D. 假寒证
   E. 虚热证
3. 患儿右胁绞痛 1 个月，痛引肩背，痛时弯腰屈膝，辗转不安，恶心呕吐，脉微而伏，证属
   A. 虫扰胆腑证
   B. 胃热炽盛证
   C. 胃阴不足证
   D. 小肠实热证
   E. 膀胱虚寒证

【A3/A4 型题】

（4~5 题共用题干）

患者，男性，44 岁。患失眠症 3 年余。常每夜心烦、辗转不能入眠，睡眠不足 4 小时，白天精神不振，周身燥热，心情急躁，口渴喜冷饮，便秘，尿黄赤，舌红，苔黄，脉滑数。

4. 此证属
   A. 心脾两虚
   B. 心肾不交
   C. 肝阳上亢
   D. 心火亢盛
   E. 小肠实热
5. 饮食调护首选
   A. 不吃生冷瓜果
   B. 忌凉性食物
   C. 宜温热食物
   D. 可选食甲鱼汤
   E. 用莲心泡茶饮

参考答案与解析

【参考答案】

1. B 2. C 3. A 4. D 5. E

【解析】

扫码查看
相关内容

第一百四十三章 经 络

【A1 型题】

1. 与手厥阴心包经相表里的阳经是
   A. 手阳明大肠经
   B. 手少阴心经
   C. 手太阳小肠经
   D. 手少阳三焦经
   E. 手太阴肺经
2. 循行于上肢外侧中线的经脉是
   A. 手少阴心经
   B. 手厥阴心包经
   C. 手太阳小肠经
   D. 手少阳三焦经
   E. 手太阴肺经

【B1 型题】

（3~4 题共用备选答案）
A. 手少阴心经
B. 手太阴肺经
C. 手少阳三焦经
D. 足厥阴肝经
E. 足少阴肾经

3. 循行于上肢内侧后缘的经脉是
4. 循行于上肢内侧前缘的经脉是

参考答案与解析

【参考答案】

1. D 2. D 3. A 4. B

【解析】

扫码查看
相关内容

第一百四十四章　主要病因与病机

【A1 型题】

1. 以下不属中医七情内容的是
   A. 喜
   B. 怒
   C. 忧
   D. 怨
   E. 惊
2. 邪正盛衰决定着
   A. 病证的寒热
   B. 病证的表里
   C. 气血的虚实
   D. 病证的虚实
   E. 脏腑的虚实

参考答案与解析

【参考答案】

1. D　2. D

【解析】

扫码查看
相关内容

第一百四十五章　防 治 原 则

【A1 型题】

疾病发生的内在根据是
A. 邪气强盛
B. 气候变化剧烈
C. 正气不足
D. 精神刺激
E. 饮食劳伤

参考答案与解析

【参考答案】

C

【解析】

扫码查看
相关内容

第一百四十六章　中医护理的基本内容

【A1 型题】

1. 胃痛寒邪客胃型的治疗方药宜
   A. 温服
   B. 冷服
   C. 顿服
   D. 热服
   E. 先冷服后热服
2. 下列饮食宜忌原则中错误的是
   A. 寒证宜温
   B. 热证宜凉
   C. 虚证宜补
   D. 阳虚温补
   E. 阴虚热补
3. 补益药的煎法是
   A. 武火久煎浓煎
   B. 文火久煎浓煎
   C. 久煎、量宜多
   D. 煎药前生药不宜泡
   E. 煎药前生药不宜湿润

参考答案与解析

【参考答案】

1. D　2. E　3. B

【解析】

扫码查看
相关内容

第一百四十七章　常用中医护理适宜技术

【A1 型题】

1. 将点燃的艾条一端在距离施灸穴位皮肤约 2 cm 处，反复地回旋移动或作左右方向移动，一般可灸 10~15 分钟，此为
   A. 温和灸
   B. 雀啄灸
   C. 回旋灸
   D. 隔姜灸
   E. 直接灸
2. 以下哪项不属于拔罐法的禁忌证
   A. 骨骼凹凸不平、毛发较多的部位
   B. 皮肤有溃疡、水肿和大血管分布处
   C. 肌肉丰厚部位
   D. 高热抽搐者
   E. 孕妇腰腹部
3. 刮痧时，一般每一部位刮的次数为
   A. 10~15 次
   B. 20~30 次
   C. 30~40 次
   D. 40~50 次
   E. 50~60 次

参考答案与解析

【参考答案】

1. C　2. C　3. B

【解析】

扫码查看
相关内容

第十部分　医疗机构从业人员行为规范与医学伦理学

第一百四十八章　医疗机构从业人员行为规范

【A1 型题】

1. 对医术与医德之间关系的理解有误的是
   A. “医乃仁术”
   B. 有能力做的就应该去做
   C. “大医精诚”
   D. 临床医学决策同时也是伦理决策
   E. 前沿医学技术应用于临床必须有医德参与
2. 易被锐器刺伤的操作不包括
   A. 注射
   B. 抽血
   C. 清洗器械
   D. 生活护理
   E. 手术
3. 当妊娠危及胎儿母亲的生命时，可允许行人工流产或引产，这符合
   A. 行善原则
   B. 不伤害原则
   C. 公正原则
   D. 尊重原则
   E. 自主原则
4. 能对护士的行为起到评价和激励作用的道德规范是
   A. 良心
   B. 情感
   C. 审慎
   D. 荣誉
   E. 兴趣

参考答案与解析

【参考答案】

1. B　2. D　3. B　4. D

【解析】

扫码查看
相关内容

第一百四十九章　医疗伦理道德

【A1 型题】

1. 某医疗机构拟开展干细胞治疗，按照我国有关规定，要求
   A. 无须卫生管理部门批准就可在临床应用
   B. 经该医疗机构党委批准即可开展
   C. 报卫生管理部门备案即可开展
   D. 必须首先经权威管理部门批准进行临床试验，证明安全有效后才能用于临床
   E. 无须进行临床试验就可在临床应用
2. 护患关系中最基本的道德要求是
   A. 忠诚美德
   B. 言语谨慎
   C. 认真负责
   D. 严谨作风
   E. 尊重患者
3. 从伦理上说，医患关系是一种
   A. 陌生人之间的关系
   B. 商品关系
   C. 主从关系
   D. 医疗契约关系
   E. 信托关系

参考答案与解析

【参考答案】

1. D　2. E　3. E

【解析】

扫码查看
相关内容